U0218526

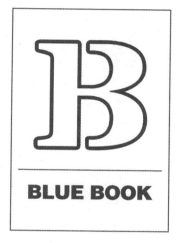

BLUE BOOK

智库成果出版与传播平台

输血服务蓝皮书

BLUE BOOK OF BLOOD COLLECTION AND SUPPLY SERVICES

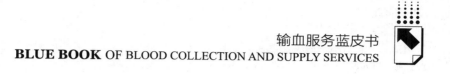

中国输血行业发展报告（2022）

ANNUAL REPORT ON DEVELOPMENT OF CHINA'S BLOOD

COLLECTION AND SUPPLY INDUSTRY (2022)

中国输血协会

主　　编／宫济武

执行主编／耿鸿武

副 主 编／胡　伟　骆　群

社会科学文献出版社

SOCIAL SCIENCES ACADEMIC PRESS (CHINA)

图书在版编目（CIP）数据

中国输血行业发展报告．2022／宫济武主编；耿鸿
武执行主编；胡伟，骆群副主编．－－北京：社会科学
文献出版社，2022.8
（输血服务蓝皮书）
ISBN 978－7－5228－0388－3

Ⅰ.①中… Ⅱ.①宫… ②耿… ③胡… ④骆… Ⅲ.
①血源管理－研究报告－中国－2022 Ⅳ.①R457.1

中国版本图书馆 CIP 数据核字（2022）第 119815 号

输血服务蓝皮书

中国输血行业发展报告（2022）

主　　编／宫济武
执行主编／耿鸿武
副 主 编／胡　伟　骆　群

出 版 人／王利民
组稿编辑／任文武
责任编辑／方　丽　张丽丽
责任印制／王京美

出　　版／社会科学文献出版社
　　　　　地址：北京市北三环中路甲 29 号院华龙大厦　邮编：100029
　　　　　网址：www.ssap.com.cn
发　　行／社会科学文献出版社（010）59367028
印　　装／天津千鹤文化传播有限公司

规　　格／开本：787mm×1092mm　1/16
　　　　　印张：23.5　字数：354 千字
版　　次／2022 年 8 月第 1 版　2022 年 8 月第 1 次印刷
书　　号／ISBN 978－7－5228－0388－3
定　　价／98.00 元

读者服务电话：4008918866

"输血服务蓝皮书"
项　目　组

组　长：

朱永明　研究员　中国输血协会理事长
　　　　世界卫生组织输血合作中心主任
　　　　亚洲输血医学协会副主席
　　　　世界卫生组织输血医学专家咨询组成员
　　　　世界卫生组织血液规则、可获得性和安全性专家咨询组
　　　　成员

成　员：（以下按姓名首字拼音排序）

付涌水　主任医师　博士生导师　广州血液中心党委书记　中国
　　　　输血协会副理事长　中国输血协会输血传播疾病专业委
　　　　员会主任委员

耿鸿武　客座教授　清华大学老科协医疗健康研究中心执行副
　　　　主任

宫济武　主任技师　北京医院输血科主任　中国输血协会临床输
　　　　血管理学专业委员会主任委员

何　涛　主任医师　重庆市血液中心原主任　重庆市输血协会理
　　　　事长　中国输血协会常务理事　中国输血协会血液安全

监测专业委员会主任委员

胡丽华　二级教授　主任医师　博士生导师　国家级教学名师
　　　　华中科技大学同济医学院附属协和医院输血科主任　中
　　　　国输血协会副理事长　中国输血协会临床输血学专业委
　　　　员会主任委员

刘嘉馨　研究员　博士生导师　中国医学科学院输血研究所所长
　　　　中国输血协会副理事长　中国输血协会教育工作委员会
　　　　主任委员

刘　江　研究员　北京红十字血液中心主任　中国输血协会原监
　　　　事长　国家卫生健康标准委员会血液专业委员会主任
　　　　委员

刘青宁　中国输血协会副秘书长

骆　群　副主任医师　博士　中国输血协会常务理事　中国输血
　　　　协会免疫血液学专业委员会主任委员　解放军总医院第
　　　　五医学中心输血科主任暨全军采供血中心主任

吕杭军　主任医师　研究员　硕士生导师　浙江省医学科学院党
　　　　委书记、院长　中国输血协会监事

钱开诚　研究员　博士生导师　上海市血液中心医学主任

孙　俊　主任医师　江苏省血液中心原主任　江苏省输血协会原
　　　　理事长　中国输血协会原常务理事　中国输血协会装备
　　　　专业委员会原主任委员

王乃红　主任医师　成都市血液中心原主任

孔　野　　李　丹　　李宏洋　　李可今　　李丽玮

李　芹　　李喜莹　　李向国　　李小飞　　李兴龙

李泽澎　　李志强　　刘凤华　　刘晋辉　　刘培贤

刘青宁　　刘铁梅　　刘燕明　　芦宏凯　　骆　群

罗永芬　　马清杰　　马曙轩　　宁　理　　潘　登

秦　莉　　沈荣杰　　史艾娟　　谭明科　　王常虹

王更银　　王海娟　　王　锦　　王露楠　　王笑欢

吴　瑜　　夏　荣　　向　东　　邢红妍　　闫　宏

杨佳佳　　姚书文　　袁　月　　曾劲峰　　张　芃

张　微　　张　潇　　赵国华　　赵琳琳　　赵生银

赵桐茂　　赵　伟　　郑青青　　钟思程　　朱鑫方

朱永明

主要编撰者简介

宫济武 主任技师，北京医院输血科主任。现兼任北京市临床输血质量控制和改进中心主任，国家卫生健康委临床检验中心输血室主任。国家标准委员会血液标准专业委员会委员，中国合格评定国家认可委员会实验室技术委员会医学专业委员会委员；国际亚太血型与基因组学协会常务副会长；中国输血协会常务理事；中国输血协会临床输血管理学专业委员会主任委员；北京市临床输血质量控制和改进中心专家委员会主任委员；北京医学会输血医学分会主任委员；北京市输血协会副理事长；北京市输血协会临床输血管理委员会主任委员；*Blood and Genomics* 杂志副主编；《中国输血杂志》《临床输血与检验》《北京医学》输血专栏编委，《中华医院管理杂志》《中华医学杂志》《中华老年医学杂志》审稿专家。

耿鸿武 清华大学老科协医疗健康研究中心执行副主任（客座教授），九州通医药集团营销总顾问（原业务总裁），社会科学文献出版社皮书研究院高级研究员、"医疗器械蓝皮书"主编、"输血服务蓝皮书"执行主编，北大继教"医疗渠道管理"授课老师，中国药招联盟发起人，广州2017国际康复论坛特约专家，中药协会药物经济学评审委员会委员。著作有《渠道管理就这么简单》《新电商：做剩下的3%》，主编《中国医疗器械行业发展报告》（2017~2022）、《中国输血行业发展报告》（2016~2021）。

胡 伟 研究员，浙江省血液中心党委书记、主任。中国输血协会常务理事、中国输血协会血站建设专业委员会主任委员、浙江省输血协会理事长、浙江省健康促进与教育协会副会长。长期在浙江省卫生行政部门从事规划财务与审计、爱国卫生、血站建设和血液管理等工作。主要研究方向为卫生行政管理、输血医学管理和血液安全。曾获浙江省 G20 杭州峰会工作先进个人。主持省部级项目数项，发表论文多篇，多次参与 ISBT 和 AABB 国际交流活动，并在 ISBT 大会做特邀报告。

骆　群　医学博士，硕士生导师，副主任医师，从事临床输血及采供血工作 20 余年。现任解放军总医院第五医学中心输血医学科主任暨全军采供血中心主任。中国输血协会常务理事，免疫血液学专业委员会主任委员，北京医学会输血医学分会副主任委员，中国医学装备协会输血医学装备与技术分会常委兼秘书长，中国合格评定国家认可委员会输血领域评审技术专家，全军艾滋病性病防治指导小组组员。《中国输血杂志》《临床输血与检验》编委。主持及参与国家军队各类科研基金项目 10 余项，获各类科技进步奖 5 项，署名论文百余篇。研究领域为疑难血型、配血及临床输血实践，危重症患者输血救治，输血不良反应的鉴别诊断与治疗，输血与凝血，个体化输血、单采治疗等。

摘　要

  本报告由国内众多输血医学领域专业人士共同撰写，对我国 2021 年度采供血和临床用血行业发展状况进行了论述，展现行业专家们的经验、思路、研究内容及对未来的期望。报告共分八个部分，总报告对 2021 年全国输血行业发展情况进行了分析与展望，并就我国采供血业务发展和临床输血业务发展情况进行总结，对输血行业 2021 年的标准与共识发布情况及学术教育交流活动进行了梳理；省级采供血报告篇选取了西北地区三省一区报告；地市采供血报告篇选取了浙江省衢州市、云南省普洱市、湖南省郴州市、河北省承德市、北京市通州区、辽宁省鞍山市六个中心血站的报告；临床输血报告篇选择了黑龙江省、吉林省、辽宁省、山西省和内蒙古自治区的报告，邀请省级输血质控中心负责人针对临床输血管理等相关工作进行了汇总与分析；专题报告篇共九篇，分别从我国血型基因检测技术发展、临床输血管理信息系统、血液筛查自动化发展、输血相容性检测试剂、我国血液筛查实验室质量指标监测、红细胞血型抗体鉴定、孕产妇免疫血液学管理、抗体筛查细胞标准以及 HTLV-1/2 血清学抗体检测在中国献血人群中的应用等方面进行了研讨；典型案例篇共五篇，包括通过构建血液供求模型解决应急情况下血液供应问题、上海市血浆置换治疗的临床应用、儿科临床输血中若干问题应对措施、产后出血的输血管理和治疗方案、浙江省浆站云平台的应用等；输血人物志对中国免疫血液学的开拓者史明真教授的事迹进行了回顾总结；大事记对中国输血行业 2021 年度发生的大事进行了记载。本报告的出版，能够让读者全方位、深层

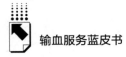

次、多角度对输血行业有更加直观的理解与认识，对促进输血行业的持续健康发展具有积极的指导意义。

关键词： 输血行业　输血医学　血液保障

目 录 ⟍⟋

Ⅰ 总报告

Ⅱ 省级采供血报告篇

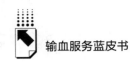
Ⅲ 地市采供血报告篇

Ⅳ 临床输血报告篇

Ⅴ　专题报告篇

Ⅵ　典型案例篇

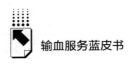

VII　输血人物志

VIII　大事记

皮书数据库阅读**使用指南**

序

我有一次在网上偶然看见一个针对隐形眼镜用户的调查，组织者的名称看起来比较正规。我自忖作为一个有责任的用户应该帮一把，加上有点好奇，就点进去参加。一个页面有几个问题，都是必答的，答完才能进入下一页。我答到第 7 页，这页都是关于美瞳的，问题有关美瞳的使用偏好、场合、频度等。我不用美瞳，没法回答，系统提示不能进入下一页，那就只能退出了。

于是我想到，那些能答完的人，要么是美瞳用户，要么不是用户但肯定是胡编。据说国内美瞳销售额占隐形眼镜的三到四成，考虑到美瞳的价格和消费频度，用户数的占比应该更低。当这个用户调查报告发布时，读者以为报告是由大量随机的隐形眼镜用户完成的，而实际是由占少数的美瞳用户和一些胡乱填写的用户完成的。我不知道后面的页面里还有没有其他类似的"偏筛"环节，不过在我填写的页面里，就已经发现了一些诱导性的问题。

这种现象应该不少见，由此得出的结论自然也不足为据。如果要客观和公正地评价的话，我觉得"不专业"三个字可能比较贴切。

我开始写这篇序的时候，立即想起了这件事。因为专业性是"输血服务蓝皮书"这个项目的"胎记"。我们在创建这个项目时，就十分注重避免不专业，努力把它做成一个"专业的人写给专业人"看的系列。

保证专业性，要从项目的规划和组织出发，最终落实到年度报告的内容上。项目运行到现在，最初的一些基本设计和要求依然沿用，说明一开始的

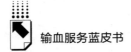

考虑就比较周全。如项目要求作者以个人的名义参与编撰，以专家的身份对相关题目进行研究，用专业观察和研究给出专家解读和观点。今天看来，专家有不同的专长和视角，对相同的问题可能有不同见解。只要有客观依据，逻辑自洽，这些研究和见解就是项目专业性的重要保证。2019年中国输血协会开始接手本项目，这有利于图书编撰、出版的组织工作。协会一方面把好项目的政治和方向关，另一方面继续保持项目的专业特色。当然，蓝皮书不是协会的文件，里面的内容也不代表协会。

保证专业性，还要注重总结和改进。每年图书出版后的总结会，既要总结项目的执行情况，又要总结经验得失、改进措施。下一年度项目开始前，要对编辑和作者进行培训，培训的内容既有项目基本要求，又有往年总结的经验和改进措施。以报告的结构为例，一开始是五个篇章，2017年开始改为八个篇章。现行八个篇章的顺序、内容、名称是在2021年调整和明确的，按顺序分别为总报告、省级采供血报告篇、地市采供血报告篇、临床输血报告篇、专题报告篇、典型案例篇、输血人物志和大事记。篇章结构的改进和理顺，既有利于写作和编辑，又有利于读者根据需要有目的地选读，也方便根据不同年度的报告开展某些连续性的比较和研究工作。

《中国输血行业发展报告（2022）》是"输血服务蓝皮书"系列的第七本。今年的主编是北京医院输血科主任官济武主任技师，副主编是浙江省血液中心主任胡伟研究员和2021年版主编、解放军第五医学中心输血科主任骆群副主任医师，执行主编依然是耿鸿武教授。2022年2月编委会分别召开了预备会和编委会会议，讨论年度报告目录大纲，提出写作要求，落实写作计划。今年的工作起步早、落实紧，到4月下旬所有稿件就基本已经修改完成了。这一方面说明各位作者责任心强，另一方面体现了各位专家平时的积累和功底。

今年的总报告继续由主编和执行主编执笔，全面回顾2021年我国输血行业取得的成绩，展望未来发展。省级采供血报告篇，汇集了陕西、甘肃、青海、宁夏四个省区报告，反映了我国西北地区采供血事业的发展，很具代表性。地市采供血报告篇，邀请了浙江、云南、湖南、河北、北京、辽宁六省（市）各一个地市（区）介绍所在地区采供血发展，既有共性，又有典型性。2022 年是本系列丛书连续第二年由临床专家担任主编，临床输血报告篇有五篇报告，介绍了黑龙江、吉林、辽宁、山西、内蒙古五省区临床输血的现状与展望，由点及面，展示了我国临床输血领域的成绩和进步。专题报告篇介绍输血行业各专业的进展，今年介绍的是免疫血液学一些重点领域的进展，如孕产妇免疫血液学管理、基因检测、抗体鉴定、筛查试剂，还介绍了血液筛查领域的进展，如自动化技术、实验室质量指标、HTLV – 1/2 血清学抗体检测等，还介绍了临床输血管理信息系统的应用现状和展望。典型案例篇报告了血液供求模型、血浆置换治疗、儿科临床输血、产后出血输血治疗、浆站云平台等技术的发展和应用经验。输血人物志旨在介绍已故的、对中国输血行业有贡献的管理或技术专家，今年介绍的是我国免疫血液学的开拓者之一史明真教授。我们希望通过本篇向输血界的前辈致敬，让他们的故事流传下去。输血界有很多前辈甘于奉献、淡泊名利，没有留下太多资料，加上年代久远，寻找资料不便。希望广大读者和同行向协会、编委会提供线索和资料。大事记由协会秘书处根据行业主管部门、协会会员单位、协会等正式发布的新闻和稿件整理，记录了过去一年中国输血行业发生的有全局性、延续性的重大事件。

2022 年 2 月以来，新冠肺炎疫情在有些地方有不同规模的流行，抗疫形势依然严峻，编委会的工作都是通过线上和远程进行的，由此给图书编辑组织工作的落实带来了许多不便，也增加了额外的工作量。我代表协会，也代表读者，感谢宫济武主编、胡伟和骆群两位副主编的尽心尽责和付出，感谢所有参与 2022 版报告的作者、审稿者、工作人员。我要特别感谢耿鸿武执行主编对全书所做的通读、编审和校对工作，以及联系作者修订等，这项细致、重复又必不可少的工作，他已经做了 7 年。我还要感谢协会秘书处刘青宁副秘书长、北京医院输血科刘燕明副主任技师，他们做了大量细致和繁复的联系和协调工作。

今天是联合国教科文组织（UNESCO）确定的世界图书和版权日（或世界图书日/读书日）（World Book And Copyright Day）。我套用世界图书日的

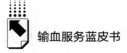

主旨宣言，祝愿并希望，输血行业从业者或关心输血行业的各界人士，无论您在采供血机构还是临床医疗机构，无论您是管理人员还是技术专家，无论您是年长还是年轻，都能享受阅读这份行业报告所带来的乐趣，都能尊重和感谢编委和作者们，今后都能积极参与这项行动。

朱永明

2022 年 4 月 23 日，世界图书日

于上海

前　言

"输血服务蓝皮书"自 2016 年首次出版以来，至今已经连续出版了六本。2022 版"输血服务蓝皮书"是系列报告的第七部，是对 2021 年我国输血服务行业的概述和总结。这一年正值我国"十四五"规划的开局之年，本书将成为首部记录这五年我国输血行业发展的起始报告。

"输血服务蓝皮书"项目组规划每一年按照我国行政区的划分依次进行报告，本部蓝皮书省级采供血报告篇选用的是西北片区报告，包括陕西省、甘肃省、青海省和宁夏回族自治区，由于特殊原因，新疆维吾尔自治区和新疆生产建设兵团未能参加此次报告撰写工作。

本人自参加工作就进入北京医院输血科，一直致力于输血医学的实践工作。本次受蓝皮书项目组的委托担任 2022 版主编之职并执笔撰写总报告，衷心感谢中国输血协会各位领导对一名来自医疗机构输血科管理者的支持与信任！

自 2003 年以来，北京医院输血科作为北京市临床输血质量控制和改进中心主任单位，承担了全市各级医疗机构输血科（血库）临床输血质量管理工作。2008 年与国家卫生健康委临床检验中心合作，开展"临床输血相容性检测室间质量评价"项目，负责全国输血相关实验室的室间质量评价工作。本次"输血服务蓝皮书"的编撰过程中，本人邀请全国部分省市的输血质控中心负责人参与了相关内容的撰写，胡伟副主编邀请了部分省市血液中心和地市级中心血站的撰写者。

总报告主要以临床输血管理者的视角和经验分别对采供血机构和医疗机构的血液保障机制进行了阐述，同时将 2022 年北京冬季奥运会血液保障的

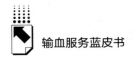

成功工作经验纳入其中，可作为今后我国举办大型活动血液保障的参考方案。总报告还对 2021 年我国采供血业务发展和临床输血业务发展情况进行了多维度的总结与分析，同时对 2021 年中国输血协会为输血医学教育、科研和国际合作与交流等方面所做的工作进行了梳理与汇总。

本次的省级采供血报告篇选取的是西北片区报告，西北地区是我国少数民族聚居区之一，主要少数民族有回族、维吾尔族、哈萨克族、藏族、蒙古族、俄罗斯族等。因此西北片区的每份报告各具特色，同时也较为系统地阐述了血站的基本建设情况、无偿献血和血液采集情况、血液成分制备情况、血液检测情况以及因地制宜实施的一些特色工作方法，同时针对目前存在的问题给予了相应的对策建议。地市级采供血报告篇以多点散发的形式选取六家地域差别较大的中心血站，从报告中确实可以看出各具特色的管理，同时可以看出持续改进才能良好发展。

临床输血报告篇选择了黑龙江省、吉林省、辽宁省、内蒙古自治区和山西省，邀请省级输血质控中心负责人对临床输血管理等相关工作进行了汇总与分析。

输血人物志介绍的史明真教授是原上海市血液中心血型组组长，她成功研制了鉴定 Rh 血型的标准抗血清，研发了检测白细胞和血小板抗体技术，还建立了抗－A 和抗－B 单克隆细胞株。她还主编出版专著《血型与血库》，创办了"血型培训班"，她的学生遍布全国医院和血站。在中国免疫血液学的历史上，史明真教授是一位名副其实的开拓者。

受到疫情防控的影响，在本书编撰过程中本人未能与撰写者进行充分沟通与讨论，同时未能逐一对稿件认真审核，如有遗漏疏忽及不当之处，请各位读者给予批评指正。在此需要感谢执行主编耿鸿武先生，对他付出的辛苦劳动表达深深的谢意！

宫济武

2022 年 6 月 1 日

总 报 告
General Report

B.1

2021年我国输血行业发展状况
与未来展望

宫济武 刘燕明 刘青宁 耿鸿武*

摘　要： 本报告汇总分析了2021年我国输血行业发展情况，准确探讨研判行业未来的发展特点与趋势，对行业未来高质量发展走向提出建设性的参考意见。报告撰写过程中浏览查阅了国家以及地方政府、国家卫生健康委以及中国输血协会官网，搜集了与输血行业相关的文件，同时在国家自然科学基金会官网和万方医学网分别检索了与输血医学相关的科研与文献资料。本报告重点从临床用血、血液保障、输血相关法规与指南以及输血医学教育、科研和国际合作与交流四个方面对我国输血行业发展的现状进行了全面总结。

---

* 宫济武，北京医院输血科、国家老年医学中心、中国医学科学院老年医学研究院主任技师；刘燕明，北京医院输血科、国家老年医学中心、中国医学科学院老年医学研究院副主任技师；刘青宁，中国输血协会副秘书长；耿鸿武，清华大学老科协医疗健康研究中心执行副主任。

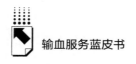
关键词： 输血行业　输血医学　血液保障

2021 年是中国共产党建党 100 周年，是北京冬季奥运会筹备之年，也是"十四五"开局之年。这一年中国在面临持续较大的疫情防控压力之时，充分发挥政治制度优势，在党中央的坚强领导下，"外防输入、内防反弹"，持续巩固疫情防控成果。全体输血行业的同仁在疫情防控常态化的新形势下竭尽全力开展了献血动员、临床用血治疗及血液保障等相关工作。同时，北京冬奥会是我国"十四五"初期举办的重大标志性活动，按照总体部署，冬奥医疗卫生保障要形成强大合力，各相关医疗机构和血站均以高标准、高质量推进各项工作。

一　疫情防控常态化下的血液保障机制

（一）采供血机构应对策略

2021 年 3 月 25 日，国家卫生健康委办公厅与中央军委后勤保障部卫生局联合印发了《血站新冠肺炎疫情常态化防控工作指引》（国卫办医函〔2021〕155 号），要求血站做好新冠肺炎疫情常态化防控工作，保障血站工作人员和无偿献血者安全，实现血液安全供应。各地采供血机构在前期疫情防控血液保障管理经验的基础上积极应对，坚持疫情防控和采供血工作"两手抓、两不误"，制定并实施了行之有效的多种策略，确保临床输血的需要和安全。

一是加强采供血机构的自身建设，改进血液质量控制系统，稳步提高血液质量，提升血液安全水平。

二是持续完善无偿献血的模式，加强团体无偿献血与街头流动无偿献血的协调发展，无偿献血向企事业单位、高校、社区和农村延伸，鼓励由随机献血向预约献血转变。

三是坚持以献血者为中心，完善无偿献血服务，进一步推广"互联网＋无偿献血"服务模式，完善采血网点布局。

四是加强无偿献血宣传动员，与新媒体合作，开展世界献血者日主题宣传推广活动。

五是做好献血关爱工作，提高献血服务能力，促使更多群众通过无偿献血来传递爱心以及弘扬社会正能量。

六是建立采供血工作统筹调剂机制，推进疫情防控常态化下的血液协同保障工作。

（二）医疗机构临床输血应对策略

在新冠肺炎疫情防控常态化下，医疗机构抗疫防控与医疗工作并行并重。输血科的医、技、护人员既要承担采集样本、核酸检测以及支援各地的抗疫工作，还要保障临床输血治疗工作的有序开展。

一是输血从业人员的安全防护。2021年，在疫情防控常态化下，输血从业人员必须做好安全防护工作。疫情初期，中国输血协会临床输血管理学专业委员会就通过互联网等多种形式发布了《新型冠状病毒肺炎防控期间临床输血血型血清学实验室生物安全防护指南》，旨在指导临床输血实验室进行相关标本检测时开展有效的生物安全防护工作。

二是建立血液预警机制。输血科或血库依据医疗机构的用血需求和采供血机构的供血状况，结合血液库存做出研判，做好临床输血申请审核与统计分析，按照医院输血管理委员会授权的方案选择对临床发布血液预警的级别，通过输血信息管理系统向临床发布预警信息。提示在保障急危重用血的前提下暂缓择期手术患者入院，对已入院患者实施动态化监测，调整输血指征控制标准及开展患者血液管理等，降低临床对异体血液的依赖程度。

三是建立血液应急保障机制。医疗机构输血科或血库按照《医疗机构临床用血管理办法》要求，强化应急用血保障预案的保障效力，强化流程环节管理，开展血液库存分级管理，设置安全库存及应急库存，在临床急救

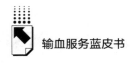

用血申请中按即时用血和限时用血设置申请血液时限，有序安全保障紧急抢救和突发事件的输血治疗。

四是建立与血站的沟通和血液调节机制。加强与临床和供血机构的沟通，确保血液应急保障工作顺利进行。在新冠肺炎疫情常态化防控时期，针对血站采血困难以及可能因管控等特殊原因导致临床用血骤减、库存血液面临过期等情形，输血科或血库根据医院需求及时调整血液库存，积极与血站进行沟通，实施必要的血液调节机制，避免血液资源的浪费。

（三）冬奥会血液保障工作

北京冬奥会是我国"十四五"初期举办的重大标志性活动。在国家及北京市和河北省卫生健康委领导、省内外血站大力支持下，京冀两地采供血机构认真谋划、主动作为，圆满完成了冬奥会、冬残奥会血液保障任务。

1. 北京市红十字血液中心血液保障工作

由北京市红十字血液中心牵头，冬奥血液保障组成员单位共同研究制定了《2022 年冬奥会及冬残奥会血液保障工作方案》，明确血液调剂工作的途径以及血液调剂工作在数量、响应时间和技术操作方面的具体要求，为赛会期间的应急血液调剂工作提供了标准化的操作规程。建立并持续巩固血液调剂网络，不断优化和加强跨省协同保障和血液联动机制。针对冬奥会特点，制定了三层次 Rh 阴性血液储备机制，最大限度提升 Rh 阴性血液储备和供应能力。同时开展了各项测试和演练，建立应急工作队伍，进一步实践和完善应急保障工作措施。积极做好与河北省协同提升血液保障能力的合作支援工作。

在比赛期间，中心红细胞库存始终动态满足 7～10 天的供血量，血小板保持在 400～600 治疗量的最佳库存量，均达到预期库存目标。建立"北京冬奥会血液保障工作队"，包括从事献血者管理、血液采集、血液检测、血液成分加工、血液供应、信息系统运行和临床输血服务工作的应急人员 32人、后备人员 24 人。同时按要求完成每日信息专报工作，确保指挥部能获得准确信息，及时研判决策。

2.河北省血液中心血液保障工作

一是健全组织架构。组建了血液保障工作组，明确职责分工，建立了相关血站一线至四线保障联动机制。二是制定工作方案。主要包括血液保障工作方案、应急预案等涉奥血液保障方案。三是建立联动机制，与周边6省份建立了"6+2"血液调剂工作机制，建立京沪冀、京穗冀极稀有血型联动机制，组建四地专项工作小组和临床输血专家组，并完成了省内、省际血液调剂多次实践验证工作。四是组建应急队伍。全省招募应急献血队员18608人，其中全血应急14764人、单采血小板应急2769人、稀有血型应急1075人。五是制定联动演练方案并开展应急演练。张家口市先后与河北省内及京、津、晋、内蒙古共12家血站开展公路、铁路应急送血演练。六是强化稀有血储备。协调解决红细胞冰冻储备工作，开展极稀有血型筛查工作，合作提升保障能力和应急能力。七是充分保障赛时血液供应，为赛区单位调剂红细胞类12445U、单采血小板802治疗量、血浆15721U。

二　我国采供血业务发展

（一）持续推动无偿献血工作

1.无偿献血人次数连续22年增长

自1998年《中华人民共和国献血法》实施以来，通过各级党委、政府和相关主管部门的组织领导与大力推动，在广大群众积极参与下，我国全面建立了无偿献血制度，实现临床用血来自公民自愿无偿捐献，我国无偿献血人次数已经连续22年保持增长。全国千人口献血率已由1998年的4.8‰逐步提高到2020年的11.1‰，同时我国无偿献血总量、献血人次数、血液安全水平位居全球前列。

2.完善无偿献血激励机制

我国每两年开展一次全国无偿献血表彰活动，从1998年《中华人民共和国献血法》颁布实施以来，无偿献血奉献奖表彰数已累计超180万人次。

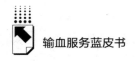

3. 推广完善全国统一的电子无偿献血证

全国电子无偿献血证于 2020 年 6 月 14 日正式启用，与纸质版的献血证具有同等效力。在办理血费减免时，可以通过电子无偿献血证便捷查询献血记录。2021 年还新增了献血导航与意见反馈两个功能模块，并发布了全国献血点电子地图，建立了无偿献血权威问答人工智能系统，实现了便捷查询、快速定位、就近献血。同时还有助于血站进一步提升献血服务质量，显著减少网络上有关无偿献血的不科学言论，改善了舆论环境。

4. "世界献血者日灯光秀" 活动

6 月 14 日是世界献血者日，2021 年度世界献血者日活动口号是"献血，让世界继续跳动"。中国输血协会与中央广播电视总台 5G 新媒体平台"央视频"在 2021 年 6 月 14 日 20 点共同主办了第二届"世界献血者日灯光秀"活动，特别邀请了人民英雄张定宇和全国优秀共产党员张文宏向全国无偿献血者送上节日的问候，并在中国输血协会"央视频"号中进行直播。来自全国 25 个省区市的 57 家单位参加灯光秀活动，点亮了 50 座城市的千栋建筑、百座地标，向无偿献血者表达敬意。

中国输血协会在活动期间通过多渠道转发了 WHO 发布的 2021 年世界献血者日活动口号、宣传视频和海报，以及国家卫生健康委员会发布的"6·14"活动通知、海报和宣传片。

（二）建立覆盖全国的血液联动保障机制

近年来，我国血液保障能力持续提升，血液供应已基本满足临床需要，但季节性、区域性、偏型性、一过性血液供需矛盾依然存在。为此，国家建立了血液联动保障机制并覆盖全国，不仅包括省域内和省际的血液调配机制、西藏自治区血液援助调配机制，还包括在重要时段、重点地区进行地域间血液调配的机制，优化血液资源供给，满足临床用血需求。

（三）改进血液质量控制系统，持续提升血液安全水平

完善血站技术规程、标准和规范，不断加强人员培训和考核，健全高危

献血者屏蔽制度和冷链管理制度，开展实验室室内质控和室间质评工作，保持血液质量不良事件持续下降趋势。

继续巩固2016年以来血液核酸检测全覆盖成果。通过实施核酸检测，有效缩短经输血途径传播疾病的"窗口期"，基本阻断了艾滋病等重点传染病。

持续优化全国血液管理信息系统，不断加强血液管理信息系统建设，优化功能模块设置，提高数据质量，为血液管理科学决策、精细把控提供有力数据保障。

（四）血站基本建设与发展规划

2021年12月25日，国家卫生健康委印发《全国血站服务体系建设发展规划（2021—2025年）》，明确优化血站总体布局，加强血站基础设施建设和设备配置，建立血液安全管理体系，推进集中检测工作，完善无偿献血激励政策，推进血液管理信息化建设，开展血液安全监测和风险预警工作，加强血站专业人才队伍建设，提高血液应急保障能力。

2021年12月10日，国家卫生健康委印发《单采血浆站基本标准（2021年版）》，主要修订了对浆站职能架构的梳理管理要求，提高人员资质和设施设备要求，增加信息管理要求，强化质量安全管理制度以及进一步提高浆站质量管理要求等内容。

（五）血站技术标准与专家共识

2021年，一系列以血站专家为主要撰写者的标准与共识发布实施，这些标准与共识大部分与临床输血工作密切相关，既有益于规范行业标准，也推动了采供血与医疗机构间标准的统一。

2021年10月27日，国家卫生行业标准《血液产品标签与标识代码标准》（WS/T 789—2021）发布，自2022年4月1日起实施。此标准适用于一般血站提供的全血及成分血的血液产品标签，有助于解决全国血站血液条码不统一的问题。

2021年8月27日，国家卫生行业标准《人类白细胞抗原基因分型检测体

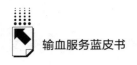

系技术标准》（WS/T 785—2021）发布，自 2022 年 1 月 1 日起施行。规定了人类白细胞抗原（HLA）基因分型检测体系的技术要求，适用于所有开展人体标本 HLA 基因分型检测，提供与临床疾病的诊疗、预防、用药监测或者移植以及人体健康评估相关报告的检测实验室，也适用于开展捐献者 HLA 基因分型数据入库的检测实验室和对 HLA 检测进行质量控制的实验室。

2021 年 11 月 10 日，中国输血协会团体标准《血小板配合性输注的献血者资料库建设规范》（T/CSBT 010—2021）发布并施行。规定了用于供受者配合性输注的血小板献血者资料库的建库和应用的要求，覆盖献血者选择、标本管理、检测位点和检测方法、资料库信息管理系统、信息数据格式和共享、资料库应用等要素，适用于一般血站和中国造血干细胞捐献者资料库及血小板配合性输注的献血者资料库建库和应用工作。

2021 年，《血小板配型及相容性输注的专家共识》在《浙江医学》杂志发表，主要内容包括血小板配型方法和工作流程，相容性血小板输注的适应证、慎用证，以及输注的效果评估，对提升血小板输注效果和节约血液资源，以及保障临床输血安全等相关内容进行了探讨。

（六）参与国际输血学术交流

江苏省血液中心丁文艺主任和梁文飚研究员受法国血液中心邀请，以线上视频方式参加了第 30 届法国输血大会。丁文艺主任在大会国际合作分会场上以"中国输血及血液制品策略：昨天和今天"为题进行了主旨报告，不仅让国际同行了解了中国的采供血以及血液制品行业的过去、现在和将来，也对推进中法两国在输血领域的合作交流做出了有益的尝试。

三　我国临床输血业务发展

（一）输血实验室生物安全防护

输血实验室属于生物安全实验室。实验室的生物安全不仅涉及实验室工作人员的健康，还涉及公众的健康，实验室一旦发生事故，极有可能给人群和动植物带来不可预估的危害。新冠肺炎疫情再次揭示出生物安全的重要性。

世界卫生组织（WHO）为鼓励各国接受和执行生物安全的基本概念，并针对本国实验室制定安全处理病原微生物的操作规范，先后于1983年、1993年、2004年和2020年发布了四个版本的《实验室生物安全手册》（*Laboratory Biosafety Manual*）。其中，前三个版本按风险、危险类别和生物安全防护级别对生物因子和实验室进行了分类，第四版以核心要求、加强要求和最高要求的描述将实验室的生物安全防护进行了划分，与以往版本提及的BSL-2、BSL-3、BSL-4的要求基本一致。国际标准化组织在《医学实验室安全要求》（ISO 15190：2003）中也有生物安全管理的具体要求。

我国于2004年发布了《病原微生物实验室生物安全管理条例》，明确规定实验室的生物安全防护级别应与其拟从事的实验活动相适应。我国还针对国内生物安全实验室建设、运行和管理的需求制定了《实验室生物安全通用要求》（GB19489—2008）和《病原微生物实验室生物安全通用准则》（WS233—2017），作为强制性标准，在管理上，包括风险评估要求等方面，均处于领先地位；还规范了医疗卫生机构实验室生物安全建设标准，规定了生物安全实验室按照防护级别分为一级、二级、三级、四级，同时规定了每一级实验室的设施设备具体要求。

2020年10月17日，中华人民共和国主席令第五十六号公布《中华人民共和国生物安全法》，自2021年4月15日开始施行。本法明确了生物安全的原则和在我国的重要地位，同时确立了各项生物安全风险防控的基本制度，并强调应在全链条构建生物安全风险防控的要求。我国在抗击非典到防控新冠肺炎疫情上都取得了举世瞩目的成就并获得了许多成功经验，随着《中华人民共和国生物安全法》的发布与实施，实验室生物安全的中国特色管理必将取得全面成功。

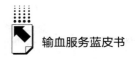
（二）临床输血业务与输血治疗

输血科或血库在医疗机构临床用血管理委员会和医务部门的领导下负责临床用血日常管理工作。在 2021 年以建立临床用血质量管理体系为重点，质量管理体系文件涵盖用血全过程。

一是依据医院临床用血管理委员会制定的血液保障原则来确定常规储血量，为确保抢救用血的需要设定安全储血量。二是建立血液库存管理制度，包括用血计划制订、血液预订、血液入库、血液储存、血液发放及血液预警和调控等，并确保血液信息的溯源性。三是加强输血相容性检测实验室质量控制和管理，开展室内质量控制，参加省级以上室间质量评价。四是推动以促进患者转归为目的的临床安全有效输血相关新技术研发推广。五是参与临床用血不良事件的调查。六是根据临床治疗的需要，开展治疗性血液成分分离、置换及细胞治疗，参与输血治疗会诊，指导临床合理用血。七是开展血液治疗相关新技术以及临床输血的教学、培训和科研工作。

2021 年，中国输血协会临床输血管理学专业委员会为科学推进富血小板血浆（PRP）新技术开展临床应用，发布了《自体富血小板血浆制备技术专家共识》，为临床输血治疗提供了参考与建议，促进输血治疗规范化与标准化，为临床提供更多更好的输血治疗服务。

（三）输血实验室检测新技术应用

随着精准医学在临床输血领域的应用，以及对临床输血安全性及有效性的要求进一步提高，血型血清学已经不能满足临床输血治疗的全部需求。目前，医学分子生物学技术正处于快速发展期，尤其是对新冠病毒的检测让分子生物学技术得以迅速发展。分子生物学在输血医学领域的应用已不仅限于对输血传染性疾病进行检测，还涉及血型基因检测的领域，主要包括红细胞血型基因检测、血小板血型基因检测、中性粒细胞抗原基因检测以及人类白细胞抗原（HLA）基因检测等，血型基因检测的应用使血型分析更精细化，不仅增强了输血实验室检测的技术能力，满足了精准输血要求，还满足了临床开展移植等精准医疗的检测要求，保证了临床输血治疗的安全性和有效性，同时推动了输血事业的发展。

（四）输血医学相关学术文献发表情况

我们可以从最新发表的输血医学论文中看出输血医学的发展趋势，输血医学论文通常会对发现的问题进行总结与归纳，对学科建设与发展具有一定的指导意义。我们在万方医学网以关键词"transfusion"或"输血"检索2019～2021年发表的文献资料并进行统计（详见表1），发现三年来论文数量在逐年下降，特别是2021年的发表数量比2020年减少了近50%，原因可能是近年来我国职称评审对论文不再做硬性要求，此外与新冠肺炎疫情也有一定的关系。

2021年发表的论文主要涵盖了以下几个方面。（1）输血管理：主要包括科室建设、安全输血策略、输血效果评价与质量分析以及患者血液管理等。（2）临床输血：主要包括移植输血、大量输血、自体输血、成分输血等。（3）输血相容性检测技术：主要包括血型鉴定、抗体筛查以及自身抗体等。（4）输血不良反应：主要包括输血相关性急性肺损伤、输血性溶血以及其他危险因素等。另外，我们发现与新冠肺炎相关的输血医学论文的数量已经明显减少，而随着近几年我国生育政策的逐步放开，有关妇产和新生儿临床输血的文献数量则有所增加，尤其是2021年发表的与输血相关的11篇学位论文中就有6篇是妇产科学（胎儿）和儿科学（早产儿）方向，占比达到了55%。

表1　2019～2021年文献检索汇总

单位：篇

年份	外文期刊	中文期刊	学术论文	成果及其他	合计
2019	1286	1121	22	6	2435
2020	1113	1128	23	4	2268
2021	715	410	11	0	1136

数据来源：万方医学网。

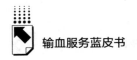

（五）输血医学相关科研

科学研究是促进学科建设发展的重要手段，自 2016 年输血医学正式成为临床医学的二级学科以来，相关科研工作不断推进。根据国家自然科学基金委员会已经公布的课题项目分析，与输血医学直接相关的科研课题 2019 年结题 7 项、2020 年结题 4 项、2021 年结题 9 项，主要包括输血免疫血液学、血型分子生物学、经输血传播疾病及检测技术、输血不良反应机制、输血相关细胞治疗以及血液库存管理等研究。虽然涉及面相对较广，但是课题数量相对其他学科而言较少，需要更多的输血相关从业人员重视输血医学的科研工作。

（六）临床输血行业的规范与标准

1. 国家卫生行业标准

2022 年 1 月 21 日，国家卫生行业标准《输血相容性检测标准》（WS/T 794—2022）发布，自 2022 年 6 月 1 日起施行。该标准规定了输血相容性检测的管理和技术要求，适用于开展临床输血相容性检测的医疗机构和独立医学实验室。

2. 地方标准

2021 年 12 月 7 日，上海市地方标准《医疗机构输血标本运送与废血袋回收管理规范》（DB31/T 1335—2021）发布，自 2022 年 3 月 1 日起施行。该标准规定了医疗机构输血标本运送与废血袋回收的人员管理、设备与设施管理、输血标本运送流程和废血袋回收流程等要求。

2020 年 12 月 24 日，北京市地方标准《医疗机构临床用血技术规范》（DB11/T 1794—2020）发布，自 2021 年 4 月 1 日起施行。该标准规定了医疗机构开展临床用血的基本原则与要求、血液入库与库存、患者血液管理、输血前评估、输血告知与申请、输血相容性检测、血液发放、血液输注、特殊情况用血以及输血后评价的要求，适用于开展临床用血的医疗机构。

3. 团体标准

2021 年 11 月 10 日，中国输血协会团体标准《红细胞血型基因分型技术指南》（T/CSBT 009—2021）发布，自 2021 年 11 月 10 日起施行。该标准规定了红细胞血型基因分型的技术要求，覆盖检测前、中、后过程和质量控制等要素，适用于血站和医疗机构开展红细胞血型基因分型工作。

4. 专家共识

2021 年，中国输血协会临床输血管理学专业委员会在《中国输血杂志》上发布了《自体富血小板血浆制备技术专家共识》和《红细胞血型抗体鉴定专家共识》。

《自体富血小板血浆制备技术专家共识》为医疗机构开展 PRP 工作的医技护人员提出了在质量控制的前提下，规范化制备 PRP 制品的建设性意见，同时为科学推进 PRP 新技术的临床应用提供了参考建议。

《红细胞血型抗体鉴定专家共识》为规范开展红细胞血型抗体鉴定工作给予了指导性建议，旨在从质量管理的要求和常规抗体鉴定工作流程进行规范，包括对检测标本和试剂要求、检测方法选择、鉴定结果判读与综合分析等内容进行阐述，以红细胞血型抗体鉴定的准确性和灵敏性为核心，提升专业人员的技术检测和判断能力。

（七）输血科标准化建设

我国尚未发布输血科建设标准。2014 年，北京医院受原国家卫计委法制司委托，立项编制了《医疗机构输血科（血库）基本要求》，并按照要求完成了报批稿撰写工作。2018 年，该标准通过了中国输血协会团体标准的审核并完成审批稿。2021 年，北京医院再次接受国家卫生主管部门任务，编制修订《医疗机构输血科和血库基本要求》，现已完成编制任务并交相关主管部门，后续将等待国家相关主管部门的批复意见。输血科标准化建设不仅影响自身学科发展，更与患者的安危、医院的医疗质量等密切相关，保证临床科学、安全合理、有效用血是输血科建设的持续发展方向。因此建议尽早出台国家级的建设标准。

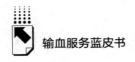

根据调查，全国现已有 20 个省级行政区发布了关于"医疗机构输血科基本建设标准"的省级文件，包括北京市、上海市、天津市和重庆市 4 个直辖市，另外深圳市、哈尔滨市和太原市也发布过相关文件。

（八）输血医学的机遇与挑战

2021 年 5 月 14 日，《关于推动公立医院高质量发展的意见》（国办发〔2021〕18 号）发布。该文件在总体要求中提出，应以建立健全现代医院管理制度为目标，公立医院要从规模扩张转向提质增效发展，要从粗放管理转向精细化管理模式；同时还明确了强化体系创新、技术创新以及更加注重人才技术等要素。

输血医学作为新兴的二级学科不仅要规范化建设，还要借助公立医院的发展契机向高质量方向发展。建立更加科学、系统、有效的发展模式，不断提高我国输血从业人员的能力与水平，培养更多高质量的输血医学专业人才，让我国输血医学的事业向更高目标迈进。

四 输血医学教育、科研和国际合作与交流

（一）输血医学教育

1. 专业教育

我国仅有几所医学院校开展输血医学专业教育，目前临床输血从业人员大部分未受过输血专业教育，大多数从业人员是从医学检验或者临床医学等专业转行而来。2021 年，参加全国临床输血相容性检测室间质评的 3559 家单位的调查数据显示，在上报的 31168 名从业人员中，博士 461 人、硕士 2966 人、本科 22313 人、大专 4407 人、中专以及其他学历合计 1021 人。由此可见，输血专业技术人员以大专和本科为主，合计占比为 85.73%，硕士占比为 9.52%，博士占比更低，为 1.48%。黑龙江省、吉林省和山西省上报的从业人员中博士占比更低，分别为 0.38%、

0.30%、0.13%，可见具有博士学位的输血专业从业人员是少之又少，因此在逐步推进输血医学本科教育的同时，还需加强输血医学研究生教育工作。

2.输血医师培训

输血医师对推动输血医学的发展非常重要，但输血医师的规范化培训存在诸多问题。首先，已经取得医师资格的人员因待遇等问题从事输血医师的意愿不强；其次，长期从事输血工作因执医没有输血方向存在职称难以晋升的问题。最核心的问题是输血医师规范化培训的模式与内容。2021年，北京医学会输血医学分会联合北京医师协会输血专业专家委员会共同发表了《中国输血医师规范化培训实施方案专家共识》，针对输血医师培训中存在的问题进行了相关讨论，并给出了具体解决方案。

3.继续教育

继续教育是对专业人员定期进行知识更新、拓展及提升专业技能的一种持续教育方式。在新冠肺炎疫情常态化防控要求下，线上培训模式成为主流。全国各地的培训班、主题论坛以及输血沙龙等活动均在线上举办，既满足了疫情防控的要求，也通过新平台为广大输血从业人员提供了专业知识交流。

（二）输血从业人员规范化技能培训

针对我国输血医学教育现状，为加强医疗机构输血从业人员的规范化培训，使专业技术人员达到输血执业上岗水平，保障临床输血安全，部分省市开展了输血从业人员规范化培训工作。例如，北京市临床输血质量控制和改进中心自2007年起按照卫生行政主管部门要求，在全市开展了输血从业人员的上岗培训工作，要求具有医学教育背景且毕业参加工作1年及以上的输血从业人员，进入临床输血技术人员培训基地全脱产学习3个月，通过理论与实操考试合格获得上岗证书后方可执业上岗。2007年，北京市只有2家临床输血技术人员培训基地，经过多年的不断建设发展，截至2021年全市已设置9家，累计发放上岗证书1365个，年平均发放98个。2021年，受疫

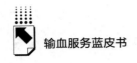

情影响学员进入基地受到限制，全年仅发放上岗证书 61 个，与平均水平相比下降了 38%。

（三）输血学术活动继续开展

中国输血协会按照新冠肺炎疫情常态化防控要求，通过线上与线下多种形式积极开展学术和教育活动。在深圳举办了第六届"全国血站站长论坛"，线上参会人数超过 1.2 万，本届会议的一大特色是邀请了基层政府、卫健委的很多领导介绍各自机构支持血液工作的经验。临床输血管理学专业委员会等完成了"全国临床输血学术年会"等两项国家级继教培训项目。

中国输血协会还新命名了重庆和温州两个无偿献血科普教育基地；官网发稿 7368 篇，公众号推送 151 篇；继续做好对口支援工作。协会联合当地血液中心，分别在甘肃和新疆举办了"三区三州"采供血业务和临床输血培训班，临床输血管理学专业委员会在福建和贵州举办了精准输血扶贫班，办班和学员食宿的所有费用都由协会承担。协会 2021 年开始向会员单位赠阅《中国输血行业发展报告》。

（四）建立联合科研基金，加大对会员单位的科研支持力度

2021 年，中国输血协会的威高科研基金和圣湘输血医学发展基金资助了会员单位申报的科研课题，具体情况详见表 2 和表 3。

表 2　2021 年中国输血协会圣湘输血医学发展基金资助项目

项目编号	申请人	依托单位	项目名称
CSBT－SX－2021－01	何苗	中国医学科学院输血研究所	基于实时宏基因组与微生物培养组的血小板病原体快速检测方法研究
CSBT－SX－2021－02	邓雪莲	大连市血液中心	献血者隐匿性乙型肝炎病毒感染的遗传进化特征:对血液安全和临床管理的影响
CSBT－SX－2021－03	彭明喜	宁波市中心血站	献血人群戊型肝炎病毒核酸筛查研究

表3　2021年中国输血协会威高科研基金资助项目

组类	项目编号	申请人	依托单位	项目名称
重点项目	CSBT – MWG – 2021 – 01	李剑平	辽宁省血液中心	新型顶底袋式塑料血袋制备手工浓缩去白血小板的应用性研究
面上项目	CSBT – WG – 2021 – 01	安慧娟	河南省红十字血液中心	4℃保存全血制备混合浓缩血小板的可行性研究
	CSBT – WG – 2021 – 02	曹海军	中国医学科学院输血研究所	人血源FⅧ制剂细小病毒B19的去除及其关键活化因子检测方法的建立
	CSBT – WG – 2021 – 03	肖军	中国人民解放军空军特色医学中心	基于Nomogram构建多环境储存血小板损伤预测模型的研究
	CSBT – WG – 2021 – 04	杨茹	武汉血液中心	血小板制备方案以及保存体系优化及质量评估
	CSBT – WG – 2021 – 05	康炜	大连市血液中心	利用过冷方法从液态血浆制备冷沉淀凝血因子的研究
	CSBT – WG – 2021 – 06	段恒英	重庆市血液中心	基于血液成分质量集中化检查平台的过程控制模型研究
	CSBT – WG – 2021 – 07	陈显	江苏省血液中心	基于"非接触式"血液浊度评价体系的构建与应用

（五）与世界卫生组织合作

2021年7月，世界卫生组织（WHO）正式成立"血液规则、可获得性和安全性专家咨询小组（AG – BRAS）"，并召开了小组成立暨第一次工作会议（线上）。朱永明研究员当选为WHO专家咨询组成员，并被选举为副主委（Co – Chair）。根据WHO相关规定，AG – BRAS专家组的成员不超过25人，由WHO综合考虑和平衡专业、地理、性别等因素后指定。成员要遵循WHO公正和独立的要求，以个人的专业能力和身份任职，不代表任何组织和机构。专家组的目的是在规则、技术等方面支持WHO及其成员国落实WHO各项决议和方针、WHO有关计划和指南。其主要职责是为WHO发展规范、标准、技术指南和高水平战略建议提供咨询；为执行现行各项政策、战略提供咨询；为应对现有和新发的威胁血液和血液制品的安全和供给的因

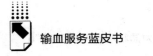

素提供评估；为成员国准备或应对影响血液安全和供给的公共卫生事件提供建议、措施和行动方案。

2021 年，世界卫生组织（WHO）发布了新指南《低中收入国家通过国内血浆制备提升血浆衍生医药制品供应的指南》和《血液集中化检测和制备指南》。协会委托血液制品专业委员会牵头组织翻译工作，委托上海市血液中心/WHO 输血合作中心落实中文版翻译和出版的授权工作，目前新指南中文版已经在世卫组织官网发布。

省级采供血报告篇
Provincial Reports

B.2

2021年陕西省采供血发展报告

王　锦　　曹晓莉*

摘　要： 本报告全面分析了陕西省2021年采供血工作情况，对全省采供血机构人员、献血点和血液采集、制备、检验、供应以及输血研究情况进行梳理。2021年，克服新冠肺炎疫情的影响，采血人次较上一年增长7.28%，采血总量较上一年增长7.83%。省血液中心输血研究工作取得持续进步，血型研究室开展输血人才培养，建立稀有血型实体库和数据库，与医院搭建远程会诊平台；组织配型实验室为我省和毗邻省份多家医疗机构骨髓移植提供实验室支持。报告总结了陕西省无偿献血的特色做法：建立全省血液调配机制，强化血液应急保障，献血点由政府建设血站使用，全省血液信息互联互通。报告提出了目前存在的季节性缺血困难及下一步采供血发展工作思路，建立无偿献血长效机制，制定地方性无偿献血条例。

---

* 王锦，陕西省血液中心办公室副主任、主管技师；曹晓莉，陕西省血液中心业务科主任、主任药师。

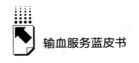
关键词： 陕西省　采供血　无偿献血

陕西省位于中国中部黄河中游地区，面积 20.56 万平方公里，现设西安 1 个副省级城市，宝鸡、咸阳、延安、榆林、铜川、渭南、汉中、安康、商洛 9 个地级市，全省常住人口 3952 万。2021 年，第十四届全国运动会在陕西举办，也是首次在我国中西部地区举办，各采供血机构圆满完成血液保障任务。面对新冠肺炎疫情的多轮冲击，陕西省采供血工作受到严峻挑战，各采供血机构克服困难，坚持既落实疫情防控，又全力保障血液供应，全省无偿献血总人次、血液采集总量、临床供血总量均创历史新高，安全有效地保障了临床用血需求。

一　基本情况

陕西省根据行政区划设置 11 家采供血机构，包括 1 家血液中心和 10 家中心血站。西安、宝鸡、咸阳、铜川、渭南、延安、榆林、汉中、安康和商洛 10 个城市分别建有 1 家市级中心血站，在相应的行政辖区内开展血液采集和供血工作；陕西省血液中心设在西安市中心血站，承担陕西省 10 家血站的质量控制与评价、业务培训与技术指导工作，开展多项血液相关的科研工作。全省采供血机构共有工作人员 1115 人，献血屋 47 座，流动献血车 46 辆。

二　无偿献血和血液采集情况

（一）血液采集情况

1. 血液采集人次

2021 年陕西省无偿献血共 564316 人次，同比增长 7.28%，全血采集人次、血小板采集人次近三年呈持续增长趋势（见表 1）。

表1 2019～2021年陕西省无偿献血人次情况

单位：人次

年份	捐献全血	捐献血小板
2019	475028	28194
2020	495260	30748
2021	529194	35122

数据来源：全国血液管理信息系统。

2. 血液采集量

2021年全省采集血液总量974439U，同比增长7.83%，全血采集量、血小板采集量近三年呈持续增长趋势（见表2）。

表2 2019～2021年陕西省无偿献血采集情况

年份	采集全血（U）	采集血小板（治疗量）
2019	812510	50146
2020	848261	55402
2021	910047	64392

数据来源：全国血液管理信息系统。

3. 新冠肺炎康复者恢复期血浆采集

按照国家卫生健康委和省卫生健康委的要求，2021年陕西省血液中心继续开展新冠肺炎康复者恢复期血浆采集，共采集11人22U。

（二）无偿献血情况

1. 献血者性别构成

在2019～2021年陕西省无偿献血人群中，女性献血者比例分别为37.86%、36.13%、36.84%，男性献血者比例分别为62.14%、63.87%、63.16%。

2. 献血者学历构成

从2021年无偿献血者学历分布来看，初中、高中、大专、本科学历的献血者占89.57%（见表3）。

表3　2019～2021年陕西省无偿献血者学历分布情况

单位：人

年份	小学	初中	高中	中专	大学专科	大学本科	研究生	其他
2019	3826	126396	108654	35650	103680	103122	13040	7600
2020	3551	119750	100977	41633	110411	111044	14012	12408
2021	3689	121160	101144	32523	132579	148209	10604	11793

3. 献血者职业构成

从2021年全省无偿献血者职业构成来看，学生占18.54%，农民占10.76%，公务员占2.27%，医务人员占4.89%，职员占25.20%，军人占0.46%，教师占1.45%，其他（职业未知）占36.42%（见表4）。

表4　2019～2021年陕西省无偿献血者职业构成情况

单位：人

年份	学生	军人	农民	公务员	教师	医务人员	职员	其他
2019	89643	4766	65066	10890	8531	27677	113343	182052
2020	74734	7376	57788	15139	9972	30761	167790	150226
2021	104165	2599	60424	12761	8169	27454	141540	204589

4. 献血者年龄构成

在2019～2021年全省无偿献血人群中，18～55岁是献血的主力军，占比为95%以上。2019年和2020年献血人数最多的年龄段为26～35岁，分别占比25.31%、26.64%，2021年献血人数最多的年龄段为18～25岁，占比28.28%（见表5）。

表5　2019～2021年陕西省不同年龄段献血情况

单位：人

年份	18～25岁	26～35岁	36～45岁	46～55岁	56～60岁
2019	120121	127064	116302	115965	22516
2020	116480	136891	127194	115683	17538
2021	158865	142280	131716	114522	14318

5. 献血组织形式

2021年全省个人无偿献血共453995人次,占80.45%;团体无偿献血共110321人次,占19.55%(见表6)。

表6 2019~2021年陕西省各献血形式人次情况

单位:人次

年份	个人(全血)	团献(全血)	个人(血小板)	团献(血小板)
2019	367877	83259	28692	21
2020	388198	106926	33159	103
2021	418907	110287	35088	34

三 血液成分制备情况

陕西省采供血机构血液制备产品包括悬浮红细胞、去白细胞悬浮红细胞、洗涤红细胞、冰冻红细胞、辐照红细胞、冷沉淀凝血因子、混合浓缩血小板、去白细胞混合浓缩血小板、去白细胞单采血小板、新鲜冰冻血浆、冰冻血浆、病毒灭活新鲜冰冻血浆、病毒灭活冰冻血浆、冰冻解冻去甘油红细胞、新冠肺炎康复者恢复期血浆等,满足临床多样化用血需求。

四 血液检测情况

陕西省始终把质量安全作为采供血机构的生命线,设置三道检测防线,保障血液安全。第一道检测防线设在采血车上,所有献血人员在献血前先行接受血液快速检测,检测合格者方可献血。第二道检测防线是对采集的血液使用不同厂家的试剂进行两遍酶免检测,检测结果皆为阴性的标本,进入第三道防线核酸检测。

2021年,在全省献血者献血前征询和筛查中,有43162人因不符合要求被淘汰,占7.65%;血液检测样本共553724份,其中ALT不合格3117

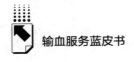

份，占 0.56%，HIV 检测不合格 765 份，占 0.14%，HbsAg 检测不合格 1721 份，占 0.31%，丙肝检测不合格 1628 份，占 0.29%，梅毒检测不合格 1324 份，占 0.24%，NAT 检测不合格 1269 份，占 0.23%。

五 输血研究情况

（一）血型研究室

陕西省血液中心血型研究室近年来致力于红细胞血型原理和检测策略的研究，累计发现红细胞血型新等位基因 28 个。研究室在全省范围内开展疑难血型鉴定、疑难配血、血小板配型和新生儿溶血病等检测工作，为更好地服务临床患者的安全输血，其科研团队不断探索临床血液输注工作的广度、深度和精度。

1. 开展临床输血技能培训

通过现场理论教学与实践操作相结合的方式，结合临床实际需要，开展输血技术人员专项技能培训，陕西省血液中心目前已成为医疗机构输血医学学科人才培养的摇篮。

2. 建立稀有血型实体库和数据库

采用血清学实验，结合生化、基因检测等技术手段筛选献血者的稀有血型抗原，已冰冻保存有 Jk（a-b-）、Di（a+b-）、Fy（a-b+）等在人群中分布频率极低的罕见血型红细胞制品，并全面建立起涵盖 Diego、Duffy、Kidd 等多种血型系统的稀有血型数据库与实体库。

3. 搭建远程会诊平台

与省内医院开展输血远程会诊，通过线上"面对面"指导，推动优质医疗资源下沉，有效提升输血科室的业务水平，使医疗信息化建设进入智能化新时代，推动省内医院输血医学学科平台的快速建设，助力提高输血管理的技术实力，最终达到惠及病人和服务医院发展的目的。

（二）HLA 组织配型实验室

陕西省血液中心 HLA 组织配型实验室是中华骨髓库陕西分库定点实验室和陕西省移植配型中心实验室，也是 6 个国家级 HLA 高分辨分型确认实验室之一，已为中华骨髓库检测并传输了 8 万余条 HLA 分型数据，为临床提供了超过 5000 例移植配型和 1500 余例移植前最终确认。截至目前，累计发现鉴定并正式命名 HLA 新等位基因 61 个，其中 6 个 HLA – DPB1 新等位基因是通过自主研发测序技术首次发现并正式命名。实验室作为中国血小板基因数据库协作组首批成员单位的承担科室，在陕西省重点研发计划项目和西安市科技计划项目支撑下，大力开展区域性血小板基因供者库的建设和选择性精准输血模式的构建，建立了实时定量 Q – PCR HLA – I/HPA 高通量同步分型检测技术和基于 Luminex xMAP HLA 抗体鉴定技术。此外，应用基因多态性和单倍型连锁不平衡大数据生信分析、蛋白质三维结构模拟技术，也取得了 HLA 基因与疾病关联性研究的诸多成果。

（三）科研成果

2021 年，陕西省血液中心获批省级科研项目立项 1 项，市级科研项目立项 7 项，局级科研项目立项 3 项，荣获国家级发明专利授权 1 项（专利名称为一种混合浓缩血小板的制备方法），参编学术著作 1 部（《血液成分的制备、使用和质量保证指南（第 20 版）》），参译学术著作 1 部（《欧洲血站审核的共同标准和准则》），发表论文 14 篇，其中 SCI 收录论文 1 篇，中文科技核心期刊 11 篇。

六　特色做法

（一）建立全省血液调配机制

陕西省建立了全省血液调配机制，提升血液应急保障能力，优化各地市

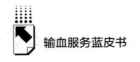

中心血站血液品种及各型红细胞的库存比例。

2021年12月23日，西安市实施疫情防控提级管理，全市小区（村）、单位实行封闭式管理，陕西省迅速启动全省血液调配机制，为打赢西安抗疫阻击战提供了坚实的血液保障。

2021年，从省内各地市中心血站向省血液中心调入悬浮红细胞1217U、血浆1500000ml、血小板58治疗量；同时从省血液中心调给各地市中心血站悬浮红细胞5996U、血小板176治疗量，有效缓解了区域性、暂时性血液偏型和血液供应紧张，实现了临床用血的平稳供应。全省未发生因血液供应影响危重症患者和新冠肺炎确诊病例医疗救治的现象。

（二）政策支持献血点建设

西安市将献血点建设纳入市委、市政府《西安市卫生健康事业重点项目建设三年行动方案（2020—2022年)》中，明确由市级各部门、各区县、各开发区责任单位负责建设，建设完成后交由血站具体运行管理。2021年，新建并投入使用献血屋4座。

（三）全省血液信息互联互通

全省血液管理信息化建设已完成，10个地市血站进行了数据联网，实现信息共享、资源共享。各地市血站可联网查询献血信息，有效阻断跨市恶意献血等行为，共享不宜献血屏蔽库，减少不合格血的采集概率，降低检测成本，提升血液质量安全。

建立全省血液调配系统平台，实时掌握全省及各地的血液采供、库存信息及使用状况，为全省血液资源的科学调配、有效利用提供数据支持。自2021年6月上线运行以来，该平台已完成了近三百次的调血任务，累计调配血液近5万U，全面提升调血流程的规范性、数据传输的安全性，为"全省血站是一家"这个血液保障机制奠定了信息基础。

因各地市血站血费减免政策不一致，全省的血费减免统一标准已建立完成，依托全省信息系统将在两年内逐步统一，届时将实现全省献血者及亲属省内异地用血费用直接减免，打通了各市血站与血站之间、医疗机构与血站之间的结算壁垒，实现跨地市减免，进一步方便献血者。

七 存在的主要问题和对策建议

（一）缺乏无偿献血长效机制

无偿献血是一项公益性行为，是公共卫生体系的一部分，需要政府主导、多部门协作。针对无偿献血中存在的无偿献血宣传、献血点设立、献血车停放、设备配置、基础设施建设等问题，需建立有城市管理、市政建设、公安交通、市场监督、供电、宣传、规划、财政、发改等部门参加的联席会议制度，定期召开会议，协调解决工作中出现的困难。

将无偿献血纳入政府目标考核和精神文明单位创建工作中，积极倡导机关、企事业单位每年组织无偿献血活动，提高团体献血比例，从根本上解决冬夏两季和极端天气情况下临床用血紧张问题。

（二）地方性无偿献血条例未出台

《西安市实施〈中华人民共和国献血法〉办法》（以下简称《实施办法》）于2013年12月9日由西安市人民政府第72次常务会议通过，自2014年2月1日起施行。随着无偿献血工作的不断深入，现行《实施办法》已不能适应当前的工作需要。建议加快《献血条例》立法工作，将"无偿献血政府责任的落实"、"开展无偿献血免费公益宣传"、"无偿献血工作纳入精神文明体系"、"献血网点的建设、规划及献血专用车辆的停放通行"、"团体献血机制"和"献血者关爱政策"等内容纳入其中。

（三）季节性缺血现象依然存在

受新冠肺炎疫情影响，高校团体献血和街头人流量还没有恢复到疫情前水平。加之夏季酷暑难耐、冬季冰雪严寒、极端天气频发，街头和团体献血

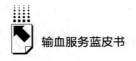

无法得到持续有效的保障，且临床用血需求居高不下，致使冬夏两季季节性紧血现象时有发生。

八　总结

在省、市各级党委、政府的支持下，2021 年陕西省无偿献血工作取得较好成绩，采血总量比上一年增长 7.83％，保证了全省医疗机构的临床用血安全，未发生因血液供应影响危重症患者和新冠肺炎患者医疗救治的现象。但是，无偿献血需政府发挥主导作用，加大社会宣传，不断提高广大市民对无偿献血的认知度、参与度，这样才能从根本上解决季节性血液紧张，推动全省采供血事业高质量发展。

B.3
2021年甘肃省采供血发展报告

王常虹　潘　登*

摘　要： 本报告依据2021年甘肃省14家采供血机构的调查数据，以及收
集的2019～2021年甘肃省采供血及血液成分制备数据，分别对
甘肃省采供血机构设置情况、人力资源情况、基础设施情况、血
液检测情况、输血研究情况等方面进行数据统计分析，总结甘肃
省采供血机构在建立无偿献血长效机制、应对疫情防控常态化的
采供血工作、推进无偿献血宣传措施和方法、提高临床科学合理
用血水平、加强监督检查提高血液安全等方面的特色做法，结合
目前甘肃省采供血工作中存在的血液供应矛盾、基础设施建设滞
后、人才队伍培养建设工作薄弱等突出问题，有针对性地提出进
一步完善血站长效机制建设、进一步增加血站投入、持续完善采
供血应急保障机制等对策和建议，推动全省无偿献血事业持续健
康发展。

关键词： 甘肃省　采供血　无偿献血

　　甘肃地处黄河上游，连通黄土高原、青藏高原和内蒙古高原，东通陕
西，南瞰巴蜀、青海，西达新疆，北扼内蒙古、宁夏，西北出蒙古国，辐射
中亚，是古丝绸之路的锁钥之地和"一带一路"向西开放的必经路段。甘
肃省东西蜿蜒1600多公里，全省面积42.58万平方公里，常住人口2501.98

---

* 王常虹，甘肃省血液中心主任；潘登，甘肃省血液中心业务科科长、副主任输血技师。

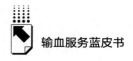

万，辖12个地级市、2个自治州，省会为兰州市，2021年全省生产总值10243.3亿元，卫生机构总数2.6万个（其中医院705家）。

2021年，甘肃省采供血工作经受新冠肺炎疫情考验稳中有进，政府领导、多部门合作、全社会参与的无偿献血长效机制不断完善，采供血量较上一年度基本持平，有力地保障了全省血液供应和安全。

一 基本情况

（一）机构设置情况

2021年，甘肃省在全省14个市（州）均设有采供血机构，其中省会兰州设立省级血液中心1家，13个市（州）各设置中心血站1家，设置33个储血点，已形成省血液中心为龙头，市（州）中心血站为主体，县级医院储血点为补充的全省采供血网络。目前，全省14家采供血机构有2家属于正县级建制（省血液中心、天水市中心血站），9家属于副县级建制（定西市、甘南州、嘉峪关市、临夏州、陇南市、庆阳市、武威市、张掖市、白银市中心血站），3家属于正科级（平凉市、金昌市、酒泉市中心血站），详见表1。

表1　2021年甘肃省采供血机构设置情况

采供血机构	所在行政区域	常住人口（万人）	采供血机构设置（个）	储血点数量（个）
甘肃省血液中心	兰州市	435	1	6
定西市中心血站	定西市	252	1	8
甘南州中心血站	甘南州	69	1	2
嘉峪关市中心血站	嘉峪关	31	1	0
金昌市中心血站	金昌市	44	1	0
酒泉市中心血站	酒泉市	106	1	4
临夏州中心血站	临夏州	211	1	0
陇南市中心血站	陇南市	240	1	3
平凉市中心血站	平凉市	185	1	0
庆阳市中心血站	庆阳市	218	1	0
天水市中心血站	天水市	298	1	0

采供血机构	所在行政区域	常住人口 （万人）	采供血机构设置 （个）	储血点数量 （个）
武威市中心血站	武威市	146	1	5
张掖市中心血站	张掖市	113	1	1
白银市中心血站	白银市	151	1	4

数据来源：甘肃省血液中心根据各地市（州）血站上报数据统计整理。

（二）人力资源情况

2021 年，甘肃省采供血机构共有工作人员 926 人，其中卫生专业技术人员占比为 77.7%，聘用人员比例达到 40.6%（见表 2）。

表 2　2021 年甘肃省采供血机构年人均采血情况

采供血机构	职工总数(人)	年人均采血量(U/人)
甘肃省血液中心	172	510.7
定西市中心血站	57	281.9
甘南州中心血站	30	174.2
嘉峪关市中心血站	20	330.8
金昌市中心血站	32	236.9
酒泉市中心血站	48	377.6
临夏州中心血站	94	240.5
陇南市中心血站	63	330.8
平凉市中心血站	57	513.8
庆阳市中心血站	85	337.9
天水市中心血站	96	369.0
武威市中心血站	64	260.1
张掖市中心血站	49	383.1
白银市中心血站	59	263.7
合计	926	355.6

数据来源：甘肃省血液中心根据各地市（州）血站上报数据统计整理。

（三）基础设施情况

2021 年，甘肃省采供血机构总建筑面积 39075.46 平方米，共有固定献血屋 50 座，流动采血车 38 辆，送血车 38 辆（见表 3）。

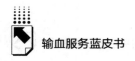

表3　2021年甘肃省采供血机构业务用房及献血屋（车）、送血车情况

采供血机构	业务用房面积（m²）	采血车数量（辆）	献血屋数量（座）	送血车数量（辆）
甘肃省血液中心	11000	6	10	3
定西市中心血站	1518	0	7	4
甘南州中心血站	827	1	1	2
嘉峪关市中心血站	1500	1	1	2
金昌市中心血站	1096	1	2	1
酒泉市中心血站	2438.35	3	1	3
临夏州中心血站	1359	4	7	5
陇南市中心血站	2500	2	3	3
平凉市中心血站	3600	5	3	2
庆阳市中心血站	1635	4	5	4
天水市中心血站	3110	5	3	3
武威市中心血站	3809	2	1	2
张掖市中心血站	3113.11	2	4	1
白银市中心血站	1570	2	2	3
合　计	39075.46	38	50	38

数据来源：甘肃省血液中心根据各地市（州）血站上报数据统计整理。

二　无偿献血和血液采供情况

2021年，甘肃省无偿捐献全血204840人次，合计捐献全血总量为311695.75U；捐献血小板12487人次，合计捐献血小板总量为17620治疗量。见表4、表5、表6。

表4　2021年甘肃省采供血机构采供血情况

采供血机构	采血			供血			
	采集人次（人次）	全血（U）	血小板（治疗量）	红细胞类（U）	血浆类（U）	血小板（治疗量）	冷沉淀（U）
甘肃省血液中心	56565	75678.7	12162	93349	103765.5	11994.5	7986
定西市中心血站	10923	15908	162	14002.5	8736	158	0
甘南州中心血站	3692	5211	15	5315	5965.25	25	0

续表

采供血机构	采血			供血			
	采集人次（人次）	全血（U）	血小板（治疗量）	红细胞类（U）	血浆类（U）	血小板（治疗量）	冷沉淀（U）
嘉峪关市中心血站	3876	6309	306	5928	2607.2	291	546
金昌市中心血站	3856	7467.5	112	7485	7782.5	112	18
酒泉市中心血站	11205	17669	458	17139	12659	445	1660
临夏州中心血站	16511	21742.5	861	17631.5	14932.95	862	1731.75
陇南市中心血站	16596	20799	40	19509	7398.5	41	459
平凉市中心血站	16648	28926	363	29110	18169.25	364	604
庆阳市中心血站	17687	28257.5	467.5	25438.5	15297.5	464	430.25
天水市中心血站	24739	34662	765	35826	21267.75	761	2692.25
武威市中心血站	11789	15486.5	1158	16907	21165	1131	3022.5
张掖市中心血站	12272	18490	282	14716.5	14844.5	282	179
白银市中心血站	10968	15089.05	468.5	13405	9753.5	472.5	1084.25

数据来源：甘肃省血液中心根据各地市（州）血站上报数据统计整理。

表5　2019～2021年甘肃省采血数据统计

年份	全血		血小板	
	人次（人次）	数量（U）	人次（人次）	数量（治疗量）
2019	205214	314303	11353	15578
2020	209846	318536.25	10955	15270
2021	204840	311695.75	12487	17620

数据来源：甘肃省血液中心根据各地市（州）血站上报数据统计整理。

表6　2019～2021年甘肃省供血数据统计

年份	红细胞类（U）	血小板（治疗量）	血浆类（U）	冷沉淀（U）
2019	310294	15425.5	278014	19423.75
2020	315802	15077	281525.5	17019.75
2021	315762	17403	264344.4	20413

数据来源：甘肃省血液中心根据各地市（州）血站上报数据统计整理。

三　血液成分制备情况

2021年，甘肃省采供血机构血液制备产品包括全血、悬浮红细胞、去白细胞悬浮红细胞、洗涤红细胞、小规格血液、冰冻血浆、新鲜冰冻血浆、病毒灭活冰冻血浆、病毒灭活新鲜血浆、冷沉淀凝血因子、单采血小板、冰冻解冻去甘油红细胞。全省红细胞制备量为318702U，同比下降1.28%；血浆类制备量为370880.95U，同比增长7.66%；冷沉淀制备量为33881.5U，同比增长1.72%。

表7　2019~2021年甘肃省血液成分制备情况

年份	红细胞类（U）	血浆类（U）	冷沉淀类（U）
2019	315447.5	400076.70	37215.00
2020	322820.75	344486.05	33310.00
2021	318702.00	370880.95	33881.50

注：冷沉淀1U=200ml全血制备
数据来源：甘肃省血液中心根据各地市（州）血站上报数据统计整理。

四　血液检测情况

2021年，甘肃省血站实验室血清共检测216256份，检测不合格率为1.55%，全省血液检测不合格的原因从高到低依次为ALT（0.71%）、抗-TP（0.24%）、HBsAg（0.23%）、抗-HCV（0.18%）、HIV Ab/Ag（0.11%）NAT（0.09%），ALT不合格是导致血液检测不合格的主要原因，占比46%。

2021年，全省核酸平均阳性样本检出率为0.09%，核酸检测不合格项目主要为HBV-DNA。

五　输血研究情况

甘肃省血液中心输血研究所组织配型实验室是中国造血干细胞捐献者资料库管理中心优秀合作实验室，具体负责全省造血干细胞样本采集、HLA检测和相关管理工作。2021年实验室共完成样本采集及检测3000人份。自

2021年开展 ABO 和 Rh 血型分子生物学检测工作以来，实验室通过采用序列特异性引物聚合酶链反应（SSP－PCR）方法为临床疑难血型鉴定及相关科研工作提供支持。

学科建设是输血研究的重要抓手。2019年，"输血检验专业（甲等）"和"血液质量监控与保障专业（乙等、丙等）"两个学科获批甘肃省卫生健康委医疗卫生重点专业，甘肃省血液中心具体负责甲等、乙等两个学科建设工作，定西市中心血站负责丙等学科建设。

2019年以来，甘肃省血液中心负责的"兰州地区突发应急事件中供血策略研究"获得甘肃医学科技奖二等奖，"兰州地区献血人群中 HBV 感染者 HBV 基因分型及感染途径研究"和"甘肃省无偿献血人群梅毒筛查策略与献血者归队研究"获得甘肃医学科技奖三等奖，输血研究工作通过点面结合、突出重点，进一步推动全省血站输血研究工作出成绩、上水平。

六 特色做法

（一）持续完善无偿献血长效机制建设

甘肃省采供血机构在各级党委、政府领导下，按照《中华人民共和国献血法》有关要求，持续完善政府领导、多部门合作、全社会参与的无偿献血长效机制，各级政府发挥无偿献血工作的主导责任。一是优化血站整体布局，做好无偿献血规划指导。完善由政府分管负责同志牵头的无偿献血协调机制，着力解决无偿献血工作面临的突出困难和问题，张掖市、定西市、临夏州等市（州）由市（州）政府办公室下文，每年年初制订机关团体、企业事业单位的献血计划，并监督落实，年底进行总结考核。二是做好组织协调，不断提升无偿献血社会关注度。各级党委政府及相关部门领导多次到省市（州）血站、街头献血点、"6·14"无偿献血宣传现场调研指导无偿献血工作，并通过无偿献血表彰、联席会议、专题培训等方式协调有关部门广泛宣传献血的意义，普及献血的科学知识。三是根据新冠肺炎疫情发展变化

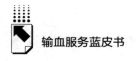

及时出台有关采供血指导性文件。甘肃省疫情联防联控领导小组办公室分别于2020年2月和2021年11月发布了31号明电《关于加强新冠肺炎疫情期间血液安全供应保障工作的通知》和8号明电《关于进一步加强新冠肺炎疫情期间无偿献血工作的通知》，用于指导血站做好疫情期间各项采供血工作。

（二）认真落实疫情防控常态化下的各项采供血工作

新冠肺炎疫情给全省采供血工作带来了前所未有的压力，各血站采取措施积极应对新冠肺炎疫情防控常态化下的各项采供血管理工作。一是严格落实疫情防控措施，及时传达省、市、区政府和省卫健委最新的疫情防控动态和要求。二是强化感控知识培训，定期监督检查。结合血站实际工作，制定感染预防与控制工作方案并进行全员培训，加强对血液产品、应急物资、试剂耗材的质量监控，强化采供血关键过程感染防控的管理并增加抽查频次，定期组织对各采血点、各业务科室、相关工作人员、消杀情况、医废管理等内容的专项检查，对发现的问题及时通报、及时整改。三是加强采供血保障，确保临床用血需求，按照国家卫生健康委关于《血站新冠肺炎疫情常态化防控工作指引》和省市疫情防控各项措施等要求，增加献血前征询验码、增加采血场所消杀频次并做好公示。加强动员招募，在各血站的门户网站、公众号发出倡议，主动开展一对一电话招募、专车接送献血人员等方式拓展献血动员渠道。加强同医疗机构协调配合，定期研判，在确保急危重症和高危孕产妇等急救用血的前提下，合理安排择期手术。做好全省血站动态调配，开展兄弟市州血站间血液库存的调配，做好血液库存"削峰填谷"。四是支援发生新冠肺炎疫情地区的血液供应保障工作，2020年向乌鲁木齐市血液中心调拨红细胞1000U。

（三）大力推进无偿献血宣传工作

全省各采供血机构与当地主要报刊、电视、广播等传统媒体合作，定期宣传无偿献血知识，在地标性商业街区、高铁站点等场所投放公益宣传广告，通过冠名流动采血车、寻找稀有血型献血者等公益活动弘扬无私奉献的人道主义精神，通过建立献血名人堂和定期表彰无偿献血典型先进人物、宣传无偿献血者的先进事迹传递社会正能量，把无偿献血宣传与每年的"无偿献血宣传日"、"血站开放日"和"6·14"世界献血者日结合在一起，在血站的微博、微信公众号平台与网友积极互动、答疑解惑，通过定期组织"血小板捐献者板友会""Rh（-）献血者联谊会""献血服务志愿服务团体座谈会""献血服务志愿者培训班""无偿献血知识竞赛"等活动，带动全社会关注无偿献血，让更多群众关心、理解、参与无偿献血，进一步推动形成良好的无偿献血社会氛围。

（四）不断提高全省临床科学合理用血水平

2021年，全省14个市（州）全部成立了临床用血质控中心，省临床用血质控中心挂靠在省血液中心，出台了《甘肃省临床科学合理用血考核评价标准》《甘肃省输血科（血库）技术验收程序》《甘肃省三级医疗机构输血科建设管理规范》《甘肃省二级医疗机构输血科（血库）建设管理规范》，规范了全省临床输血前中后的8个关键记录，通过各地市（州）医疗机构举办培训班、外请专家到单位内部授课、专家及群管理员每天在群里科普输血知识三种途径来开展常态化培训学习，并已举办两次甘肃省输血技能大赛，持续提升全省输血科工作人员专业技能。2019年开始每年在全省二级以上医疗机构开展两次室间质量评价工作，督促各级医疗机构进一步加强临床用血管理，实现科学合理用血。

（五）加强监督检查，提高血液安全

用血安全是无偿献血事业健康发展的基础，牢固树立血液安全管理、提高血液质量是无偿献血工作的重中之重，按照"服务下沉，质控上收"要求，切实加强监管。一是每年一次的全省血液安全技术核查（含单采血浆站），每年两次由省临检中心开展室间质评业务检查，每年不定期开展飞行检查，通过这些方式确保血液质量与安全。二是把血液安全管理与打击非法采供血、打击"血头""血霸"结合起来，在采供血机构采血点、医疗机构

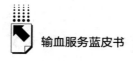

张贴海报进行宣传,与各地公安机关密切配合,坚决打击各种侵害献血者利益、违法采供血的案件和案例,密切依靠群众,积极发现线索,作为一项常态化政策坚持下去。三是把全省血液安全管理工作与"平安甘肃"工作结合起来,把"血液、血液制品安全事故数"作为一项监测指标,月月统计上报省卫健委。四是启动全省血站内部血站联审机制,率先在省血液中心开展联合内审工作,持续提升血站质量管理水平。

七 存在的主要问题

(一)无偿献血率仍有差距

固定献血者队伍基础薄弱,献血者队伍发展速度严重滞后,应急献血者队伍数量不足,献血者年龄结构不合理,临床用血需求无法满足,2021年年底全省千人口献血率为8.69‰,与全国平均水平还有差距。

(二)血液供需矛盾仍然存在

无偿献血宣传广度和深度还不够,宣传效果未达预期,存在季节性血液紧张和偏型的情况,特别是在新冠肺炎疫情的影响下,团体招募困难,血液供需矛盾突出。

(三)血站基础设施建设滞后

与发达省份血站相比,采供血设备亟待更新,信息化水平滞后,采供血智能化、信息化设备占比不高,核酸检测费用缺口较大。

(四)血站人才培养建设工作尚显薄弱

血站人员待遇不高,引进卫生专业技术人员困难,技术骨干和学科带头人不足,输血研究工作较弱;个别血站聘用人员比例较高,人员流动大,增加了管理难度;高、中、初级专业技术职称比例不合理。

八　对策建议

（一）继续完善无偿献血工作长效机制

持续巩固和强化政府领导、部门合作、全社会广泛参与的无偿献血工作格局，尽快出台《甘肃省无偿献血条例》和《甘肃省无偿献血表彰奖励办法》，强化政府责任，坚持血站公益性，进一步深化血站运行机制改革，完善保障与激励相结合的运行机制，在确保血站财政全额保障政策的基础上，支持条件成熟的血站逐步建立动态绩效管理激励机制。

（二）不断加大对血站的投入力度

协调财政、发改等部门按规定加大血站资金投入，用于提升血站基础设施建设和信息化管理水平，按照实际血液采集数量合理增加人员编制，进一步提高专业人员工资待遇，拓展高级人才引进渠道，同时按照当地医疗需求发展趋势，统筹考虑血站业务发展，在业务用房、设备更新等方面给予支持，同时把血液核酸检测所需经费纳入各级财政预算，既确保血站采供血工作正常运行，又确保血站长期可持续发展的需要。

（三）努力完善无偿献血工作应急保障机制

把血液应急保障机制建设纳入各级卫生应急保障工作中，建立综合应急保障长效工作机制，针对突发公共卫生事件制定相应采供血对策，继续发展和壮大固定献血者队伍，稳步提升应急献血者队伍以及稀有血型献血者队伍，定期组织开展采供血应急演练，不断完善突发事件下的血液供应保障策略及应急方案，科学合理确定预警级别和相应预案，及时启动各级血液保障联动机制，确保自然灾害、事故灾难、社会安全等突发公共卫生事件的血液应急保障。

B.4
2021年青海省采供血发展报告

赵　伟　范楚易　李向国*

摘　要： 本报告通过对青海省各市（州）采供血机构的基础设施建设、采供血从业人员构成、血液采集、血液供应、血液检测、输血研究等情况的数据采集及分析，全面梳理了青海省2019~2021年采供血发展情况，总结特色做法和取得的成绩，并针对青海省当前存在的各市（州）千人口献血率低、采供血应急体系不健全、血液管理信息化数据资源服务不畅通等主要问题，从建设全省采供血长效机制、健全血液应急保障指挥平台、打造民族地区献血宣传品牌、提升全省血液管理信息互联互通等方面提出对策和建议。

关键词： 青海省　采供血　无偿献血

青海位于青藏高原东北部，是长江、黄河、澜沧江的发源地，总面积72.23万平方公里，其中海拔3000米以下的地区约占全省总面积的26.3%，是一个高寒缺氧、地广人稀、多民族聚居、经济欠发达地区。2021年青海省常住人口为579.66万，省会西宁市人口264.81万，少数民族人口约占45.68%。近年来，青海省通过建机制、变模式、强服务等方式，实现了全省无偿献血人次及采血量的持续稳步增长，保障临床血液供应安全有效。

---

* 赵伟，青海省血液中心综合办公室主任、主管技师；范楚易，青海省血液中心综合办公室科员、主管技师；李向国，青海省血液中心主任技师。

一 基本情况

（一）机构设置

2021 年年末，青海省共设有省级血液中心 1 家，市（州）级中心血站 8 家，县级中心血库 1 家。2018 年省血液中心及 8 家市（州）级中心血站均划为公益一类全额拨款事业单位。

（二）人员编制

2021 年青海省采供血机构在岗人员 297 人，其中编内人员 167 人，占总人数的 56.23%；编外人员 130 人，占总人数的 43.77%；专业技术人员占比 70.03%。在卫生专业技术人员中，高级职称占比 14.90%；中级职称占比 25.96%；初级职称占比 59.13%（见表1）。

表 1 青海省采供血机构人员编制情况

单位：人

单位	职工人数	编内人员	编外人员	专业技术人员				行政人员
				高级	中级	初级	合计	
青海省血液中心	145	69	76	11	28	56	95	50
格尔木中心血站	28	21	7	3	9	11	23	5
黄南州中心血站	19	8	11	4	1	5	10	9
果洛州中心血站	15	7	8	0	0	13	13	2
海北州中心血站	13	10	3	1	3	5	9	4
海西州中心血站	21	15	6	3	2	13	18	3
玉树州中心血站	14	8	6	0	2	8	10	4
海南州中心血站	17	10	7	5	1	5	11	6
海东市中心血站	21	15	6	3	6	7	16	5
贵德县中心血库	4	4	0	1	2	0	3	1
合计	297	167	130	31	54	123	208	89

数据来源：青海省血液中心根据各地市（州）上报数据统计。

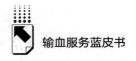
（三）基础设施

8 家市（州）级中心血站于 2003 年由国债血站建设项目资金支持并建设运行。近年来，在当地政府和省外帮扶援建项目的支持下，除海北州中心血站正在建设外，其他血站均已迁入新址，全省各级采供血机构业务办公用房和功能布局基本满足采供血工作需要（见表 2）。

表2　青海省采供血机构设置及服务半径

单位	建设（年）	占地（亩）	面积（m²）	人口（万人）	服务半径（公里）
青海省血液中心	2018	20.00	15000	246.96	60
海东市中心血站	2012	3.12	3500	135.94	81
格尔木市中心血站	2010	1.20	4700	22.20	454
海西州中心血站	2016	3.84	1981	46.85	700
海北州中心血站	2003	0.49	634	28.43	255
果洛州中心血站	2018	5.00	1454	20.84	440
玉树州中心血站	2011	1.50	1000	41.66	220
黄南州中心血站	2020	1.20	1600	27.68	145
海南州中心血站	2018	3.60	1725	44.73	300
贵德县中心血库	2018	0.60	300	10.57	143

数据来源：青海省血液中心根据各地市（州）上报数据统计。

（四）献血屋（车）

青海省共设固定献血点 26 处，流动献血车 21 辆，其中青海省血液中心现有固定献血屋 6 座，献血车 6 辆。格尔木市中心血站已建设并投入使用的献血屋有 1 座，2021 年通过省级财政重大传染病防控项目经费支持，海东市、果洛州、海南州正在建设固定献血屋。

二 无偿献血和血液采集情况

（一）无偿献血

2021 年青海省共有 51833 人次参加无偿献血，同比增加 2796 人次，其中西宁地区无偿献血 41969 人次，占比 80.97%（见图1）。

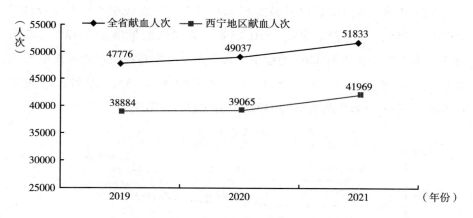

图1 2019~2021 青海省献血人次情况

数据来源：青海省血液中心根据各地市（州）上报数据统计。

1. 献血者性别构成

在 2021 年全省献血人群中，男性献血者 34192 人，占 66%；女性献血者 17641 人，占 34%。

2. 献血者年龄构成（见表3）

表3 2021 年青海省不同年龄段献血情况

年龄	18~25 岁	26~35 岁	36~45 岁	46~55 岁	56 岁以上
人数（人）	10918	10210	11101	12199	1450
占比（%）	23.8	22.3	24.2	26.6	3.2

数据来源：青海省血液中心根据各地市（州）上报数据统计。

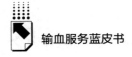
3. 献血者民族构成

全省有汉族和藏族、回族、土族、撒拉族、维吾尔族、蒙古族、哈萨克族等 33 个少数民族，汉族占献血总人数的 53.02%，少数民族占献血总人数的 46.98%。其中少数民族中藏族占 7.00%，回族占 6.80%，其他民族占 6.70%。

（二）血液采集

2021 年青海省共完成血液采集 87905.75 U，省血液中心在西宁地区采集 70571.75U，占全省采集量的 80.28%，全省献血量增长 5.12%。全省 2021 年采集单采血小板 5363 治疗量，其中省血液中心在西宁地区采集 5342 治疗量，占全省采集量的 99.61%，同比增加 1828 治疗量，增长率 52.02%。手工分离浓缩血小板 2192U。详见图 2、图 3。

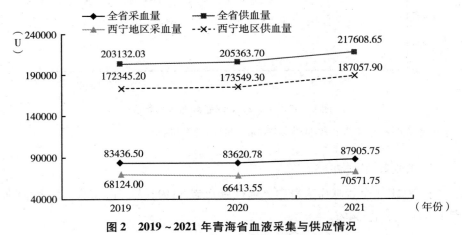

图 2　2019～2021 年青海省血液采集与供应情况

数据来源：青海省血液中心根据各地市上报数据统计。

（三）血液供应

2021 年青海省临床供血 217608.65U，同比增加了 12244.95U，增长率为 5.96%；省血液中心供血 187057.9U，占全省供血量 85.96%，同比增加了 13508.6U，增长率为 7.78%。各市（州）血站 2021 年血液供应量同比增加的有格尔木市中心血站、玉树州中心血站、黄南州中心血站、贵德县中心血库4家，供应分别增长了32.80%、16.21%、0.50%、23.16%。详见图2、图3。

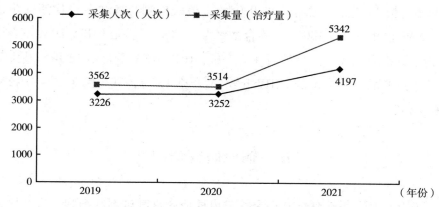

图3 2019～2021年青海省中心血站单采血小板采集情况

数据来源：青海省血液中心根据各地市上报数据统计。

三 血液成分制备情况

2021年分离制备血液290688 U，同比上升7.42%，其中冷沉淀凝血因子和新鲜冰冻血浆制备同比上升32.14%和27.46%，成分输血率达99.87%。目前各市（州）中心血站均已具备白细胞过滤技术，其中4家中心血站具备血浆病毒灭活技术，6家中心血站未开展浓缩血小板、单采血小板的采集及制备工作。

四 血液检测情况

青海省血液中心承担着西宁地区及海南州中心血站、海北州中心血站、黄南州中心血站、玉树州中心血站、贵德县中心血库所辖范围内的血液检验工作。2021年中心血清学实验室和核酸实验室共完成血清学标本、核酸标

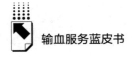

本检测 46468 份，筛出不合格标本 1121 份。其中，ALT 不合格 664 份，占总标本的 1.43%；HBsAg 不合格 123 份，占总标本的 0.26%；抗 - HCV 不合格 71 份，占总标本的 0.15%；TP 不合格 163 份，占总标本的 0.35%；HIV 不合格 38 份，占总标本的 0.08%。核酸检测与酶联免疫检测同步进行，NAT 检测不合格 130 份，不合格率为 0.28%；鉴别出 HBV DNA 不合格 34 份，其中酶免（-）核酸（+）3 份；HCV RNA 不合格 12 份，其中酶免（-）核酸（+）3 份；HIV RNA 不合格 16 份，其中酶免（-）核酸（+）2 份。

五　输血研究情况

2019~2021 年省血液中心开展"边远地区自制试剂红细胞在规范输血安全中的应用""献血者不规则抗体筛选及鉴定在临床输血安全的研究""血型抗体检测与新生儿溶血病预防诊断治疗""实用血型抗体免疫性疾病的实验室检测及临床应用研究"等指导性课题的研究，持续指导全省各临床用血单位解决输血相关疑难问题、提供专业技术支持和输血咨询服务等近千人次。通过使用"西宁地区血液病和肿瘤患者血小板输注与血小板抗体筛查及配型""毛细管分离患者新老红细胞技术""ABO、Rh 等血型系统的异型血输注""新生儿换血及宫内输血""街头微量快速检测脂肪血"等检测技术，在有效提高实验室检测水平的基础上，为临床安全输血提供了有力的保障。

六　特色做法

（一）全力打造"三江同根、血脉同源"新媒体宣传矩阵

结合青海高原地域和多民族特色的实际情况，全力打造"三江同根、血脉同源"无偿献血宣传品牌，引领全省血站全力推进精神文明建设和民

族团结。通过"青海献血"官网、官微、抖音等平台运营及功能建设，形成了"电视电台有声音、报纸有文章、街头有宣传、网站有报道、公交有回响、单位有讲座、校园有科普、采血车有形象、月月有活动"的"血站内外有文化"的宣传格局。

（二）推动全省血站一体化同质发展

2020年，省血液中心与各市（州）中心血站签订一体化深度战略合作协议，在做好西宁地区医疗临床血液供应的同时，统筹调配全省血液制品。2021年省血液中心向全省8个市（州）血站调配各类血液制品2886.6U，调入血液制品465.5 U，有效缓解了全省医疗临床用血压力。依托省血液质量控制中心和省临床输血质量控制中心，省血液中心深入各市（州）开展采供血和临床用血质量督导检查、实地调研和帮扶指导，形成了"省级质控中心重点督导＋市（州）级质控中心全面落实＋血站（医院）规范执行"相结合的管理机制，有效提升了全省血液管理水平，确保临床用血安全。

（三）优化城乡献血服务网点布局

近两年，为破解西宁地区血液紧张和告急的问题，通过分析研判，先后在西宁市原有6个献血点基础上，新建3座固定献血屋、4个流动献血点、改造升级1座献血屋，实现西宁地区"五区两县"爱心献血点全覆盖，率先在全省构建起"10分钟主城区爱心献血圈"。

（四）强化单采血小板招募采集

多年来，单采血小板的供不应求一直是青海省采供血发展的"老大难"问题。2021年6月，省血液中心加大单采血小板志愿者招募，将街头单采血小板献血点由原来的1处增加至4处，到各高校进行成分献血知识宣传，将线上礼品与线下礼品相结合发放，重新确定了单采血小板基础库存及库存警戒线，引导推行临床单位用血周计划，动态实施招募采血计划等，通过这

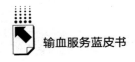

一系列"组合拳"，再加上血液供应"随送随用、急用急送"等举措，实现了基层医疗机构临床单采血小板的足量供应。

七　存在的问题和对策建议

（一）存在的问题

1. 全省无偿献血事业发展不平衡，千人口献血率悬殊

青海省千人口献血率为 7.5‰，西宁地区千人口献血率 17‰，同比分别增长 1.25‰和 1.43‰。2019～2021 年青海省千人口献血率总体呈上升趋势，但与全国千人口献血率 11‰相比仍有较大差距，其中六州少数民族地区，如玉树州、黄南州、海南州的千人口献血率仅为 1.6‰、1.76‰、1.46‰。血液需求的区域分布和流向不均衡，导致大量患者流向医疗资源相对集中的西宁市，造成省会西宁市与各市（州）区域间无偿献血发展的不平衡，与日益发展的卫生事业对血液供应的需求不相适应。

2. 采供血应急体系不健全，应急保障能力脆弱

目前全省采供血机构仅在血站层面建立了各自的采供血应急预案，一些应急预案措施是血站一厢情愿，只能在采供血机构能力范围内启动实施。从实践来看，由于各地卫生行政部门未将采供血应急工作纳入各级政府应急体系和卫健系统应急体系，缺乏各地政府和卫生行政部门组织动员及各部门的参与。应急预案不能有效应对日常和突发状况下的血液宣传招募动员和采集。

3. 采供血机构信息化面临的困难

全省各级血站血液管理信息系统虽然建设较早，但网络信息安全防护建设工作相对滞后，信息系统等级保护与规范要求仍然存在较大差距。因采供用血信息化建设的特殊性以及软件的多样性，全省血站尚未完全与卫生行政部门、医疗临床用血机构实现血液管理信息资源的共享及互联互通，这也成为近年来血液信息管理的巨大障碍。

（二）对策建议

1. 加强全省无偿献血长效机制建设

充分发挥青海省无偿献血工作协调会议制度的作用，建立健全省内各级政府无偿献血工作管理机制，将无偿献血纳入各级政府目标考评体系，召开年度全省无偿献血工作会，明确政府各部门责任和任务，安排部署全年无偿献血工作发展方向和目标，根据工作重点和难点，合理设置考核指标，借助政府综合考核，层层推进落实。建立政府高规格定期表彰机制，两至三年一次，由省级人民政府表彰年度先进个人和单位，依托精神文明荣誉创建，将无偿献血作为公益行为融入卫生城市、文明单位、健康乡镇等创建体系，纳入信用积分加分体系，进行考评和督查落实。协调相关部门落实献血地方法规，出台获得献血奉献奖的公民在非营利性医疗机构就诊时可减免医疗费用的优待政策，设立献血关爱公益性专项基金。省市（州）各级人大定期开展贯彻落实地方《献血实施办法》的督查，逐年推进政府及各部门的无偿献血工作。

2. 建立健全血液应急保障指挥平台及保障机制

组建全省血液供应保障领导小组和血液供应保障应急联动工作小组。将血液应急保障纳入省级应急体系建设范畴，实行全省血液统一宏观管理，各市（州）供求平衡微观管理。各地血站工作重点主要为应急无偿献血队伍建设。制定全省血液保障方案和组织献血工作方案，发生重大突发用血事件，首先由省内各市（州）率先调配支援，其次由省内统一调配支援，情况特别严重的实施省际联动支援。建立全省特殊用血人群用血保障机制，包括孕产妇、稀有血型人群、血友病患者等，实施绿色保障通道。针对血液供应出现的季节性和区域性缺血，建设血液安全预警系统及全省无偿献血应急库。通过对全省血液库存实时监测，建立信息共享、运转高效、保障有力的全省血液统筹调剂机制。定期开展评估演练，搭建长期、稳定和有效的应急献血服务管理平台。

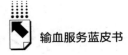

3. 推动血液管理信息化建设

一是建设全省采供血数据中心，对全省采供血数据集中处理、集中备份和数据容灾、数据统计分析、质量监管，大力提升数据资源服务能力，推进全省血液信息一体化建设。二是打造"无偿献血公众服务平台""临床用血智能服务平台""采供血应急指挥平台""业务综合管理平台""无偿献血科普教育基地"的"四平台一基地"建设模式。三是在行政部门强力支持下，推进血站与医疗机构的联网管理，开展用血网上申报审批、临床用血报销、血液存量监控等工作，全过程监控血液使用情况。四是实施推动与政务平台、省卫生信息平台的数据对接，推进信息资源共享利用。五是落实专项资金，全面推进全省血液管理信息系统等级保护定级备案、建设整改和等级评测工作，建立信息安全等级保护长效机制，构筑我省血液管理信息系统安全防护网。

八　总结

面对新时代的新发展格局，青海省血液中心结合省情实际，积极探索创新，强化监督指导，以血液安全为主线，加大人才队伍建设力度，增强服务意识、优化服务流程、提升服务质量，积极推进采供血研究相关新项目开展，为临床科学合理用血提供强有力的技术支持，进一步提升献血者和医疗临床的获得感和满足感，力争实现采供血全方位提质增效和更大进步，促进全省采供血事业持续健康发展。

B.5
2021年宁夏回族自治区
采供血发展报告

赵生银 李可今 李芹*

摘　要： 本报告通过搜集宁夏全区各血站近3年人员构成、建筑设施等基本情况，统计血液采集、血液成分制备、血液检测等采供血业务流程数据，总结全区血液传染病因子集中化检测、全区血液质量集中化抽检、全区血液安全技术核查等特色做法取得的成效，对比宁夏血液中心和四个地市级血站在血小板采集及献血者民族构成方面存在的差异，结合近年来宁夏全区血小板采集与医疗机构用血需求状况，研判全区临床用血保障机制，针对无偿献血机制不完善、社会献血氛围不浓厚、信息化建设不足、骨干人才短缺等现实困惑，提出解决方向。通过对2021年宁夏回族自治区全区采供血发展情况的分析总结，为进一步推动宁夏采供血事业发展提供数据支持，可供民族地区、经济欠发达地区参考。

关键词： 宁夏　采供血　智慧血站

宁夏回族自治区位于中国西北部，东邻陕西，南接甘肃，西、北与内蒙古接壤，是中国5个少数民族自治区之一，下辖银川市、石嘴山市、吴忠市、固原市、中卫市5个地级市（2个县级市、11个县、9个市辖区）。宁

---

* 赵生银，宁夏血液中心主任、主任医师；李可今，宁夏血液中心质量管理科科长、主任医师；李芹，宁夏血液中心质量管理科科员、主管技师。

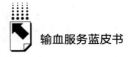

夏回族自治区全区总面积 6.64 万平方公里，总人口 720.2564 万，其中回族人口占 35.04%。

全区设有卫生医疗机构共 4574 个，其中包括医院 218 个，基层医疗卫生机构 4247 个，专业公共卫生机构 94 个，其他卫生机构 15 个。公立医院 66 个，民营医院 152 个，全区卫生医疗机构实有床位 41261 张。[①]

一 基本情况

（一）机构设置

2021 年，宁夏全区共有采供血机构 5 家，包括 1 家血液中心，4 家中心血站。血液中心为宁夏血液中心，中心血站为吴忠市中心血站、石嘴山市中心血站、固原市中心血站、中卫市中心血站，均为全额拨款事业单位。

（二）人员状况

1. 专业及年龄结构

2021 年，宁夏全区共有卫生人员 71979 人[②]，25 岁以下占 5.21%，25~35 岁占 36.39%，35~50 岁占 37.19%，50 岁以上占 21.21%。采供血工作人员 256 人，其中在编职工 149 人，占 58.2%；编制外聘用人员 107 人，占 41.8%。专业技术人员 224 人，占总人数 87.50%，其中卫生专业技术人员占总人数 74.61%。在采供血工作人员中，35 岁以下人员占总职工人数 39.45%，35~50 岁占 48.83%，50 岁以上占 11.71%。

2. 学历及职称

在全区卫生人员中，研究生学历占 2.06%，大学本科学历占 34.51%，大学专科学历占 47.72%，中专及以下学历占 15.71%；正高职称占 2.28%，

---

① 2020 年宁夏卫生健康统计公报。
② 2020 年宁夏卫生健康统计公报，包括卫生技术人员、乡村医生、其他技术人员、管理人员、工勤人员。

副高职称占9.07%，中级占13.86%，初级占61.28%，无职称占13.50%。采供血人员中本科学历占比达到60.94%，专科学历占30.08%。职称结构中，初级职称占44.30%，中级占24.47%，高级占15.19%。宁夏血液中心本科学历占83.06%，初级职称占45.97%，中级占34.68%，高级占17.74%。

（三）建筑设施及采血点设置

1．建筑设施

全区血站共有业务用房20041平方米，其中宁夏血液中心、固原市中心血站为迁建后新设计的，其余为建站时原行政办公楼改造而成。房屋布局和功能设置符合采供血工作要求，业务用房基本满足当前采供血业务需要。

2．采血点的建设

2021年，全区共有固定献血屋13座、献血房车9辆、流动献血车8辆，宁夏血液中心固定献血屋、献血房车分别设置在银川市兴庆区、金凤区、西夏区。流动采血车主要用于团体、郊县及临近集镇采血（见表1）。

表1　2021年宁夏全区采供血机构献血屋（车）现状

机构名称	固定献血屋(座)	献血房车(辆)	流动献血车(辆)
宁夏血液中心	5	3	4
石嘴山市中心血站	1	2	1
吴忠市中心血站	5	0	1
固原市中心血站	0	2	1
中卫市中心血站	2	2	1
合　　计	13	9	8

数据来源：宁夏血液中心根据各地上报数据统计。

（四）能力建设

2021年，固原市中心血站完成了迁建项目工程，新址占地10亩，建筑面积2714平方米，新址综合其他省份血站建筑结构优势，区域设置更加科学合理。各血站根据业务发展需要，更新了采供血设备，血液中心购置了智能采血仪，添置大容量冷冻离心机，新增 HAMILTON STAR 全自动酶标仪、酶免分析加样系统和 HAMILTON FAME 全自动酶免检测仪等，各中心血站根据工作需要配置了接驳机、离心机、血液成分分离机等。全区采供血业务自动化、信息化水平逐步提升。

二　无偿献血和血液采集情况

（一）全血献血者来源

1. 街头献血与团体招募

2021 年，宁夏全区接待全血无偿献血者 70474 人次，较上年度增长 4.64%。其中街头采血 53918 人次，较上年度增长 6.95%；团体采血 16556 人次，较上年度降低 2.24%（见表 2）。

表 2　2019～2021 年宁夏全区街头和团体献血变化情况

单位：人次，%

年　份	全血献血人次	街头全血采集		团体全血采集	
		献血人次	占比	献血人次	占比
2019	67133	48933	72.89	18200	27.11
2020	67349	50413	74.85	16936	25.15
2021	70474	53918	76.51	16556	23.49

数据来源：宁夏血液中心根据各地上报数据统计。

2. 献血者队伍

2021 年，宁夏全区千人口献血率为 10.53‰，其中银川市达到 17.12‰。三年来千人口献血率相对稳定（见表 3）。

表3　2019～2021年宁夏全区人口献血情况

年份	常住人口(万人)	献血人数(人次)	千人口献血率(‰)
2019	693.64	70878	10.22
2020	683.64	65147	9.53
2021	720.26*	75844	10.53

＊2021年常住人口数据来源于全国第七次人口普查信息公告。
数据来源：宁夏血液中心根据各地上报数据统计。

（二）血液采集

1.全血采集

2021年，宁夏全区共采集全血133724U，其中宁夏血液中心采集全血84017U，占总采集量的62.83%；4家中心血站共采集全血49707U，占总采集量的37.17%。全区400ml献血比例为81.51%，300ml献血比例为16.35%，200ml献血比例为1.50%。

2.血小板采集

全区单采血小板共采集5370人次、7954.5个治疗量，其中宁夏血液中心血小板占全区总采集量92.65%（见表4）。

表4　2019～2021年宁夏全区血小板采集情况

年份	采集人次（人次）	采集量（治疗量）	单人份献血		双人份献血	
			单份(人次)	占比(%)	双份(人次)	占比(%)
2019	3944	5851	1931	48.96	2013	51.04
2020	4875	7274	2473	50.73	2402	49.27
2021	5370	7954.5	2775	51.68	2595	48.32

数据来源：宁夏血液中心根据各地上报数据统计。

3.献血人群特征

（1）献血者性别构成

宁夏常住人口中男性人口为3668938人，占总人口数的50.94%；女性人口为3533716人，占总人口数的49.06%。总人口性别比（以女性为100，

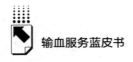

男性对女性的比例）为 103.83①。2021 年全区献血人群中，男性占比 63.42%，女性占比 36.57%，男性献血者占比高于女性。

（2）献血者年龄构成

18～25 岁无偿献血者总体占比相对较高，近 3 年有波动下降趋势（见表5）。

表 5　2019～2021 年宁夏全区献血人群年龄构成情况

单位：人次，%

年 份	人次数	18～25 岁	占比	26～35 岁	占比	36～45 岁	占比	46～55 岁	占比	56～60 岁	占比
2019	71011	22988	32.37	16888	23.78	16947	23.87	12774	17.99	1410	1.99
2020	74352	20273	27.27	18738	25.20	17359	23.35	13346	17.95	1594	2.14
2021	75844	21636	28.53	20346	26.83	18248	24.06	13812	18.21	1802	2.38
合计	221207	64897	29.34	55972	25.30	52554	23.76	39932	18.05	4806	2.17

数据来源：宁夏血液中心根据各地上报数据统计。

（3）献血频次

2021 年全区采集血液 75844 人次，其中初次献血者 22439 人次，占 29.59%；复次献血者 53405 人次，占 70.41%；固定献血者 21551 人次，占 28.41%。

（4）献血者民族构成

全区常住人口中，汉族人口为 4612964 人，占 64.05%；各少数民族人口为 2589690 人，占 35.95%，其中回族人口为 2523581 人，占 35.04%②。各站献血者民族分布见表6。

表 6　2021 年宁夏全区献血者民族构成情况

单位：人次，%

机构名称	献血人次数	汉族	占比	回族	占比	其他	占比
宁夏血液中心	48962	36123	73.78	11692	23.88	1147	2.34
石嘴山市中心血站	7062	5659	80.13	1283	18.17	120	1.70
吴忠市中心血站	6253	3374	53.96	2848	45.55	31	0.50

---

① 宁夏回族自治区第七次全国人口普查公报（第三号）。
② 宁夏回族自治区第七次全国人口普查公报（第一号）。

续表

机构名称	献血人次数	汉族	占比	回族	占比	其他	占比
固原市中心血站	7091	4476	63.12	2603	36.71	12	0.17
中卫市中心血站	6476	5439	83.99	994	15.35	43	0.66
合　计	75844	55071	72.61	19420	25.61	1353	1.78

数据来源：宁夏血液中心根据各地上报数据统计

（三）临床供血

2021年，宁夏全区向93家医院供应全血和去白细胞全血48U、成分血液制剂280443.5U、单采血小板7880.5个治疗量，成分血供应率为99.98%。

三　血液成分制备情况

（一）成分血液制备

宁夏全区血液成分分离率达99.9%，可向临床提供4大类11小类不同规格血液制品40余种，5家采供血机构均开展白细胞滤除和血浆病毒灭活业务（见表7）。

表7　2021年宁夏全区各采供血机构血液成分制备业务开展情况

单位：U

机构名称	成分制剂类型			
	红细胞类制剂	血浆类制剂	冷沉淀	合计
宁夏血液中心	87255.5	106707	26196	220228.5
石嘴山市中心血站	13693	13057	348	27098
吴忠市中心血站	11663.5	11634.5	354	23643
固原市中心血站	13267	13211.5	1332	27810.5
中卫市中心血站	12478.5	12545	620	25643.5
总计	138357.5	157155	28850	324423.5

数据来源：宁夏血液中心根据各地上报数据统计。

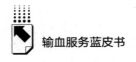

（二）血液综合利用

血液综合利用率51.07%，有形成分利用率39.17%，冷沉淀分离率为10.44%[①]，全区机采血小板能够满足临床用血需求，未开展浓缩血小板制备工作。

四　血液检测情况

（一）献血前快速筛查情况

献血者初筛项目主要开展了血红蛋白（Hb）、丙氨酸氨基转氨酶（ALT）、乙肝表面抗原（HBsAg）快速筛查实验。血红蛋白（Hb）不合格率9.73%，丙氨酸氨基转氨酶（ALT）不合格率0.9%、乙肝表面抗原（HBsAg）不合格率2.95%。

（二）实验室集中化检测情况

实验室检测项目有血型、转氨酶及酶免（乙肝、丙肝、梅毒、艾滋病）和核酸（乙肝、丙肝、艾滋病）检测，2010年开始实施了血型、转氨酶和酶免集中化检测，2018年开始实施了核酸集中化检测和血液质量集中化检测，检测工作集中到宁夏血液中心检测实验室开展，4家地市中心血站均未设置实验室。2021年检测血清学标本75635份，不合格率为0.7%；核酸检测标本75109份，阳性率为0.29‰。

---

① 血液综合利用率 =（制备有形成分总单位数 + 制备冷沉淀凝血因子单位数）/总供应制备单位数 ×100%；有形成分利用率 = 制备有形成分总单位数/总制备单位数 ×100%；冷沉淀凝血因子分离率 = 冷沉淀凝血因子数量（单位）/全血数量 ×100%。

五　输血研究情况

（一）免疫性溶血疾病相关检测

宁夏血液中心血型参比实验室主要开展免疫性溶血疾病相关检测，为临床提供疑难血型鉴定、配型及血小板抗体筛查等检测工作，为临床合理用血提供培训和技术指导。

1. 献血者免疫血清学检测

2021年ABO血型正反定型不相符比2019年、2020年分别减少11.6%、27.1%；反定型红细胞凝集减弱，不规则抗体引起正反定型不符增加。2021年D变异型检出比2020年增长19.4%，较2019年增长5.7%；假阴性检出2例，不规则抗体检出7例。

2. 临床血清免疫学检测

2021年新生儿溶血病相关检测3081例，较2020年减少2.8%。2021年产前检查166例，较2020年增长44.3%，较2019年增长127.4%。

（二）科研创新

2021年，宁夏血液中心专业技术人员立足采供血工作，大力开展科研创新，"宁夏地区血液筛查核酸混检反应性、拆分非反应性标本残余风险分析"科研课题获批宁夏卫生健康系统重点研究课题，"宁夏地区检测反应性献血者屏蔽及归队问题的分析""宁夏献血者健康检查暂缓献血者保留策略研究"两个科研项目按期结题。

六　特色做法

（一）信息化建设

宁夏血液中心建立了全区血液计算机网络一体化平台，统一使用广东汕头穿越计算机公司开发的安全输血标准化软件业务系统。全区血站业务全部（通过建立 MPLS-VPN 链路）登录到血液中心机房服务器进行站内业务数据处理；实现了宁夏全区的血液信息的联网采集、汇总和统计分析，实时监控血液中心、中心血站、采血储血点、采血车、献血屋的采供血业务开展情况；定期实施网络等级保护测评和计算机网络灾备应急演练，监控安全隐患，改造系统漏洞。血液中心创建了"宁夏献血"微信公众号，建立了社会化无偿献血服务平台，实现献血服务全流程数字化管理。

（二）智慧血站建设

落实采供血机构"十四五"发展规划，加快血液管理自动化、信息化、智能化建设。2021 年，宁夏血液中心建成了冰冻血浆精细化库存安全监控管理系统，通过射频识别（RFID）技术标识和信息关联，准确定位冰冻血浆位置，精确判定血液信息，自动预警血液效期，实现了血液存储过程信息追踪和出入库无感式批量读取，血液储存发放管理更科学，为信息化管理血液库存奠定了基础。

（三）全区血液安全技术核查

2021 年，宁夏回族自治区采供血质量控制中心两次组织专家对全区血站血液质量安全工作进行技术核查，监督全区采供血质量控制和安全制度落实情况，督促新冠肺炎疫情防控保障措施落实。

（四）血费直免工作全面实施

2021 年，全区血站、医院共联网 37 家，联网率 71.2%，全年报销血费 869 人次，其中医院直免 574 人次，占总报销人数 66.05%；血站报销 295 人次，占 33.95%。全区报销血费总计 93.68 万元，其中医院直免形式报销 62.76 万元，占总报销额 66.99%；血站报销 30.92 万元，占总报销额 33.01%。最大限度发挥了"让信息多跑路、让群众少跑腿"的直免优势。

（五）全区采供血机构血液制品质量集中化抽检

2021年，宁夏全区集中抽样检测10个品种血液制剂共796袋。由采供血机构质量控制中心对血液质量控制检查项目进行检测，定期反馈检测结果。送检的成分血液制剂达到了国家抽检质量标准，采供血过程受控（见表8）。

表8　2021年宁夏全区各血液制剂质量检测情况

单位：袋，%

机构名称	宁夏 血液中心	石嘴山市 中心血站	吴忠市 中心血站	固原市 中心血站	中卫市 中心血站	总　计
抽检数量	340	99	128	124	105	796
合格数量	329	96	114	116	100	755
合格率	96.76	96.97	89.06	93.55	95.24	94.85

数据来源：宁夏血液中心全区集中化质控实验室数据统计。

（六）血液调配

依据宁夏回族自治区卫生健康委《宁夏血液调配管理工作规范》，建立了采供血机构之间血液调配工作机制，保证了全区血液资源得到科学合理的利用。2021年，在自治区卫生健康委的协调下，宁夏血液中心与内蒙古自治区签订应急供血协议，向内蒙古调配红细胞类血液制剂920U。

七　存在问题和对策建议

（一）无偿献血多部门协作机制尚未建立

《中华人民共和国献血法》规定的政府各部门在推动无偿献血工作中的职责和任务在实际工作中落实不够，多部门协作推进无偿献血的工作机制尚未形成。长期以来，各采供血机构面临的无偿献血公益宣传、献血点建

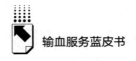

设、献血车停放等困难得不到彻底解决。建议建立政府多部门参与的无偿献血联席会议制度,定期沟通、协调解决无偿献血工作中存在的困难和问题,建立政府主导、部门合作、社会参与的无偿献血良好工作机制。

(二)无偿献血社会氛围尚不浓厚

参加无偿献血的正向激励机制尚未建立,社会各界对无偿献血工作认识不足,机关企事业单位和社会团体主动宣传动力不足,全社会共同支持和参与无偿献血的良好氛围尚未形成,季节性、结构性血液供应紧张情况时有发生。建议加强无偿献血宣传工作,大力普及献血知识。加大无偿献血宣传经费投入,为无偿献血宣传工作提供资金支持。

(三)基础设施设备、信息化建设不足

个别中心血站业务用房等基础设施不足,采供血设施设备信息化、智能化水平与发达省市相比还存在很大差距,采供血全过程可追溯性管理有待进一步提升。建议坚持实施全区血液集中化检测,同时淘汰更新采供血设备,推进采供血水平信息化向更高水平迈进。

(四)采供血专业骨干人才短缺

受机构性质、人员编制、薪酬待遇等因素影响,人才引进及培训力度不够,领军人才和专业骨干短缺,高层次人才较为缺乏,这些都制约着全区采供血事业的发展。建议制定专业技术骨干人才培养引进与评价考核办法,有计划地通过引进、遴选、公开招考等形式补充人才库,选派技术骨干进修学习,鼓励在职学历教育,解决专业技术人才短缺的问题。

(五)临床应急用血保障还存在差距

受制于临床医疗急救用血的不可预测性及血液保存期、血型分类、血液制剂品种的局限性,血液应急保障能力还有待提升,应急献血队伍建设还需要进一步加强。建议建立健全全区血液安全监测和风险预警机制,扩大应急

献血队伍，定期开展应急演练，做好血液应急检测、储备、供应和统筹等调配工作，提高突发公共事件血液应急保障能力。

八　总结

近年来，宁夏全区无偿献血工作平稳发展，采供趋势总体平衡，有效保障了医疗机构临床合理用血。银川市 8 次被国家有关部委表彰为"全国无偿献血先进城市"。"十四五"是宁夏全区无偿献血事业发展的关键时期，面对新时代卫生健康事业发展的新形势和健康宁夏建设新要求，采供血机构应加强基础建设，实施人才发展战略，加强质量管理，加大科研扶持力度及基层血站业务指导，推进采供血业务全面发展。

地市采供血报告篇

Prefecture-level City Reports

B.6
2021年浙江省衢州市采供血发展报告

江素君　郑青青　傅国英*

摘　要： 本报告主要介绍了浙江省衢州市2021年采供血工作情况及相关数据的收集、分析。2021年是实施"十四五"规划的开局之年，衢州市作为四省边际中心城市，围绕打造四省边际医疗"桥头堡"的长期建设目标，采供血事业得到了飞速发展。全年共采集无偿献血30955人次，采集血量47842.45U，千人献血率13.6‰，创衢州市无偿献血历史新高。报告围绕"可持续发展、服务能力提升、献血风尚城市打造"总结了衢州市采供血发展特色做法，如政府主导建立高规格组织结构、开展多元化无偿献血宣传与考核激励机制；数字赋能，打破信息孤岛，实现采供血机构与医院信息联动共享，血液信息建设全覆盖；临床用血管理科学化、规范化，组织网络全覆盖等。同时分析了当前

* 江素君，衢州市中心血站支部委员、副站长、副主任技师；郑青青，衢州市中心血站采供血科科长、主管护师；傅国英，衢州市中心血站献血管理科科长、主管护师。

采供血服务能力短板及信息化建设能力不足等问题，为建立健全无偿献血工作长效机制提出建议和改进措施。

关键词： 衢州市　采供血　无偿献血

衢州市位于浙江省西部、钱塘江源头、浙闽赣皖四省边际，市域面积8844平方公里，辖柯城、衢江2个区，龙游、常山、开化3个县和江山市，常住人口258万。自1998年10月1日《中华人民共和国献血法》颁布实施以来，通过多方努力，衢州市无偿献血工作取得了突破性进展，连续16年荣获8届"全国无偿献血先进市"称号。

衢州市中心血站于1997年10月正式独立建制，隶属于衢州市卫生健康委员会，是公益一类财政全额拨款事业单位。建站以来，共荣获市省级以上先进15项，先后被授予"全国无偿献血促进奖单位""全国优秀采血班组""全国巾帼文明岗""浙江省无偿献血促进奖单位""省级青年文明号""衢州市抗击新冠肺炎疫情先进集体""衢州优秀基层党组织""衢州三八红旗先进集体"等荣誉称号。近年来更涌现出"浙江金蓝领""浙江省最美血液人""衢州市金牌职工"等诸多优秀职工。

一　基本情况

（一）机构设置情况

衢州市采供血机构设置完善，主要设有1家中心血站、2家中心血库、7座献血屋、2个储血点和6个流动献血点，承担全市62家医疗机构临床用血供应和业务指导。除市本级1家献血办外，6个县（市区）均设立血液管理机构，负责辖区内无偿献血宣传和招募工作。市中心血站设有办公室、献血管理科、质管科教科、检验科、采供血科、宣传科6大职能科室，承担全市的血液集中化检测工作。

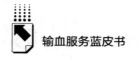

（二）从业人员情况

市中心血站现有职工 55 人，其中卫生专业技术人员 41 人，占 74.5%；正式编制 30 人，编外 25 人，其中编外人员全部由编办核定；高级职称 9 人，占 16.4%，中级职称 15 人，占 27.3%；本科以上学历 33 人，占 60.0%；市级人才 2 人，占比 3.6%。

（三）设备配置情况

市中心血站拥有先进的仪器设备。血液检测实验室配有 Star 全自动加样仪、Fame 全自动酶免分析仪、TECAN 全自动酶免分析一体机、AU480 全自动生化分析仪、QWALYS 全自动血型仪、Liswell Smart 实验室应急处理系统、YC 智能留样管理系统、DxFLEX 流式细胞仪、戴安娜全自动配血及血型分析仪、全自动试管开盖机和加盖机等大型关键设备；质量检测实验室配有泰尔茂无菌接管机、BD 全自动血液培养仪、沃特世亚甲蓝萃取检测系统、BC 全自动血液细胞分析仪、ACL 全自动凝血分析仪、4040 半自动生化分析仪、全自动残留白细胞计数等关键设备；血液采集和制备配有 Trima、Amicus、MCS＋、AmiCORE 全自动血细胞分离机 9 台，献血初筛分析系统 8 套，血液加温仪 5 台，G5 血液分离机 6 台，MCS＋全自动血液处理仪 2 台，多美达血浆速冻机 2 台，大容量低温离心机 3 台，全自动冷沉淀制备仪 2 台及 WT 血液过滤管理仪 3 台等关键设备，能满足血站业务工作的需要。

二　无偿献血和血液采集情况

（一）无偿献血情况

2021 年，虽受新冠肺炎疫情持续影响，但全市血液采集仍然创历史新高。全市共完成无偿献血 30955 人次，比 2020 年增长 7.0%；采集血量共

47842.45U，同比增长 8.2%；300ml 及以上比例为 81.3%，同比增长 4.9%；千人献血率为 13.6‰。其中，市中心血站采集全血 19935 人次，血量 30343.7U；单采血小板 2341 人次，共 3454.9 治疗量，采集人次增长 9.6%，采集血量增长 12.4%。

（二）血液库存管理和供应情况

2021 年全市共为 62 家医疗机构供血，临床用血总量 45390U（红细胞类＋单采血小板），比 2020 年增长 7.5%。

市中心血站为医疗机构供应 12 个品种的血液制品，较 2020 年增长 18.3%，其中红细胞类 29900U、血浆 33597.9U、冷沉淀凝血因子 10864.5U、单采血小板 3278.8 治疗量，成分输血率 99.7%。

三　血液成分制备情况

2021 年市中心血站共制备各类血液成分 98666.6U，较 2020 年增长 3.1%。其中，去白细胞悬浮红细胞和悬浮红细胞分别 24908U、5076.5U，机器洗涤红细胞 254.5U，冰冻红细胞和冰冻解冻去甘油洗涤红细胞分别为 166U、67U，新鲜冰冻血浆 35394.6U，冰冻血浆 1533U，病毒灭活类血浆 20118U，冷沉淀凝血因子 11149U；新鲜冰冻血浆制备率达 95.5%，冷沉淀凝血因子制备率 37.2%，制备量较 2020 年增长 18.8%。

四　血液检测情况

衢州市自 2007 年开始采用集中化检测模式，由市中心血站负责全市血液检测工作。2021 年共检测血液标本 30895 份，较 2020 年增长 7.0%，其中检测不合格 318 份，不合格率为 1.0%；检出核酸阳性 43 份（HBV－DNA 反应性 42 例，HCV－RNA 反应性 1 例），不合格率为 1.4‰，核酸单

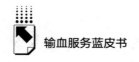

阳性率比 2020 年下降 0.1‰。全年共筛选出 Rh 阴性标本 150 例,其中 9 例经血型室鉴定为 D 变异型;意外抗体检出 7 例。

五 输血研究情况

市中心血站建立血型血清学研究室,以浙江省血液中心输血医学研究所为龙头,联合建立红细胞疑难血型库和血小板基因库,并为临床提供新生儿溶血病检测和疑难血型鉴定等服务。2021 年检测新生儿溶血病标本 64 例,检出少见的抗 – M 引起的新生儿溶血病 1 例;意外抗体筛查和鉴定、疑难血型鉴定和疑难交叉配血、血小板交叉配型共计 67 例,检出罕见的类孟买和 CisAB 血型各 1 例;采集血小板基因库标本 226 份,2021 年 10 月我市首次实现血小板基因库的临床应用。

六 特色做法

(一)围绕"可持续发展",在"政府主导"和"机构人才"上凝策聚力

根据采供血系统虽为"小系统",却有"大作用"的特点,我市在"大"和"小"上做文章,充分开发政府资源,群策群力,使采供血健康、可持续发展。成立了以分管无偿献血工作的副市长和各地副县(市、区)长为组长、各级部门单位分管领导为成员的市、县两级献血工作领导小组,负责无偿献血工作的统筹协调,下设献血办,负责具体工作的落实。制定出台《衢州市关于进一步加强血液工作健康发展的实施方案》,将无偿献血工作与精神文明建设、健康浙江建设、卫生城市创建等结合,建立评价指标体系,并重点纳入衢州市卫生健康、衢州市医疗卫生服务机构建设、衢州市公共卫生服务体系"十四五"规划。2021 年,政府将无偿献血单列纳入市委对各县(市、区)党委政府及市本级部门综合目标考核,为无偿献血工作顺利开展奠定坚实基础。在血液应急保障上,我市历来重视血液应急保障常

态化管理工作，无偿献血应急队伍逐年增加，现有固定献血者名库约 10000 余人，应急献血队伍 2000 余人，稀有血型名库约 500 人。疫情发生以来，借助市新冠肺炎疫情防控指挥部的力量，2020 年在全省首先印发《关于进一步加强疫情防控期间采供血工作的通知》，有力保障了疫情防控期间采供血工作的逆势开展。2021 年，衢州市献血工作领导小组下发《衢州市关于进一步促进血液工作健康发展实施方案》，优化市、县两级采供血服务网络，理顺管理体制；以献血屋建设为抓手，增加基层服务网点，提升献血服务可及性、便捷性。

在人才培养上，市委出台《全力打造四省边际人才集聚"桥头堡"加快创新驱动发展十二条政策》及《关于加快建设高水平学科集聚高层次医疗卫生人才的实施意见（试行）》等硬核政策，血站制定了《学科人才实施细则》，谋划重点学科培育，组建重点学科团队，并建立了"山海协作"平台，与浙江省血液中心建立了合作关系。

（二）围绕"服务能力提升"，在"硬核设施"和"智慧管理"上软硬兼施

"十三五"期间，衢州市在采供血机构关键设施建设上投入资金约 4000 万元。疫情期间，市财政提供专项防疫贷资金 1000 万元，确保血站在血液采集、制备、检验等环节预留 20% 以上应急备用余量。在智慧血站管理上，采用 RFID 技术，2019 年实现血液成品库的全过程精细化管理；2021 年 RFID 技术与血液制备信息管理平台相结合，实现血液采集和成分制备的全过程管理。在医疗机构临床用血管理互联互通上，打通信息"最后一公里"，全市医疗机构统一实行衢州市临床用血信息系统、临床用血管理评价系统和用血直报系统。在基层临床输血安全保障上，为着力破解基层输血安全隐患，2020 年率先开展输血联合体建设，并建立冷链物联系统，实现了血站、储血点和基层医疗机构之间的全程血液冷链运输实时监控和数据互联互通。

在数字化改革上，2018 年开展医疗卫生服务领域"最多跑一次"改革，

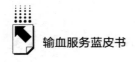

"用血费用报销更暖心"项目为浙江省首例；2021年实现献血者本人医院用血直免率100%，家属医院用血直免率98%以上。2021年7月在浙江省率先完成《浙江省无偿献血荣誉证》（献血量累计4000毫升）"三免政策"电子化功能，实现智能减免。

（三）围绕"品牌建设"，在"衢州有礼"和"献血风尚"上合力推动无偿献血

衢州是一座国家历史文化名城，结合"南孔圣地，衢州有礼"城市品牌建设工程，专项制定创建无偿献血风尚城市行动方案，将无偿献血工作深度融入城市品牌打造。2009年，市政府设立"衢州市无偿献血香樟奖"，取自衢州市树香樟树，为累计献血量达26000ml以上的献血者而设，是衢州市无偿献血的最高荣誉奖项。日常以公益为切入点，联合红十字会弘扬无私奉献的仁爱精神，并结合世界献血者日开展各类表彰活动。将无偿献血纳入衢州信安分社会诚信积分体系和居住证积分体系，不断完善"热血英雄"激励和关爱政策。系列开展党员干部"热血先锋，红心向党"、卫生健康"护卫生命，天使血缘"、高校"骄子情怀，热血青春"等无偿献血活动。结合"衢州有礼"城市品牌创建，积极鼓励各级文明办、民政、卫生健康、团委等部门或组织和引导各类志愿者团队积极参与无偿献血宣传招募工作。

七　存在的主要问题和对策建议

（一）存在的主要问题

1.人员配置不能满足业务发展需要

2020年事业单位改革后，血站单位编制28名，周转编制2名；编外用工25名（核定时血量按6.5吨计算），编内、编外都处于满编状态。随着四省边际中心城市医疗事业飞速发展，2021年采供血量迅速增长为9.6吨，卫技人员严重不足，且编外人员占职工总数45%，不足以覆盖全部关键岗位，其中采供血科人员编外占比高达70%，编制数不足和编制结构不合理严重影响采供血业务发展。同时受现行绩效分配政策制约，编外人员薪酬福利不但与同单位编内人员待遇相差甚远，亦与同系统医疗机构按市场化标准发放的工作福利待遇存在较大差距，人才频繁流出，这也是目前我国采供血行业面对的最大共性问题。

2. 现有基础设施不能满足业务发展需要

血站现址于2003年建立，建筑面积3090平方米（含车库及辅助用房），随着采集、制备、检测、科研技术的快速发展及设备的大量投入，目前的业务用房面积和流程布局均已不能负荷，业务发展受到严重制约。在血液供应、新技术应用、业务规范、疑难血型鉴定、科研等方面，受场地制约，无法开展一些新技术、新项目。

3. 信息化建设跟不上业务发展速度

目前，血站的信息化建设相对落后，仅能满足血站业务管理需求，在搭建献血者、血站、医疗机构、用血者以及卫生行政管理部门之间的智慧服务平台的工作上，与全国先进地市血站相比还有一定的差距。血站在献血者宣传、招募、服务、后勤管理、人事管理、档案管理等项目上还未实现信息化，离智慧血站的建设还有一定的路要走。

4. 无偿献血形势不容乐观、机制不够完善

2021年我市采血量创历史新高，采集能力明显提升。然而，随着医疗卫生资源的不断扩张，临床用血需求呈不断增长的趋势，血液招募仍存在较大困难，有偏型性缺血的情况及季节性缺血的可能，血液供需矛盾仍存在。同时无偿献血长效机制不够完善，存在各县（市、区）采供血服务网络体制不顺、联动不够、政令不畅等问题，无偿献血公益性宣传范围不广、力度不够，基层服务网点偏少。

（二）对策建议

1. 积极争取保障政策

建议政府相关部门根据年采血量及血站基本标准增加编制人数，尤其是

增加编内编制数，改变编制结构；在核定编外用工薪酬福利标准时，充分考虑卫技人员与市场化工资待遇差异较大的现实，提高编外用工人员的薪酬福利标准或实现同工同酬，确保采供血事业的健康稳步发展。此外，血站领导应梳理国家、省关于创新落实"两个允许"的政策依据，向财政部门积极争取"两个允许"政策，探索"公益一类保障、二类绩效管理"运行机制改革。2021 年，血站积极与市编办对接，在原有编制基础上增加正式编制数 10 名。

2. 加快血站新大楼建设

建议采供血机构积极抓住国家和政府加强建设公共卫生体系、提高公共卫生服务能力的有利时机，争取相关政策。2020 年，衢州市公共卫生服务中心项目建设被列为市政府重点工程之一，总投资约 5.646 亿元，其中血站大楼建设投入 1.4 亿元，建筑面积约 18000 平方米，将在 2023 年投入使用。

3. 加快信息化建设步伐

以国家数字化改革撬动卫生健康各项改革为契机，建议采供血机构积极谋划 5G 智慧血站"十四五"建设规划，逐年实现信息化建设目标。我市借助全市数字化改革，探索无偿献血服务、精准献血招募、血液安全管理等无偿献血优待综合应用服务机制，打造无偿献血优待综合服务应用场景，争取在"十四五"期间，推进血站数字化改革，深化"互联网+"、大数据、云计算等理念和技术应用，逐步实现智慧血液、智慧血站、智慧用血全覆盖。

4. 健全无偿献血长效机制

建议由市政府统筹，进一步健全献血工作协调机制，及时调整市献血工作领导小组组织，适时召开全市无偿献血工作会议，统筹协调解决无偿献血工作中的难点堵点问题，确保无偿献血持续健康发展。建议采供血机构探索建立更加科学合理的无偿献血考核指标体系，提升采供血工作的计划管理水平，实现采供血协同稳步增长和动态平衡。2021 年，我市出台《突发事件血液保障应急预案》，从政府层面应对各类重大突发事件造成的血液应急保障需要，切实保障民生安全；还制定了《衢州市无偿献血十条优待措施》，进一步完善无偿献血激励关爱政策。

综上所述，血站坚持以习近平新时代中国特色社会主义思想为指导，坚持疫情防控和保障血液安全供应"双线作战"，紧扣打造四省边际医疗"桥头堡"的目标定位，推动全市无偿献血发展稳步向前，为建设四省边际共同示范区、四省边际中心城市贡献血站力量。

B.7
2021年云南省普洱市采供血发展报告

胡海霞　方成江　吴　瑜*

摘　要： 本报告对云南省普洱市采供血机构及医疗资源进行了总结，对
2021年无偿献血人群和血液采集、供应、成分制备及血液检测
情况进行统计分析，从采供血现状中汲取经验、拓展思路，不断
优化内部管理体制机制，寻求采供血工作高质量发展。针对普洱
市的独特区位及边疆少数民族分布特点，普洱市中心血站将无偿
献血与民族文化相融合，创新无偿献血宣传模式，开展少数民族
血型分布及稀有血型调查。在边境地区的新冠肺炎疫情防控期
间，强化应急处置机制建设，稳定血源支撑，保障血液供应，积
极探索采供血工作新模式，开创采供血工作新局面，推进边疆少
数民族地区无偿献血事业持续健康发展。

关键词： 普洱市　采供血　无偿献血

普洱市位于云南省南部，东南与越南、老挝接壤，西南与缅甸山水相
连，辖区面积4.5万平方公里，山区占98.3%，是云南省面积最大的州市。
辖9县1区，103个乡（镇），其中有4个边境县，有2个国家一类口岸，1
个国家二类口岸，具有"一市连三国、一江通五邻"的区位优势，国境线
长达486公里。2020年年末普洱市总人口240万，城镇人口占40.53%，农

---

　　* 胡海霞，普洱市中心血站党支部书记、站长、副主任医师；方成江，普洱市中心血站质量管
理科副主任、检验师；吴瑜，普洱市中心血站质量管理科检验师。

村人口占 59.47%，60 岁以上人口占 15.77%。普洱是多民族集聚市，有 26 个少数民族，其中有 14 个世居民族，有拉祜、佤、傈僳、布朗、瑶 5 个 "直过民族"，少数民族人口占全市总人口的 61%。普洱市连续两次荣获 "全国无偿献血先进市" 荣誉称号；普洱市中心血站 2021 年荣获 "全国巾帼文明岗""云南省三八红旗集体" 荣誉称号。

普洱市中心血站本着以人为本、关注民生、注重公益及大健康服务理念，着力打造 "热血先锋、脉动普洱" 公益文化品牌，坚持 "团结、奉献、务实、严谨、创新" 的职业精神，不断强化 "献、采、供、用" 一体化血液管理，有效保障了临床用血的需求和安全，为建设健康普洱做出了积极贡献。

一　基本情况

（一）血站基本情况

1. 机构设置

普洱市中心血站于 1998 年 7 月正式成立，2001 年 3 月完成独立建制，2003 年 4 月开展采供血工作，为公益性一类财政全额拨款的正科级事业单位，承担全市医疗机构的临床用血、输血技术指导、教学培训、输血质量监控、血液安全核查、急诊急救送血等相关服务。中心血站总占地面积 4.95 亩，业务办公综合用房建筑面积 1873.5 平方米；有固定资产 3957 万元；配有采血车 4 辆，送血车 2 辆，业务保障用车 1 辆；截至 2021 年年末有固定献血屋 4 座，流动献血点 11 个；在 10 县（区）人民医院输血科（检验科）设县级储血点 10 个，以储血点常规备血和血站急救送血两种方式保障县域内医疗机构的临床用血。2021 年普洱市中心血站挂牌成立 "普洱市输血质量控制中心"。

2. 人员配置情况

截至 2021 年年末，市中心血站有在职人员 63 人（在编 35 人，外聘 28 人），卫生专业技术人员 45 人（在编 28 人，外聘 17 人），占在职人员的 71.4%，其中高级职称 2 人，中级职称 9 人，初级职称 34 人。内设体检采

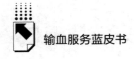

血科、检验科、血源信息科、成分制备与储血供血科、质量管理科、行政办公室、财务科、后勤服务科、资产管理科、纪检监察室10个科室。

（二）医疗资源情况

2021年，普洱市共有医疗卫生机构1621家，其中医院69家（三级甲等3家、二级甲等12家），基层医疗卫生机构1505家，专业公共卫生机构45家，其他卫生机构2家。全市编制床位13331张，实有床位17179张。总诊疗人次1420.27万，住院人数55.26万，经血液治疗人数2.2万，约占总住院人数的3.98%。

二　无偿献血及采供血情况

（一）无偿献血情况

普洱市中心血站坚持以"推进无偿献血，构建和谐普洱"为抓手，强化"政府主导、政策支撑、机制助推"的工作保障机制，推动全市无偿献血工作走上快车道。目前固定无偿献血志愿者队伍8972人，固定无偿捐献成分血志愿队伍380人，固定无偿捐献稀有血型志愿者队伍170人。2021年，全市无偿献血达25588人次，实际采集25489人次，较2020年增长0.31%。其中，男性12588人，占49.19%；女性13000人，占50.81%。普洱市无偿献血情况、献血者年龄、职业、学历、少数民族分布情况见表1～表5。

表1　2021年普洱市无偿献血情况

年份	献血人次（人次）	固定献血者比例（%）	千人口献血率（‰）
2019	23255	30.27	12.94
2020	25409	31.73	15.44
2021	25489	35.20	16.30

数据来源：普洱市中心血站根据2021年数据统计。

表 2　2021 年普洱市献血者年龄分布

年龄	献血人次（人次）	占比（%）
18～25 岁	7448	29.11
26～35 岁	6883	26.90
36～45 岁	6466	25.27
46～55 岁	4543	17.75
56～60 岁	248	0.97

数据来源：普洱市中心血站根据 2021 年数据统计。

表 3　2021 年普洱市献血者职业分布

职业	献血人次（人次）	占比（%）
工人	1395	5.45
个体	3089	12.07
医务人员	2335	9.13
企事业单位	1560	6.10
学生	4731	18.49
军人	247	0.97
农民	3662	14.31
教师	894	3.49
公务员	1328	5.19
其他	5615	21.94
职员	732	2.86

数据来源：普洱市中心血站根据 2021 年数据统计。

表 4　2021 年普洱市献血者学历分布

学历	献血人次（人次）	占比（%）
研究生	255	1.00
本科	7000	27.36
大专	5929	23.17
中技	2391	9.34
高中	2358	9.22
初中及以下	7655	29.92

数据来源：普洱市中心血站根据 2021 年数据统计。

表5　2021年普洱市献血者民族分布情况

民族	献血人次（人次）	占比（%）
汉族	14138	55.25
彝族	3960	15.48
白族	405	1.58
哈尼族	3414	13.34
布朗族	123	0.48
苗族	108	0.42
拉祜族	1080	4.22
傣族	1202	4.70
佤族	455	1.78
回族	247	0.97
壮族	118	0.46
其他	338	1.32

数据来源：普洱市中心血站根据2021年数据统计。

（二）血液采集情况

2021年，普洱市采集全血24820人次，共计38207.5U，与2020年相比采集人次增长0.69%，采集量增长5.87%（见图1）。机采血小板669人次，共计990治疗量，与2020年相比采集人次下降11.74%，采集量下降3.98%（见图2）。

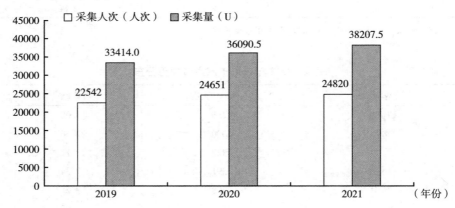

图1　2019～2021年普洱市全血采集情况

数据来源：普洱市中心血站根据2019～2021年数据统计。

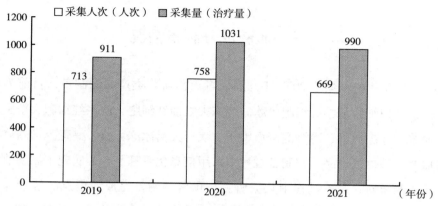

图2　2019～2021年普洱市血小板采集情况

数据来源：普洱市中心血站根据2019～2021年数据统计。

（三）血液供应情况

2021年，普洱市中心血站共向51家临床机构提供各类血液制品，其中供应红细胞类37754.5U，同比增长5.14%；冷沉淀凝血因子类15883U，同比增长12.83%；血浆类27108U，同比下降3.54%；血小板1000治疗量，同比下降5.12%（见图3）。

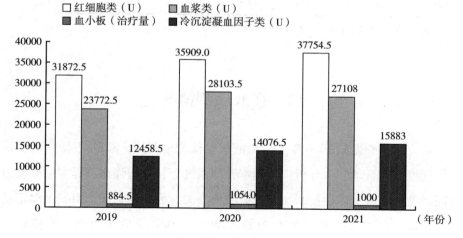

图3　2019～2021年普洱市各类血液成分供应情况

数据来源：普洱市中心血站根据2019～2021年数据统计。

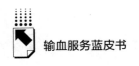

三 血液成分制备情况

普洱市中心血站于 2020 年开展病毒灭活血浆类产品的制备,目前为临床提供去白细胞悬浮红细胞、冰冻解冻去甘油红细胞、洗涤红细胞、新鲜冰冻血浆、冰冻血浆、冷沉淀凝血因子、病毒灭活冰冻血浆、病毒灭活新鲜冰冻血浆 8 种血液产品。在制备过程中采用信息化管理平台,实现了制备前条码录入与核对、制备过程中数据监测与预警、制备完成后信息的统计与溯源,便于及时发现制备过程中的异常,进一步确保血液的质量安全。2019 ~ 2021 年普洱市主要血液成分制备情况见表 6。

表 6 2019 ~ 2021 年普洱市主要血液成分制备情况

单位:U

年份	去白细胞悬浮红细胞	洗涤红细胞	冷沉淀凝血因子	新鲜冰冻血浆	病毒灭活冰冻血浆	冰冻血浆
2019	33254.0	145.0	12307.5	5412.0	0	27867.5
2020	35894.0	198.0	15756.0	3821.5	2953.0	29759.5
2021	37982.5	222.0	15197.5	4270.0	14854.5	20543.0

数据来源:普洱市中心血站根据 2021 年数据统计。

四 血液检测情况

普洱市中心血站 2016 年实现血液标本检测全覆盖,2021 年新购置了核酸检测仪、全自动生化分析仪及标本管理系统等,在增强血液标本检测能力的同时做好实验室质量控制,严把血液检测关,为保障临床用血安全奠定基础。2019 ~ 2021 年标本检测总数稳步增长,2021 年检测酶免、核酸标本 25491 份,检测不合格 393 份,总不合格率为 1.54%(见表 7)。

表7　2019～2021年血液检测项目不合格率情况

单位：份，%

年份	标本量	ALT	HBV	抗－HCV	抗－HIV	抗－TP	NAT
2019	23263	161(0.69)	65(0.28)	38(0.16)	77(0.33)	87(0.37)	10(0.04)
2020	25409	187(0.74)	82(0.32)	26(0.10)	75(0.30)	108(0.43)	6(0.02)
2021	25491	118(0.46)	76(0.30)	38(0.15)	54(0.21)	101(0.40)	6(0.02)

注：括号外数据为不合格项目数量，括号内为不合格比例。

数据来源：普洱市中心血站根据2019～2021年数据统计。

五　特色做法

（一）领导重视、政策先行

普洱市委、市政府高度重视无偿献血工作，做到高位统筹、高位推进。一是将无偿献血列入《普洱市文明行为促进规范》，作为精神文明单位考核重要指标，制定出台普洱市《献血用血管理办法》《无偿献血工作实施方案》《无偿献血工作联席会议制度》等一系列政策措施，成立市、县两级献血领导小组，以辖区总人口数的8‰下达无偿献血建议指标，每半年召开一次无偿献血联席会议，为无偿献血工作的开展提供了根本保障。二是患者使用成分血全部纳入医保报销范围。2021年医保报销占血费收入的91.77%。三是基本实现血站"一类保障，二类管理"机制，血费全额返还，编外人员基础工资由市财政给予补助，在职职工奖励性绩效工资按照普洱市三甲医院平均水平的70%给予总量核定。

（二）贴近群众，立体宣传

一是无偿献血宣传与"创建全国文明城市"深度融合，无偿献血内容纳入市委宣传部"文明普洱"宣传。二是结合基本公共卫生宣传要求，在社区、街道、乡村设立无偿献血宣传牌，并以社区为单位，联合服务社区的基层党支部，每月开展无偿献血宣传讲座。三是加强与银行、保险行业的沟通联系，重点打造"无偿献血、为爱保险""储存您的ABO""爱心护母婴公益行活动"等主题活动。四是市妇联、团市委、市总工会联合成立"茶城无偿献血志愿服务队",献血点成立"职工驿站",为献血者及社会群体服务。五是发挥少数民族分布优势,制作傣族、佤族、哈尼族、拉祜族四种民族语言的无偿献血宣传片,在街头或村民大会上播放。将无偿献血融入传统民族服饰、节日内涵,开展无偿献血宣传活动。六是加强与交警协作,在主城区交通要道护栏上悬挂无偿献血宣传展板。七是与上海市血液中心建立长期合作关系,共同推进少数民族稀有血型项目研究。目前,在 588 名拉祜族献血者中筛出类孟买血型 4 例,占 0.68%。

(三)优化管理、健全机制

牢固树立"血液质量安全重于泰山"的工作理念,不断完善质量管理体系,加强对血液"献、采、供、用"多环节的质量监督。建站 20 年来,市中心血站实现了血液安全"零事故"。一是严把入口关。成立 10 支县级无偿献血志愿队伍,定期开展献血志愿者培训,对献血者给予积分奖励,稳定固定献血者队伍;对捐献血小板的志愿者在献血前开展 HIV、梅毒、乙肝、丙肝 4 项初筛,把好第一道关口;为每位献血者发放高危行为保密性弃血告知书,强化与市疾控的信息沟通,做好献血者归队及屏蔽。二是严把用血关。临床输血质量控制中心积极发挥行业监督管理作用,严格用血机构的准入,把采供血机构从业人员上岗证作为医疗机构用血准入的必要条件之一。联合市卫生健康委、卫生监督中心及各县区输血科,采用交叉考核的方式加强血液安全技术核查,严肃查处用血不规范现象。

(四)精准施策、强化保障

普洱市地处外防疫情输入的最前沿,辖区有 4 个县分别与越南、老挝、缅甸接壤,边境疫情防控形势异常严峻复杂。市中心血站既要满足一线临床供血需求,又要把受新冠肺炎疫情影响可能给采供血全流程带来的风险降到最低,确保献血者、血站工作人员"零感染"。在新冠肺炎疫情防控期间,血站在做好站内感控工作的同时,为满足疫情防控的需要,党员、团员、领导干部充分发挥带头作用，在站内成立了疫情防控无偿献血应急队伍、献血点"哨点"监测志愿队伍两支队伍，强化采血一线的服务。血站先后制定了13个应急预案、抵边县血液保障方案和《普洱市中心血站新冠肺炎疫情常态化防控手册》，细化了24个工作流程，负责起草并由市疫情指挥部下发《新冠肺炎疫情防控血液保障应急预案》《普洱市新冠肺炎疫情期间血液保障工作方案》《普洱市新冠肺炎疫情防控期间危急重症孕产血液保障应急预案》，确保疫情防控期间血液足量、安全。

六 存在的主要问题及对策

（一）血液供需矛盾突出

季节性血液紧张和血液偏型仍然存在，特别是机采血小板的供需矛盾较为突出。团体无偿献血趋于饱和，街头无偿献血上升幅度不大，血源招募进入瓶颈期。

对策及建议：修改完善《中华人民共和国献血法》，进一步明确各部门职责，强化政府在无偿献血工作中的引导作用，完善无偿献血激励政策。

（二）资源配置严重不足

普洱市中心血站建筑面积仅1873.5平方米，人员编制严重不足，导致新业务无法开展，操作空间不能按照相关法律法规进行设置，实验室分区和项目扩展难以满足工作要求，存在较大的安全隐患。

对策及建议：一是修改完善《血站基本标准》，结合新冠肺炎疫情防控要求，进一步明确血站规划、选址等要求，加强各级政府对血站业务用房建设工作的领导，从实际出发，根据当地财力和本地区实际情况，因地制宜，合理安排血站业务用房扩建和迁建工作；二是血站应结合整体战略部署，建立完善的人力资源管理体系，充分发挥人才在优化采供血服务体系建设过程中的作用。

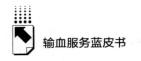
（三）血液应急管理能力有待加强

在新冠肺炎疫情防控工作中，采供血工作在公共卫生应急管理中发挥着重要作用，然而无偿献血应急队伍建设及应急保障配套设备、设施严重不足，血站自身的感控能力存在差距。

对策及建议：强化顶层设计，在各州（市）中心血站成立"血液应急保障指挥中心"，保障后疫情时代血液应急保障能力；进一步明确对血站内部的疫情管控的要求，确保"零感染""零传播"。

（四）血液安全存在持续挑战

普洱市地处边境，有"一市连三国、一江通五邻"的独特区位。1991年首次从外流妇女劳务输出回归人员中检出 HIV 感染，之后 HIV 感染者逐年增多，感染范围波及九县一区，波及的流行情况正在逐步加剧，感染人群在不同职业、不同民族、不同年龄段中均有分布，呈多元化态势①。加之普洱市山区面积大、少数民族众多、农村人口占比大，经济水平、文化程度、生活环境、卫生习惯相对落后，对传染病的认识及自我防护意识薄弱，经血传播疾病流行态势严峻，对保障血液安全具有较大的隐患。

对策及建议：强化献血者招募咨询工作，加强对人员风险的识别能力；不断提高检测队伍素质，严防漏检漏项；增加初筛和终检的血液检测项目及成分血液制备项目。

综上所述，普洱市中心血站将积极践行新发展理念，激发新发展动能，坚持以防范疫情为立足点、以宣传招募为先导、以保障临床用血为目标、以血液安全为中心、以质量管理为抓手、以创先争优为动力，进一步强化内部管理，持续深化采供血优质服务，为推动"健康中国"建设努力奋斗。

---

① 叶勇、王春、杨玉华等：《普洱市 1991～2010 年艾滋病流行状况分析》，《卫生软科学》2012 年第 1 期。

2021年湖南省郴州市采供血发展报告

谭明科 罗永芬 史艾娟*

摘 要： 本报告介绍了郴州市 2021 年采供血概况及相关数据。2021 年是建党一百周年，郴州在做好常态化疫情防控工作的情况下，通过完善采供血机制、优化献血服务、创新招募方式，在无偿献血宣传、采供血服务、血液质量管理等方面均取得了长足进步，实现了临床用血规范化、科学化，有效保障了临床用血需求和输血安全。通过分析 2021 年郴州采供血事业取得的成绩和存在的问题，将有效改善目前存在的不足，为进一步推进健康郴州建设，开创采供血事业新局面提供借鉴。

关键词： 郴州市 采供血 无偿献血

郴州市位于湖南省东南部，别称"福城""林城"，地处南岭山脉与罗霄山脉交错地带，东邻江西赣州，南连广东韶关，西靠湖南永州，北接湖南衡阳、株洲，被誉为湖南的"南大门"，现辖 1 市 2 区 8 县，总面积 1.94 万平方公里，总人口约 466 万。郴州市自 1998 年《中华人民共和国献血法》颁布实施以来，已连续 10 次荣获"全国无偿献血先进市"荣誉称号。

---

* 谭明科，郴州市中心血站副站长、主任技师；罗永芬，郴州市中心血站工会主席、副主任技师；史艾娟，郴州市中心血站副站长、副主任护师。

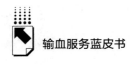

一 基本情况

（一）机构设置概况

郴州市中心血站成立于 1992 年，1994 年 7 月 1 日正式启动采供血工作，2002 年升格为副处级卫生事业单位，担负着全市 11 个县市区 300 多家医疗单位医疗临床用血的采集、制备、检验、储存、供应、临床输血指导以及输血相关科研工作。市中心血站现设有办公室、政工科、财务科、质控科、信息科、宣传科、临床输血指导科、体检科、采血科、机采科、成分血制备科、检验科、发血科、献血管理科等 14 个科室，先后荣获多项全国性荣誉奖励，包括全国卫生系统先进集体、全国卫生计生系统先进集体、全国工人先锋号、全国群众体育先进单位、全国模范职工之家、全国文明单位、全国巾帼文明岗等。

（二）人员配置情况

市中心血站设有事业编制 52 个，现有在职职工 114 人（在编 49 人，外聘 65 人），其中高级职称 12 人，中级职称 19 人，初级职称 74 人，专业技术人员占比 92.1%。

（三）献血点分布情况

市中心血站有固定献血屋 3 座（包括站内采血大厅），固定献血房车 10 辆，流动献血车 7 辆。

二 血液采集情况

2021 年，新冠肺炎疫情转为常态化防控，国内多地陆续出现小范围零星散发的病例，血液采集依旧面临巨大挑战。为保障全市临床用血需求，市中心血站通过不断改进优化献血服务，创新工作模式和方法，全力保障临床用血的平稳充足。2021 年共采集全血 48510 人次，96908.5U，从近五年的采集情况来看，全血采集呈波动增长态势（见图 1）；共采集单采血小板 910 人次，1788 个治疗量，与 2020 年相比增加 227 人次，采集量增加 449 个治疗量，同比增长 33.5%（见图 2）。实现了"常旺季，无淡季"，在有效保障全市临床用血的同时，还多次驰援北京、长沙等地。

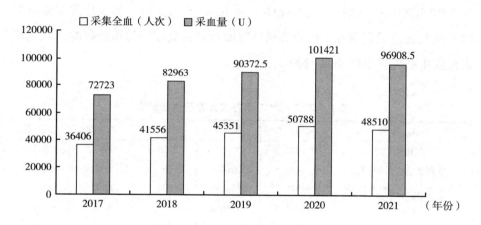

图 1　2017～2021 年全血采集情况

数据来源：郴州市中心血站根据历年数据统计整理。

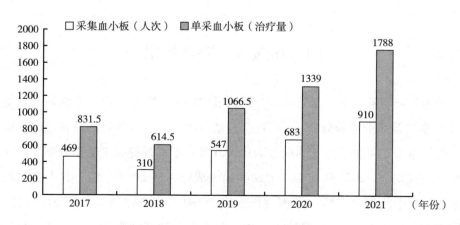

图 2　2017～2021 年单采血小板采集情况

数据来源：郴州市中心血站根据历年数据统计整理。

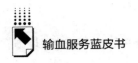

三 血液供应情况

2021 年，市中心血站共为全市 60 家医疗机构供血，全年共发放红细胞 97565.5U、浓缩血小板 64034U、血浆 59751.5U、冷沉淀 73858U、单采血小板 1784 治疗量，其中浓缩血小板、单采血小板供应量的增长极为明显，与 2020 年相比分别增长了 22.66%、34.03%（见表 1）。为保障北京冬奥会和冬残奥会的顺利举办，市中心血站克服新冠肺炎疫情的重重影响，向北京市血液中心提供了红细胞 4200U。

表 1 2017～2021 年各成分血液供应情况

成分血液	2017 年	2018 年	2019 年	2020 年	2021 年
红细胞(U)	71394.5	80233	88308.5	99092	97565.5
单采血小板(治疗量)	839.5	614.5	1063.5	1331.0	1784.0
浓缩血小板(U)	41848	54588	60004	52206	64034
血浆(U)	52591.5	60986.0	60071.0	63278.5	59751.5
冷沉淀凝血因子(U)	44204	53246	68758	79304	73858

数据来源：郴州市中心血站根据历年数据统计整理。

四 血液成分制备情况

为实现制备人员、制备时间、制备过程的可追溯性，市中心血站配置了 14 台全自动血液成分分离机、4 台全自动冷沉淀制备仪等智能设备，成分血分离制备实现了从手工化到全自动化的升级变革，既提高了工作效率，又保证了血液安全。2021 年市中心血站共制备成分血液 208397 袋，其中去白细胞悬浮红细胞 96882.5U、新鲜冰冻血浆 95380U、冰冻血浆 52511.5U、冷沉淀 77358U、浓缩血小板 67256U、冰冻解冻去甘油红细胞 74U、洗涤红细胞 172U、冰冻红细胞 190U（见表 2）。

表2　2017~2021年各成分血液制备情况

单位：U

成分血液	2017年	2018年	2019年	2020年	2021年
去白细胞悬浮红细胞	72718	82953	90329	101320	96882.5
新鲜冰冻血浆	60241.5	76999	89210	96282	95380
冰冻血浆	43701.5	41537.125	50830.5	55253.5	52511.5
冷沉淀	45902	52231	72864	77414	77358
浓缩血小板	43318	57424	62322	54478	67256
洗涤红细胞	253	168	147	133	172
冰冻解冻去甘油红细胞	12	38	64	67	74
冰冻红细胞	0	0	0	25	190
合计	266146	311350.13	365766.5	384972.5	389824

数据来源：郴州市中心血站根据历年数据统计整理。

五　血液检测情况

2021年共计检测无偿献血者标本49420人次，其中全血标本48510人次，单采血小板标本910人次。全血和单采血小板合格标本共48888人次，不合格标本532人次，检测总不合格率为1.08%。其中，ALT不合格11项次，不合格率为0.02%；HBsAg阳性303项次，不合格率为0.61%；HCV抗体阳性31项次，不合格率为0.06%；TP抗体阳性95项次，不合格率为0.19%；HIV-Ag/Ab阳性25项次，不合格率为0.05%。另外还有HTLV抗体阳性3例。订正ABO血型初筛错误40人次，Rh阴性血型检出212人次。按要求每月及时、准确完成传染病HIV项目的筛查与确认统计报告共计25人次，确认阳性8个。2017~2021年血液检测不合格情况呈下降趋势（见表3）。

表3　2017~2021年血液检测不合格情况

单位：%

年份	ALT	HBsAg	抗-HCV	抗-HIV	抗-TP	NAT	其他
2017	0.07	0.87	0.06	0.09	0.32	0.25	0.05
2018	0.05	0.74	0.07	0.09	0.25	0.22	0.05
2019	0.03	0.80	0.07	0.05	0.24	0.19	0.03

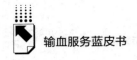

续表

年份	ALT	HBsAg	抗 - HCV	抗 - HIV	抗 - TP	NAT	其他
2020	0.02	0.69	0.06	0.07	0.20	0.17	0.00
2021	0.02	0.61	0.06	0.05	0.19	0.14	0.01

数据来源：郴州市中心血站根据历年数据统计整理。

六 信息化建设情况

为进一步加强临床用血管理，保证临床用血需求和安全，满足人民群众对血液健康保障服务日益增长的需要，血站不断提升信息化管理的服务水平，2015 年为全市二级以上医院输血科安装了唐山现代（现唐山启奥）临床输血管理系统（TMIS）5.0 版和免费用血出院直报系统（RMIS）。在全省率先实现了血站与医院之间的互联互通，实现了一袋合格血液从献血者到用血者的全过程管理，让血站实时掌握全市血液库存情况、临床用血使用情况及用血费用报销情况，为献血者、用血者的血费报销提供了更加便捷的定制性服务，实现了输血信息化的闭环管理。2021 年，郴州市第四人民医院的临床输血管理系统更是由 5.0 版升级到了 9.5 版。

七 输血研究

市中心血站是郴州市临床用血质量控制中心挂靠单位，是湘南学院医学检验专业的实践教学基地。从 1994 年开始，血站一直承担湘南学院医学检验专业及《临床输血学检验技术》的教学及见习工作，截至 2021 年已经完成湘南学院医学检验专业 3000 多名学生的教学及见习任务。血站在国内外各级各类期刊上发表论文 200 多篇，获得市级以上科研成果奖 4 项，引进新技术 25 项，技术革新 15 项，获国家专利 1 项，混合血小板的制备和使用技术在全国处于领先地位。

八 特色工作和亮点

（一）无偿献血400ml 达100%

为促进科学安全用血，保障用血者安全，降低采血和用血成本，市中心血站自 2006 年起按照原卫生部提出的"三个转移一个延伸"的工作目标，积极倡导无偿献血从 200ml 至 400ml 的转移，血站通过全方位科普宣传，引导市民一次献血 400ml。通过多年的努力，全市上下对无偿献血的认识不断提高，每次捐献全血 400ml 已被献血者广泛接受，科学献血逐步深入人心，多年来全市无偿献血 400ml 一直保持 100%。

（二）稀有血型血液"非冰冻供应"

2017 年，在全国多数血站稀有血型血液冰冻库存严重不足的情况下，郴州市中心血站率先建立"非冰冻供应"新模式，进一步加强稀有血型献血者联盟管理，每天均保持各种 Rh 阴性新鲜血液库存 10 袋以上，极大减少了稀有血型患者用血等待时间。2021 年全市 Rh 阴性新鲜血液临床供应 143U，有效确保了稀有血型血液供应更充足、更及时。

（三）血液综合利用率更高，报废率更低

为进一步提高科学合理用血水平，郴州市中心血站在全国率先推行混合浓缩血小板的制备，加大推广冷沉淀的应用力度，供应量连年增长。2021 年全市冷沉淀供应量较 2010 年增长近 60 倍，混合血小板供应量较 2013 年开展制备提升了 47.5%，成分血制备率达 99.9%，居于全国领先，引来省内外 10 多家血站先后分批学习。近两年，郴州市购置智能化血液采集系统、实行 6S 管理等举措，有效提升了采供血环境和血液质量，2021 年血液总报废率降至 1.18%，血液检测报废率仅 1.08%。

（四）HTLV 检测全覆盖

2016 年开始，血站对 HTLV 进行随机抽样检测，2021 年实现了 HTLV

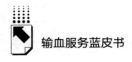

检测全覆盖。到 2021 年 12 月 31 日共检测无偿献血者标本 169389 份，检测 64 例有反应性标本，送国家卫健委临床检验中心做进一步确认，阳性 5 例，不确定结果 5 例。

（五）关爱政策惠民利民

2015 年，郴州程女士成为全省第一位免费用血出院直报受益者，打通了献血者用血报账"最后一公里"。2019 年，我市再推惠民举措，将献血者本人可终身无限量免费用血的标准从需要献血 800ml 降至 400ml，远低于省内规定的 900ml。2021 年，共为 742 位献血者及直系亲属报销免费用血，合计 144.89 万元。

2016 年，郴州市率先建立市委、市政府主导的走访慰问无偿献血者长效机制，每年财政拨付无偿献血者关爱经费 50 万元，对全市多年来坚持献血、带头献血的献血达人以及困难献血者进行走访慰问，表彰他们的爱心义举。目前已安排 2435908 元，慰问献血者 11247 人次。

2019 年 6 月 14 日，在市委、市政府的重视和支持下，郴州爱心献血关爱基金正式成立，共募资 100 余万元，用于帮扶困难献血者。2021 年 2 月 7 日，郴州市无偿献血爱心联盟上线，多家爱心商家、企业入驻，为无偿献血者提供更多的社会认可和实惠。

（六）无偿献血宣传深入人心

一是拓展了宣传广度，郴州市中心血站把握全媒体新时代特点，加强与主流媒体的合作，实现线上线下媒体全覆盖，大力普及无偿献血知识、宣传党和国家政策法规，让无偿献血家喻户晓。二是拓展了宣传深度，郴州血站创新宣传模式，强化宣传内容，宣传献血者的感人故事，"中国好人"何志龙、骑行拉萨宣传无偿献血的唐白良、献血女"冠军"廖静平等被全国人民广泛知晓，真正实现从空洞的口号式宣传向感人至深、引领科学献血行为的导向式宣传转变。三是抓牢了宣传重点，郴州市中心血站大力宣传各行各业献血者，让他们的爱心行为得到社会认可和尊重。用公务员、军人、学生，特别是医务人员率先献血的实际行动，引领爱心献血新时尚，让献血自觉蔚然成风。2020年2月，中央广播电视总台新闻联播、湖南卫视新闻联播3次对郴州献血者给予特别报道，给全国人民留下了深刻的无偿献血"郴州担当"和"郴州印象"。

（七）加强临床用血监督检查，促进科学合理用血

2021年，市中心血站把科学合理用血作为输血工作的重点目标，在健康行政部门的领导下，采取了一系列管理措施，加强临床用血的监督管理，起草下发了《关于2020年医疗机构血液安全技术现场核查情况的通报》和《关于开展2021年度全市医疗机构临床用血安全技术核查的通知》，为确保临床用血安全有效做出了有益的探索。

2021年，血站牵头举办多期国家级、省级、市级不同类型的临床合理用血知识培训班，并帮助郴州市第一人民医院中心医院输血科整体从检验科分离，指导四家医院进行输血科的改造，使全市的输血科建设整体上了一个新台阶，临床输血工作呈现良性发展的态势。

（八）模式创新转型成功，在全省率先实现完全意义上的无偿献血

从2019年开始，按照市政府要求，无偿献血转变工作模式，郴州市全面取消无偿献血政府下计划任务，转型为全部由血站自主招募无偿献血者，实行完全意义上的无偿献血新模式。为实现血液采集"常旺季、无淡季"，血站不断改进优化献血服务，创新工作模式和方法，继续发挥构建农村无偿献血工作网络的作用，全力保障了临床用血的平稳充足。两年来，血站坚持新发展理念，克服重重困难，通过加强内部管理，强化优质服务和宣传，无偿献血工作不断取得新突破，圆满完成并巩固了转型任务。

九 存在的主要问题和对策建议

一是部门间无偿献血协调工作薄弱。由于取消政府指导性计划，各县市区、市直各单位对无偿献血工作的主动参与度出现疲软现象，多数时候需要

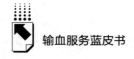

靠血站多方沟通协调，少数单位不支持不组织不配合。建议各级部门将献血工作作为精神文明建设的重要内容，纳入领导工作日程，政府要明确各相关部门的责任，切实履行无偿献血场所的规划与建设、户外公益广告设置、无偿献血表彰等工作。

二是信息化建设步伐较慢。目前储血设备以及血液运输设备的集中温度监控系统尚未建立，无法做到所有血液储存和血液运输设备温度监控的自动化、智能化和远程化。建议加快采供血一条线信息化建设，逐步实现血液运输过程中温度的实时监控和信息共享，使血液运输过程科学化、规范化。

三是网络信息安全有待加强。目前信息管理系统包括血站管理信息系统（SHINOW9.0）、临床输血管理系统（TMIS）、免费用血出院直报系统（RMIS）三个系统，为保障软件系统和硬件设施设备的正常运转，按照《中华人民共和国网络安全法》《信息安全等级保护管理办法》等法律法规要求，应全面开展信息安全等级保护定级备案、建设整改、等级测评和机房基础设施风险评估等工作，为进一步强化血站网络信息安全，推进三级以上等保测评刻不容缓。

四是进一步促进临床科学合理用血。目前部分医院存在输血病历书写不规范，输血指征把握不严，设备设施落后，检测水平不高等问题，特别是在民营医院、妇幼保健医院以及乡镇一级医院因用血量较少，医院的临床用血管理从制度到储血的设备、设施、内部管理都有欠缺。应探索建立各级医疗机构科学合理用血评价指标体系，把临床科学、合理用血作为医院评审、临床重点专科建设、医疗质量控制、医师工作业绩的指标之一，减少血液浪费、滥用等情形的发生。

五是进一步提高血液质量，确保患者输注的血液更加安全。2022年拟开展血液辐照、血浆病毒灭活等新项目，供应血液新品种，有效降低输血传播疾病风险，减少临床输血相关疾病的发生。

2021年河北省承德市采供血发展报告

马清杰　杨佳佳*

摘　要： 本报告对承德市中心血站 2021 年采供血情况进行总结，对无
偿献血者招募、血液采集、血液检测、成分制备、血液供应和
输研情况进行统计，并对 2017～2021 年采供血业务数据进行
了对比分析。在新冠肺炎疫情防控期间，承德市中心血站通过
调整采血车组工作模式、创新宣传模式、加强质量安全和实行
京津冀血液协调联动等特色做法，保障辖区内临床用血，同时
对周边地市给予援助。报告分析了承德市采供血工作发展的不
足，并提出对策和建议，明确承德市中心血站无偿献血事业的
发展方向。

关键词： 承德市　采供血　无偿献血

　　承德地处中国河北省东北部，具有"一市连五省"的独特区位优势，
北接赤峰和锡林郭勒，南邻京津，东西与朝阳、秦皇岛、唐山、张家口相
邻，是连接京津冀辽蒙的重要节点。全市行政辖区面积 39511.89 平方公里，
截至 2019 年，全市下辖 3 个区、4 个县、代管 1 个县级市和 3 个自治县。截
至 2020 年年末，全市常住人口 335.44 万。

　　承德市中心血站秉承"质量第一、服务至上、以人为本、持续改进"
的质量方针，围绕"保供应、保安全、保稳定"的工作重心，不断规范站

---

　　* 马清杰，承德市中心血站副站长、副主任护师；杨佳佳，承德市中心血站办公室科员。

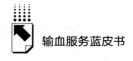
务、财务、质量、服务、保障五项管理，逐步提升采供血综合服务能力。承德市连续九次被评为"全国无偿献血先进城市"，3586人次荣获"全国无偿献血奉献奖"，中心血站先后荣获"河北省无偿献血促进奖""全国表现突出采血班组"等多项荣誉。

一 基本情况

（一）机构设置情况

承德市中心血站始建于1993年，负责全市八县（市）三区医疗机构临床用血的采集、检测、制备、供应和输血技术服务等工作，承担市卫健委临床用血质控中心职能。1997年迁入现址，占地3367平方米，建筑面积3488平方米。

（二）人员配置情况

血站现有职工148人（总编制102人），其中卫生专业技术人员95人，占比64%，本科以上学历105人，高级职称21人，中级职称35人。

（三）献血点分布情况

市区设置2座固定捐血屋，各县区设10个固定采血点，60多个流动采血点，5辆采血车，3辆送血车。

二 无偿献血和血液采集情况

（一）无偿献血情况

2021年，承德市中心血站克服了新冠肺炎疫情防控常态化管理、极端天气频发等诸多困难，围绕"保供应、保安全、保稳定"的工作重心，通过调整采血车组工作模式、创新招募方式、开展无偿献血示范县和健全无偿献血动员组织机制等方式，确保采供血工作正常开展，有效保障了疫情期间全市血液供应。

（二）血液采集情况

2021年，承德市共有44906人次参加无偿献血，采集全血80578 U，同比增长6.2%；采集血小板2874人次，4938治疗量，同比增长5.4%。经统计，2017～2021年全市累计无偿献血19.3万人次，采集量369601 U，采集单采血小板1.32万人次，采集量23349治疗量。

（三）血液供应情况

2021年全市临床供血78709U，同比增长2.5%；单采血小板发放4979人份，同比增长6.6%，保障了临床用血需求。

2021年累计调出红细胞490U，血小板1治疗量，血浆8400U。

三 血液成分制备情况

承德市中心血站2000年9月开始开展机采血小板采集工作，2002年9月开始开展冰冻红细胞、冰冻血小板制备，2003年2月28日启用启奥计算机血液信息管理系统5.0版，2004年2月20日开始开展去白细胞项目，2011年4月20日、21日正式开始开展血浆病毒灭活项目。2021年，血站共制备各类血液制品196093U，其中全血类39U，红细胞类83612U，血浆类99696U，冷沉淀凝血因子12746U。

四 血液检测情况

2021年，检测酶免核酸标本44954份，各项不合格总数为379份，总淘汰率为0.84%。2017～2021年标本检测总数逐年增长，不合格率逐年下降（见表1）。

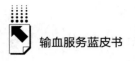

表 1 2017~2021 年血液标本检测结果数据对比分析

单位：份，%

类别			年度				
			2017	2018	2019	2020	2021
标本总数			36678	40610	41513	42741	44954
合格总数			36084	39918	40884	42243	44575
不合总数			594	692	629	498	379
不合格率			1.62	1.70	1.52	1.17	0.84
酶免检测	HBsAg	不合格数	135	137	115	99	73
		占不合格总数比	22.72	19.80	18.28	19.88	19.26
		占标本总数比	0.37	0.34	0.28	0.23	0.16
	HCV	不合格数	175	161	123	99	70
		占不合格总数比	29.46	23.27	19.55	19.88	18.47
		占标本总数比	0.48	0.40	0.31	0.23	0.16
	HIV	不合格数	66	51	61	60	38
		占不合格总数比	11.11	7.37	9.70	12.05	10.03
		占标本总数比	0.18	0.13	0.15	0.14	0.08
	梅毒	不合格数	160	198	152	121	117
		占不合格总数比	26.94	28.61	24.17	24.30	30.87
		占标本总数比	0.44	0.49	0.37	0.28	0.26
	ALT	不合格数	58	145	164	126	68
		占不合格总数比	9.76	20.95	26.07	25.30	17.94
		占标本总数比	0.16	0.36	0.40	0.29	0.15
核酸检测	HBV-DNA	不合格数	12	15	17	12	10
		占不合格总数比	2.02	2.17	2.70	2.41	2.64
		占标本总数比	0.03	0.04	0.04	0.03	0.02
	HCV-RNA	不合格数	0	0	0	2	3
		占不合格数比	0	0	0	0.40	0.79
		占标本总数比	0	0	0	0.005	0.007
	HIV-RNA	不合格数	1	1	1	0	0
		占不合格总数比	0.17	0.15	0.16	0	0
		占标本总数比	0.003	0.002	0.002	0	0

数据来源：承德市中心血站根据历年数据整理。

五　输血研究情况

截至 2021 年，承德市共有 36 家医疗机构开展临床用血业务，并与血站签订供血协议。2021 年，市中心血站完成了国家卫生健康委临检中心一年三次输血相容性检测的室间质评 ABO 正反定型、RhD 血型、抗体筛查、交叉配血项目的室间质评工作，室间质评结果为满分。2021 年共检测标本 601 例，其中血小板抗体检测 139 例，新生儿溶血病检测 115 例，疑难配血标本 37 例，配血 1200U，疑难定型 20 例，RhD 阴性确认 290 例，所检测临床标本无一例差错。

六　特色做法

（一）不断完善无偿献血机制

2021 年，新冠肺炎疫情常态化防控管理和极端天气较多等因素给无偿献血工作带来了压力和挑战，市中心血站科学研判形势，攻坚克难，统筹协调采供血工作。血站调整无偿献血招募和采血组工作模式，实行采血分区包片制度，极大地提高了采血组工作人员的积极性、主动性，进一步激发采血车组人员工作潜力，更好地开发所包县区及农村集贸市场血源，对新地点的开发、初次献血者招募和固定献血者的保留都有着重大的意义。2021 年血站共开发新的采血地点 51 个。

（二）不断创新宣传模式

整合宣传资源，充分发挥新闻媒体的作用，采取树典型、专题报道、普及知识等形式深入宣传无偿献血。在《承德晚报》开设无偿献血专栏，在 976 交通广播开设公益广告宣传栏目，在电视台、电台不定期做专题栏目；在全市 25 块人民日报电子阅报栏设立专栏，每日循环播放无偿献血公益广告

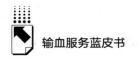

200 余次;利用血站微信公众号、承德晚报微信公众平台、今日头条、搜狐网等新媒体发布献血动态信息,形成宣传合力,扩大献血知晓率和参与度。

通过创建无偿献血示范县区活动,提高各县(市、区)、各部门对无偿献血工作特殊性和重要性的认识,加大宣传力度,使广大市民充分认识和理解无偿献血事业,全面提升群众无偿献血的知晓率和参与度,真正形成"各级政府主导、相关部门协调、广大市民参与"的无偿献血新模式。

(三)不断加强招募力度和志愿者队伍建设

截至 2021 年,市中心血站共有志愿者服务队 9 支,志愿者 193 人。为不断提高社会各界对无偿献血的知晓率和参与度,全年组织主题志愿者宣传活动 7 次,共百余人参加。为加强稀有血型招募力度,我站建立稀有血型、志愿者微信群,并在血站公众号普及无偿献血知识和服务理念;召开稀有血型座谈会,增进与献血者之间的感情。2021 年共招募稀有血型献血者 60 人,捐献血液共计 319U。在保障我市临床用血的情况下向张家口血站调拨稀有血型 40U。

(四)不断提升服务能力

出院即报工作在承德市全面开展已经两年了,2021 年全市 33 家医疗机构全部实现出院即报工作。2021 年共报销血费 663 人次,共计 898754 元;出院即报 526 人次,异地报免 35 人次,站内报销 102 人,出院即报率达 79.34%。2021 年 9 月开始实行报销血费网上结算工作。

"荣誉卡"是我站为献血者提供的福利卡,献血达 6000ml 以上的献血者可办理此卡,该项福利于 2020 年年底开始实行。凭借"荣誉卡"可在全市政府开办的医疗机构免除普通门诊挂号费;可在文物局下属所有景区、双塔山、金山岭免费参观游玩;可在市内免费乘坐公交车。2021 年我站为献血者办理"荣誉卡"186 张,得到了献血者的高度评价和认可。

(五)不断提高质量安全

着重细化质量管理体系文件,修订完善新版质量体系文件,规范操作程序，2020版质量体系文件自2020年12月25日起在我站实施，各科室根据实际工作不断修改完善操作规程。召开2021年管理评审会议，对血站2021年度质量方针、质量目标、质量管理体系运行情况进行系统全面的评审，明确改进方向及措施，以确保血站质量管理体系的充分性、适宜性和有效性。

七　存在的主要问题和对应策略

（一）存在的主要问题

1. 血站基础建设不能满足业务发展需要

随着医药卫生体制改革的不断推进，医保制度体系进一步健全，人民群众健康需求进一步释放，医疗机构和医疗技术不断发展，采供血量逐年增加，年增长率在10%左右，预计到2023年采供血量达到18吨左右，人员配置增加到160人左右。我站现有业务用房和办公用房面积明显低于《血站基本标准》和《全面推进血站核酸检测工作方案》要求，已不能满足采供血业务和发展需要。血站现址总占地面积小，东临加油站，南侧、西侧均靠旱河河道，不可控因素较多，安全风险较高，难以在现址进行改扩建，整体迁建有助于满足血站发展和保障全市临床用血的需要。

2. 人员配置不能满足采供血需要

市中心血站现有职工148人，其中卫生专业技术人员95人，占全站职工总数的64%。血站质量管理规范明确规定卫技人员比例应达到75%以上，我站卫技人员比例偏低，且医生和护士严重不足。

3. 政府主导、各部门配合、全社会参与的无偿献血机制仍未真正形成

各县（市）区党委、政府对无偿献血事业主导地位发挥的作用不尽相同，无偿献血工作宣传氛围不浓，社会及广大群众对无偿献血事业的关注度、知晓率、参与度不高，无偿献血宣传招募工作没有真正纳入公共事业管理，仅靠卫健系统和市中心血站开展宣传招募，力度明显不足，距离国家提出的城市居民对无偿献血知晓率应达到85%以上、农村居民应达到75%以

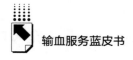

上、在校青少年应达到95%以上及京津冀一体化千人口献血率2025年达到20‰的要求还有差距。

（二）对策建议

1.进一步优化发展环境，提高采供血保障能力

在落实好常态化疫情防控措施的前提下，贯彻落实《中华人民共和国献血法》和省、市相关政策规范，推进无偿献血模式转变；加强无偿献血宣传招募，扩大无偿献血者队伍；加强保障能力建设，健全血液应急保障机制。

2.注重人才队伍素质培养，提升综合服务能力

加强对外合作交流，提升业务水平，推进京津冀采供血协同发展进程，强化内部机构和资源配置，推进专业队伍两个素质和服务能力的有效提升。规范内部机构设置，统筹资源配置，完善服务流程和服务机制，强化职能引导，提高履职效能。加强素质培养，不断提升政治素质和业务素质，优化团队结构，促进团队合作，凝聚发展的正能量。

3.加强对外合作交流

进一步与北京市血液中心深入开展合作，在河北省血液中心的业务指导下，继续围绕宣传与招募、献血者志愿服务、血液质量管理、血液应急保障、科研与培训等领域展开更深层次的交流合作。同时，积极与天津市血液中心沟通，争取尽快建立合作关系，真正实现京津冀三方的采供血合作。

4.加快血站异地建新和增建新献血屋

承德市中心血站整体迁建项目已纳入承德市"十四五"规划。

承德市主要有三个中心城区：双桥区、双滦区和高新区。现阶段除了双桥区有两座捐血小屋外，双滦区和高新区均无固定献血点，随着经济的发展，双滦区人口不断增长，献血需求也不断增长，为方便献血者和献血事业发展，急需在双滦区增设固定献血小屋。

B.10

2021年北京市通州区采供血发展报告

郭贺龙　张　微　钟思程*

摘　要： 北京城市副中心位于北京市通州区，为了与城市副中心高质量发展格局相匹配，需要建设机制完善、安全优质、持续发展的采供血服务体系。本报告对北京市通州区中心血站基本情况、采供血资源、人员配置及采血点设置情况进行了介绍，着重对2021年度采供血工作取得的成绩和不足进行了回顾。总结分析了血液采集和供应、血液成分制备、血液检测、临床输血服务和输血科研等方面的数据，并从政府支持、采供血服务、献血招募、规范医疗机构临床合理用血等方面介绍了特色做法。针对血液供需矛盾突出、血液成本增加导致血站运营保障困难、运行机制制约血站发展等问题，提出突破采血区域的限制、充分开发采血资源、调整血液价格、推动血站运行机制改革等意见和建议，相关的做法和对策为其他中小型血站建设提供参考。

关键词： 北京市通州区　采供血　无偿献血

北京市通州区位于北京市的东南部、北京长安街延长线的东端，是京杭大运河的北起点，全区面积906平方公里，常住人口184万。2015年7月11日，《京津冀协同发展规划纲要》由中共北京市委十一届七次全会审

---

*　郭贺龙，北京市通州区中心血站党支部书记兼站长、主治医师；张微，北京市通州区中心血站业务科科长、主管检验师；钟思程，北京市通州区中心血站质量主管、主治医师。

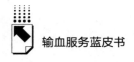

议通过，通州区正式成为北京市行政副中心，2016 年确定为北京城市副中心。

一 基本情况

（一）血站概况

北京市通州区中心血站始建于 1993 年，隶属北京市通州区卫生健康委员会，属于全额拨款事业单位，2011 年 1 月起实施收支两条线管理，是集血液采集、制备、检测、供应、科研、教学于一体的北京市第二大采供血机构。

通州血站自 2007 年起负责北京市通州区、朝阳区、大兴区、顺义区和平谷区医疗机构及北京医院临床用血的采集供应，服务面积 4367.7 平方公里，供应包括 29 家三级医院在内的共 80 家医疗用血单位。2019 年 1 月，北京市卫生健康委员会等八部委联合下发《北京市血站设置规划（2018—2025 年)》，按照"1 + 3 + 7"的总体布局，通州血站调整为承担北京城市副中心在内的通州区采供血工作，以及大兴区、顺义区集中化血液检测、成分制备任务。通州血站原采供血辖区平谷区、顺义区分别于 2020 年 12 月、2021 年 8 月实现独立采供血，2021 年 1 月北京市将原大兴亦庄开发区划立为独立的经开区。目前通州血站负责通州区、朝阳区、大兴区、经开区以及北京医院血液保障。

（二）人员配置情况

通州血站现有 16 个科室，职工 205 人，其中在编职工 140 人，非在编职工 65 人。卫生专业技术人员 151 人，占全站员工的 73.7%，其中高级职称 7 人，中级职称 45 人，初级技术职称 96 人。技术和管理人员本科及以上学历 96 人，占技术和管理人员的 59.6%，其中包括硕士 9 人。

（三）采血点情况

2021 年辖区内设置街头采血点 13 个（其中朝阳区 5 个、通州区 4 个、大兴区 2 个、顺义区 2 个），包括采血方舱 3 台、献血屋 1 座、流动采血车 9 辆。

二　无偿献血和血液采供情况

2020 年受新冠肺炎疫情影响，通州血站血液采集量大幅减少。全血采集量较 2019 年下降 15.5%，其中街头采血量下降 15.89%，团体无偿献血量下降 2.5%；单采血小板采集量较 2019 年下降 26.6%。

2021 年通州血站血液采集总量 111362.5U，较 2020 年增加 10.73%。全血采集量 87282U，增长 2.69%，其中街头采血量增长 28.74%；由于平谷区和顺义区血站的独立运行，同时经开区开展团体献血经验不足，2021 年团体无偿献血总量较 2020 年减少 10.89%（各区团体献血完成情况见表 1）。为提高采血量，在加强献血招募的同时，2021 年通州血站开始采集 1.5 治疗量血小板，全年单采血小板采集量 24080.5 治疗量，同比增长 54.58%。

表 1　2021 年通州血站辖区全血团体献血完成情况

单位：U，%

辖区	需求量	完成量	完成率	完成与需求差
朝阳区	23095	22933	99.30	-162
通州区	11139	11902	106.85	763
顺义区	8166	3920	48.00	-4246
大兴区	11385	10728	94.23	-657
经开区	1170	274	23.42	-896
其他	0	16	/	/
合计	54955	49757	90.54	/

数据来源：1. 需求量数据源自《关于做好 2021 年度无偿献血工作的通知》（京献办字〔2020〕22 号）；2. 数据来源于通州区中心血站 SHINOW9.0 血站管理信息系统。

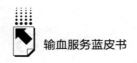

2021 年，在通州血站采供血辖区中，通州区、顺义区全血采血量大于供血量，能够满足本区供血；朝阳区由于医疗机构较多，用血量远超采血量；大兴区和经开区合计采供呈负平衡（见表 2）。2021 年从北京市红十字血液中心调血 24344 U 以满足临床用血需求，较 2020 年增加 121.5%。

表 2   2021 年通州血站辖区全血采供血量情况

单位：U，%

辖区	采血量			采血量占采集总量比例	用血量	用血量占东五区用血比例	采供血平衡情况（采血－用血）
	个人	团队	合计				
朝阳区	18256	22933	41189	47.19	58341.5	55.52	−17152.5
通州区	10270	11902	22172	25.40	12427.5	11.83	9744.5
顺义区	2796	3920	6716	7.69	4231.5	4.03	2484.5
大兴区	6187	10728	16915	19.38	10979.0	10.45	5936.0
经开区	0	274	274	0.31	9078.0	8.64	−8804.0
北京医院	0	0	0	0.00	9131.5	8.69	−9131.5
其他区	0	16	16	0.02	884.0	0.84	−868.0
合计	37509	49773	87282	100.00	105073.0	100.00	−17791.0

注：1. 其他区包括东城区、西城区、丰台区；2. 顺义区从 2021 年 8 月 2 日停止采供血；3. 用血量包括从血液中心调血 24344U；4. 数据统计来源于通州区中心血站 SHINOW9.0 血站管理信息系统。

三　血液成分制备情况

2020 年 12 月，通州血站购置 8 台全血成分分离机，实现成分分离自动化。2021 年，通州血站制备悬浮红细胞 73330 U，去白细胞悬浮红细胞 13874 U，新鲜冰冻血浆 85130.5 U，洗涤红细胞 2373 U，冰冻红细胞 902U，冰冻解冻去甘油红细胞 181 U，辐照血液 14080 U。血液进行包装时严格做到"一血一签一核对"，全年共包装血液 153416 袋，包装正确率 100%。全年共报废血液 5509 U，其中检验报废 4562 U，物理类报废 947 U（包括质控用血 117 U、外调血报废 250.5U）。

为了保障 2022 年冬奥会和冬残奥会期间应急血液供应，2021 年通州血站启动制备 RhP 阳性冰冻红细胞，至 2022 年 1 月共制备 656 U。2021 年全年筛出 Duffy 稀有血型 A 型 1 例，B 型 1 例，O 型 1 例，相应红细胞进行冰冻保存，Duffy 稀有血型库库存达到 42 U。

为满足低龄或特殊临床患者用血需求，经过无菌对接技术将红细胞或血浆产品由 1U 分装成 2 个 0.5U，全年为临床提供 5864 个小容量红细胞、744 个小容量血浆。每个制备流程耗材费用为 19～33 元，由血站经费保障，受血者不承担任何费用。

为保证临床患者疗效，最大限度保证血浆的有效成分，通州血站每天专人专车到各采血点定时收血，确保全血 6 小时内进行成分分离。全年制备新鲜冰冻血浆占血浆制备总量的 97.7%，Ⅷ因子含量平均 1.23 IU/ml，远高于 0.7IU/ml 的国家标准。

四　血液检测情况

2020 年 6 月，通州血站完成血液检测实验室改造，实验室占地 800 平方米，其中核酸实验室占地 230 平方米。实验室安装新风系统，恒温恒湿，配备有全自动检测前样本处理系统、酶免检测系统、核酸检测系统、全自动生化检测设备、全自动血型仪等大型设备。检测采用一遍核酸、两遍酶免模式，其中核酸检测系统采用单检模式，酶免检测 HIV 为双进口试剂，HBV、HCV 为国产试剂加进口试剂，TP 为双国产试剂。

2011 年 2 月通州血站开展血液样本核酸检测，2013 年实现血液样本核酸检测全覆盖，核酸实验室和北京市红十字血液中心实验室互为备份。99% 以上的血液样本 48 小时内完成检验报告发放。

2021 年共检测标本 74149 份，合格 72524 份，总合格率 97.81%，不合格 1625 份，不合格率 2.19%。全年完成核酸检测 74149 人份，核酸检测反应性 209 人份，不合格率 0.28%，其中酶免阴性、核酸检测阳性（NAT 单阳）106 例，占检测人数 0.14%，鉴别乙肝 39 例，避免了窗口期、隐匿性感染等原因造成的输血传播性疾病的发生（见表 3、表 4）。

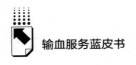

表3　2019～2021年血液标本检测情况

单位：例，%

项目	2021年	2020年	2019年
检验总数	74149	69629	81939
合格总数	72524	67863	79890
合格率	97.81	97.46	97.50
不合格率	2.19	2.54	2.50

数据来源：通州区中心血站SHINOW9.0血站管理信息系统。

表4　2018～2021年血液标本检测不合格情况

单位：例，%

项目	2021年		2020年		2019年		2018年	
	不合格数	不合格率	不合格数	不合格率	不合格数	不合格率	不合格数	不合格率
ALT	346	0.47	406	0.58	523	0.64	742	0.95
HBsAg	146	0.20	228	0.33	204	0.25	197	0.25
HCV	314	0.42	379	0.54	504	0.62	329	0.42
HIV	352	0.47	329	0.47	263	0.32	309	0.4
TP	264	0.36	235	0.34	344	0.42	354	0.46
NAT单阳	106	0.14	105	0.15	145	0.18	110	0.14
灰区	227	0.31	377	0.54	301	0.37	257	0.33

数据来源：通州区中心血站SHINOW9.0血站管理信息系统。

五　输血研究情况

（一）临床输血服务

2021年，通州血站为临床提供血小板配型446人份，疑难血型鉴定402人份，抗体鉴定287人份，RhD阴性确认521人份，协助医院进行输血不良反应调查18例。

通州血站依托首都卫生发展科研专项资金，于2014年建立了北京市采供血机构首个Duffy稀有血型库，其中包括极为罕见的Fy（a－b－）血。Duffy阴性血多次应用于临床，如北京中日友好医院、北京协和医院等，挽救了稀有血型患者生命。

（二）输血科研情况

通州血站自 2016 年设立科学教研室以来，加强科研投入和管理，稳步推进科技创新工作。近几年来，通州血站获批首都卫生发展科研专项 3 项、通州区高层次人才发展支持计划 1 项、通州区卫生发展科研专项 5 项、通州区科技计划项目 1 项、通州区科技创新人才资助 2 项、通州区科技创新专项 1 项。

六 特色做法

（一）政府主导，政策支持

北京市、通州区各级政府大力支持无偿献血事业发展。《北京市献血条例》于 2021 年 11 月通过，自 2022 年 2 月 1 日起施行；各级政府多次召开北京市东五区采供血保障工作会、通州区无偿献血工作会，部署无偿献血工作重点任务；印发《通州区应急无偿献血工作实施方案》，强化组织领导，落实四方责任。

（二）拓宽渠道，加强团体无偿献血协调

积极拓宽血液来源渠道，通过深入基层走访乡镇、街道、院校等社会团体，献血和供血后回访，满意度调查等多种形式，做好通州区团体无偿献血协调工作，近五年通州区团体献血任务完成率均稳居全市前列。

同时加强与其他辖区献血办沟通，努力配合各区完成团体无偿献血任务，提供优质服务。

（三）强化宣传引导，营造无偿献血氛围

通过世界献血者日、献血法颁布纪念日等节日开展宣传活动，并邀请献血状元参加宣传。充分动员辖区医疗机构、乡镇、社区，利用电子屏循环播放无偿献血公益宣传片、宣传栏张贴宣传海报，放置宣传展板，发放宣传手

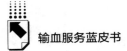

册。通过区卫健委、首都献血网、北京城市副中心报、血站微信公众号等社会媒体，全方位、多角度宣传无偿献血相关政策和科普知识。推送无偿献血先进典型作为"首都精神文明建设奖"、"通州榜样"和"通州百姓志愿公益之星"进行表彰宣传。积极开展无偿献血宣传"六进"，提高无偿献血知识普及率。建立血站职工应急献血队伍，积极开展献血活动，每年职工无偿献血率均超过30％，年捐献血液15000ml以上，为血液募集营造良好社会氛围。

（四）加强采血点设置，方便百姓就近献血

努力沟通相关委办局和街道、乡镇，积极开发和优化采血点，对人流量少的采血点升级改造。2021年启用贵友采血点，同时将通州区万达广场A座采血点整体升级为采血方舱，为献血者提供更加宽敞、舒适、温馨的献血环境。

（五）提升献血服务，关爱献血者

一是通过微信、短信、电话保持沟通。2021年向献血者发送生日节日祝福短信71001条，血液结果信息71282条，电话解答献血咨询、回告不合格结果共6066人次。从献血环境、献血服务、采血技术、纪念品等环节对献血者进行追踪随访，全年共回访1816人，电话回访满意度为100％。二是及时解决献血者诉求。积极与献血者沟通解决问题，确保献血者满意。三是保留稀有血型献血者。对筛查出的稀有血型献血者进行回告和保留工作，2021年共成功回访稀有血型献血者244人，预约组织稀有血型献血者397人次，成功参与献血17人，其中7人捐献全血13U，10人捐献单采血小板16个治疗量，保障了辖区医院稀有血型患者的临床抢救用血。四是开展献血者满意度调查。全年分两次对献血者进行满意度调查，全年满意度97.7％，对献血者反馈的问题努力做到立行立改，切实让献血者感受到温暖和被尊重。

（六）强化培训与督导，保障临床用血安全

组织开展临床输血培训班，加强临床安全用血督导检查，进一步规范医疗机构临床合理用血，更新输血医学领域新观念，促进新技术的推广和应用。

七　存在的主要问题

（一）血液需求量增加，供需矛盾突出

未来五年北京城市副中心加速引进优质医疗资源，确保三级医疗机构达 8 家以上，新增床位大于 4450 张，预计年红细胞类用血量增量超过 4.5 万 U，加上原通州区医疗机构 2 万 U 用血量，通州区年红细胞需求量将突破 6.5 万 U。2021 年通州区采血点全血采集量约为 2.2 万 U，年采血量与未来供血需求缺口达 66%，供需矛盾突显。

（二）血液成本增加，运营保障困难

北京市临床用血收费标准于 2006 年制定，至今未调整，而血站试剂、耗材、人力、车辆、设备等运行成本逐年上升，导致亏损严重。通州血站现有运行 10 年以上的设备占血站设备总价值的 18.6%，老旧设备准确性与稳定性下降直接影响业务工作开展，亟待更新。此外，血站每年献血宣传招募经费不足 10 万元，信息化、智能化建设投入不够，致使献血宣传手段陈旧、招募效果不佳。

（三）运行机制制约血站发展

通州血站 2011 年实行收支两条线管理后，人员工作积极性下降，2011 年血液采集总量 13.6 万 U，较 2010 年 17.7 万 U 同比下降 23%。与此同时，通州血站自 2007 年负责北京东五区采供血工作以来，一直由通州区一区财政支

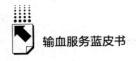

撑，经费保障存在一定困难。血站非编人员工资挤占公共经费，在编职工收入低于通州区社区卫生服务机构。种种因素导致血站发展受到严重制约。

八 对策建议

（一）充分开发采血资源

按照《北京市血站设置规划（2018—2025年)》，通州血站采血范围仅限通州区域。目前通州区常住人口184万，2021年通州区2.85万人次参与献血，千人口献血率为15.5‰，已高于2020年的全国千人口献血率11.1‰，采血量增幅空间有限。建议政府相关部门统筹规划，全市一盘棋，充分利用北京市采供血机构资源，突破采血区域的限制，允许北京市内跨区采血，充分开发采血点，全力保障北京市医疗机构临床用血。

（二）调整临床用血收费标准

国家和北京市临床用血收费标准已经16年未调整，不符合价值规律，不利于采供血行业健康发展。建议政府相关部门依据采供血成本合理调整公民临床用血收费标准，体现血站工作人员劳动价值，降低采供血机构运行成本压力。

（三）推动血站运行机制改革

通州血站积极协调有关部门，申请运行机制改革，争取在全额拨款事业单位性质不变的情况下，取消收支两条线管理，实行"一类财政保障，二类绩效管理"的运行机制。

综上，北京市通州区中心血站努力克服疫情等不利因素影响，把保证血液质量和安全，做好采供血服务作为第一要务，"十四五"期间致力于完成血站运行机制改革，建立与北京城市副中心的高质量发展格局相适应的采供血服务体系。

B.11
2021年辽宁省鞍山市采供血发展报告

邢红妍 袁 月 姚书文*

摘 要： 本报告对辽宁省鞍山市采供血机构的各种基本情况、无偿献血招募方式、临床血液供应情况、成分血制备情况、血标本检测情况、特色做法、存在的主要问题和对策建议进行了介绍。对2021年采血和供血数据、成分血制备数据、检验项目阳性率、试剂使用率进行分析，对特色做法和存在问题进行阐述和论证，得出结论。一方面为部分采供血机构提供值得借鉴的经验和做法，起到取长补短的积极推进作用；另一方面总结了当前中小型采供血机构发展面临的瓶颈问题及需要做出的突破性改进，为进一步推动鞍山市采供血事业可持续发展提供参考。

关键词： 鞍山市 血液采集和供应 无偿献血

鞍山市位于辽东半岛，下辖海城县级市、台安县、岫岩县及铁东区、铁西区、立山区、千山区，辖区面积9255平方公里，总人口332.5万。鞍山市有百年工业历史，素有"钢都"之称，同时也是融自然风光、宗教文化、温泉康复、岫岩美玉和满族风情为一体的旅游胜地。

2021年鞍山市采供血机构以创新宣传为基点、严抓质量为准绳、保障用血为中心、提供优质服务为宗旨，圆满完成了各项工作任务。

---

* 邢红妍，鞍山市红十字中心血站业务管理部部长、主任医师；袁月，鞍山市红十字中心血站党总支部记、站长、主任医师；姚书文，鞍山市红十字中心血站分管领导、主管检验师。

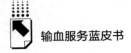

鞍山市 22 年来 11 次被授予"全国无偿献血先进城市"，鞍山市红十字中心血站多次被辽宁省委、省政府授予"省文明单位"，被省卫健委授予"辽宁省血站系统先进单位"、"辽宁省采供血工作质量管理先进单位"和"辽宁省卫生系统诚信服务先进单位"，被鞍山市委、市政府授予"鞍山市精神文明创建工作先进单位"等荣誉称号。

一 基本情况

（一）机构设置情况

鞍山市红十字中心血站（以下简称血站）始建于 1992 年，是经原辽宁省卫生厅批准的鞍山市唯一采供血公益性事业单位，隶属于市卫健委，正科级，编制人数 85 人，实行财政收支两条线管理。设置 1 个市级血站，2 个县级采血点，负责为全地区签订供血协议的 49 家医疗机构供血。市级血站总建筑面积 5185 平方米，业务用房面积 726 平方米，设置党群信息部、综合办公室、业务管理部、后勤保障部、财务管理部 5 个职能科室和机采科、献血服务科、检验科、成分制备科、供血科、质量管理和控制科 6 个业务科室。

（二）人员设置情况

市级血站共有人员 104 人，其中卫生技术人员 78 人，占 75%。从编制结构看，编制内人员 71 人，占 68%。从年龄结构看，35 岁以下占 51%，35~45 岁占 18%，45 岁以上占 31%。从学历结构看，研究生占 2%，本科占 61%，大专占 12%，大专以下占 25%。从编制内卫技人员职称结构看，高级占 20%，中级占 37%，初级占 39%，见习占 4%。

（三）网点设置情况

全地区共设固定献血点 7 个、固定献血屋 4 座、流动采血车 4 辆、储血点 4 个，为献血者提供了安全、便捷、清新、优雅的环境。

二 无偿献血和血液采供情况

（一）无偿献血招募采集情况

2021年新冠肺炎疫情持续影响，无偿献血招募工作困难重重。血站采取积极措施，动员职工及家属带头献血；开展全市机关、企事业单位、高校、部队无偿献血者面对面互动宣传及采集活动；举办世界献血者日系列活动；搭载新闻媒体宣传平台，邀请记者对团采现场进行采访和宣传；不断创新无偿献血宣传模式，发送无偿献血倡议书和感谢信，与无偿献血团体和个人建立和谐关系；加强无偿献血志愿服务队伍建设。

通过积极招募，2021年鞍山红十字中心血站采集全血62450U，共34835人次，采集量同比增长2.6%；采集单采血小板3207治疗量，共1998人次，双份率60.5%，采集量同比下降3.4%（临床需求大幅下降）。在鞍山市人口严重老龄化的情况下千人口献血率达到了11‰。

近年来血液采集量呈增长态势（见图1），不仅保证了本地区的临床供

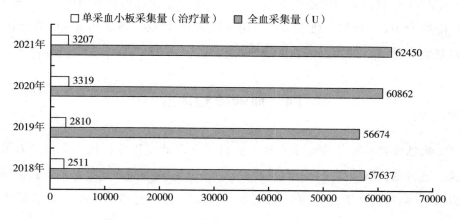

图1 2018～2021年全血和单采血小板采集情况

数据来源：启奥血站管理信息系统。

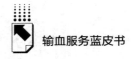

应，还缓解了周边兄弟血站用血紧张的局面，体现了采供血机构互助的大局观。

（二）临床供血情况

2021年血站发放去白全血72U、红细胞类62084.5U、血浆35142.5U、单采血小板3236治疗量、冷沉淀凝血因子9620U，较好地满足了我市临床供应。全年支援外市血站应急用血，其中红细胞类6201U、血浆7341.9U、单采血小板640治疗量、冷沉淀凝血因子2760U。

三 血液成分制备情况

血站成分制备科配备全自动血液分离机、大型低温离心机、全自动血液贴签包装机、血细胞淘洗机、医用病毒灭活箱、速冻机等大型关键设备，采用白细胞滤除技术、病毒灭活技术、速冻技术、无菌接驳技术、机器解冻阴性血技术，为临床提供安全有效的去白细胞全血及8种成分血。2022年拟开展血液辐照项目、机洗洗涤红细胞项目，提高血液的安全性和标准化。

2021年制备去白细胞全血72U，去白细胞悬浮红细胞62807.5U，洗涤红细胞1401U，浓缩红细胞48U，解冻红细胞128U，冰冻红细胞172.5U，血浆类62693U，冷沉淀凝血因子9868U。

四 血液检测情况

血站检验科配备酶免全自动一体机、全自动生化分析仪、全自动血型仪、全自动核酸检测平台等自动化设备，采取两次酶免一次核酸的方式检测血液标本。2021年共检测献血者标本36833份，合格36534份，合格率为99.19%。

2021年与2020年各检测项目阳性率对比见表1，试剂使用率对比见表2。表1谷丙转氨酶、乙肝和梅毒阳性率下降说明血液采集部门初筛工作严谨。表2酶免和核酸试剂使用率均提高，特别是酶免提高了1.92%，表明检验科具有开源节流意识，科学合理安排检验批次，降低试剂成本。

表1　2020年和2021年各检测项目阳性率对比情况

单位：%

项目	2020年	2021年	减少幅度
谷丙转氨酶	0.36	0.20	0.16
乙肝	0.16	0.12	0.04
丙肝	0.06	0.06	0
艾滋	0.06	0.14	−0.08
梅毒	0.31	0.21	0.1
核酸	0.07	0.03	0.04
不合格标本率	0.04	0.05	−0.01
总不合格率	1.06	0.81	0.25

数据来源：启奥血站管理信息系统。

表2　2020年和2021年试剂使用率对比情况

单位：%

项目	2020年	2021年	提高幅度
酶免试剂使用率	88.15	90.07	1.92
核酸试剂使用率	86.33	87.20	0.87

数据来源：根据检验科数据资料统计。

五　特色做法

（一）开展多元化无偿献血宣传，提升公众参与度

2021年，血站在微信公众号发送推文86篇，在卫健委平台发表文章37篇，在《千山晚报》、"鞍山云"等刊发文章48篇，在"学习强国"平台发布文章4篇。参与录制《健康科学说》栏目，讲述血液从采集到供应全过程，使无偿献血更透明、更直观。另外，还参与录制了4期《医路前行》。紧跟新形势下无偿献血志愿服务项目，为"红马甲"志愿者开展4次献血

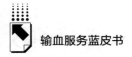

知识培训，使志愿者更专业地为献血者提供"微笑服务"和"温暖服务"。世界献血者日组织"献血，让世界继续跳动"亮灯宣传活动，与狮子会鞍山分会、红十字志愿服务队共同开展无偿献血公益宣传周活动，并表彰疫情期间参加无偿献血的团体单位。充分发挥郭明义、刘娟等鞍山名人榜样作用，为无偿献血助力。邀请资深献血者现身说法，充分发挥无偿献血主体人群的示范效应。

（二）加大团体献血招募力度，应对疫情等突发事件

针对新冠肺炎疫情和极端天气，血站未雨绸缪，全方位加大团体献血招募力度。通过媒体、短信等方式向爱心团队、学校、企事业单位发起无偿献血倡议；深入社区、高校、企业、乡村等开展无偿献血宣讲活动，以发展壮大无偿献血者队伍；做好已有团体单位献血后走访、致谢、征求意见等服务工作，促使其成为稳定的应急献血者队伍；定期组织单采血小板及 Rh 阴性血献血者队伍座谈和联谊活动，面对面感谢献血者的爱心奉献。目前无偿献血爱心团队已有 100 余支、共计 8000 余人，Rh 阴性血队伍 300 余人，单采血小板队伍 200 余人。2021 年团体献血人数和献血量同比增长分别为 37.6% 和 33.1%。2021 年 11 月，为应对大连庄河疫情，血站率先发起"驰援大连，战疫有我"的主题献血活动，共采集全血 640U，驰援大连各种血液制品总计 1798.1U。在鞍山暴雪期间紧急启动《突发事件应急采供血预案》，充分保障了临床供血。

（三）加强质量管理，提升血液安全性

血站从卫健中心独立后进行了质量体系文件第五次改版，并实施了文件管理信息化，实现了质量管理优化提升。每年定期组织内审和管理评审，审核范围涵盖市站、县级采血点及所有储血点，全要素全过程的审核是保证血液质量安全的基础。严格执行三级日常监督检查与质量监控相结合的管理机制：科室常规自查；质量管理部门进行专项检查和随机抽查，针对突发重点工作即刻排查；站领导不定期进行专项检查，及时发现和识别体系运行中存

在的问题和隐患，分析原因，制定纠正预防措施，评价整改效果，使质量体系进入良性 PDCA 循环。2021 年血站尤其注重血液报废原因分析，使血液非正常报废率同比下降 0.06%，有效节约血液资源。

（四）重视疫情防控，保证采供血安全

2021 年，新冠肺炎疫情贯穿全年，血站始终严格贯彻落实防控要求，组织职工接种疫苗，定期组织职工做核酸检测、收看疫情防控视频，组织防控知识培训。编制血站秋冬季疫情检查表并适时更新，增加业务科室消毒频次和范围，规范窗口科室测温扫码等排查程序，组织疫情应急演练，站领导亲自带队定期检查，发现问题记录台账，及时整改并跟踪验证整改结果。站领导具有大局意识和整体观，以上疫情防控工作涵盖县级采血点（人财物独立管理），使整个鞍山地区的疫情防控工作及时到位有效，充分保障了采供血安全。

（五）按需求采血，合理用血，全方位服务临床

召开年度供血需求和计划年会，了解临床需求情况，科学合理制定采血计划；征求用血医院意见，改进服务质量；与临床共同探讨辐照血应用的可行性。为更好地服务临床，站长亲自带领技术骨干深入用血医院走访征求意见，并派专技人员深入用血医院，了解临床需求并指导科学合理用血，以建立长效服务机制。全年为临床患者提供疑难交叉配血、疑难血型鉴定 100 余次，解答临床咨询 160 余次，借助市输血质控中心会议及对用血医院督导检查平台为临床授课培训 2 次，督导检查过程中悉心指导用血医院血库管理和临床用血管理工作，为临床输血提供了坚实的技术保障。为保障输血安全拟取消 20 家多年未用血医院的输血准入资质，市卫健委已委托市输血质控中心协助完成审核确认工作。辽宁省通知取消献血互助金后，血站积极响应，多渠道通知产生用血并符合退返条件的患者，工作日全天退返互助金，以保障产生用血的无偿献血者利益。

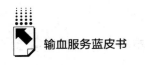

六 存在的主要问题和对策建议

（一）无偿献血长效工作机制问题

无偿献血应该由当地政府主导、相关部门协调、整个社会参与，目前鞍山市无偿献血委员会已十多年未换届，无偿献血宣传、招募仅靠血站这种非行政职能单位组织完成，成效不足。

建议省级层面强调各市献血委员会换届改选，负责无偿献血的宣传、动员和组织实施，政府相关部门指导采血车确定固定位置，支持献血屋的设置和建设；对无偿献血活动和公益户外广告设置予以支持；加速出台各地区的无偿献血管理办法；将无偿献血纳入部门考核目标，建立无偿献血长效工作机制。

（二）设备老化、信息化落后、采血环境差

血站收入来源为财政拨款和沉淀的献血互助金，目前互助金已取消，而血液制品的价格标准没有随着增加核酸检测而调高，导致资金缺口巨大，严重阻碍了采供血设备和信息化软硬件的更新、献血车和献血屋的增设、血站与用血医院之间信息互联的推进、无偿献血者三免政策的落地、血费直报的实施，采供血机构的可持续发展受到限制。

建议国家层面出台保障采供血机构自身发展的法规性文件，并协调地方有效落实对血站实行"公益一类财政供给、公益二类事业单位管理"的政策，建立血站运营经费的保障机制，以加快采供血机构标准化建设。

（三）血浆库存积压的问题

这是东三省血站面临的共性问题，产生原因与现行科学合理用血评价标准有关，自从血站系统开展血浆病毒灭活技术和核酸检测技术以来，经输血传播疾病发生率明显下降，近年来鞍山地区未发生因输注血浆传播疾病现

象，血浆具有扩容和补蛋白效果明显、价格低廉的优点，能满足经济条件有限患者的迫切需求。

建议国家层面科学精准修订血浆输注适应证，满足临床患者的需求，保证血液成分供需平衡，杜绝宝贵血浆资源积压。在根本性措施出台之前，建议指定专门机构组织协调血浆全国范围内物尽其用。

（四）血站需要开拓科研领域

中小血站的单位性质导致薪资水平远低于临床医院，无法引进高学历高水平人才，导致血站现有人员仅具备较强的采供血能力和高度的敬业精神，但缺乏创新能力，科研领域一片空白。

建议国家重视采供血科研工作。一方面制定引进高层次人才政策，以科研促发展，另一方面建议将献血人群调研或某些指标检测之类的科研项目从国家到省到地级市采供血机构垂直分配并细致指导，为中小型血站创造机会形成科研意识，从基础做起，逐步走上创新之路，提高血站全方位服务能力。

七　总结

综上所述，鞍山市红十字中心血站将继续发扬团结一致、努力拼搏的白衣天使精神，全力保障医疗用血，同时更要肩负使命、攻坚克难、集思广益解决发展中的瓶颈问题，并以更加饱满的工作热情、更加严谨的工作方式，进一步优化工作流程，创新招募方式，提升服务水平，探索科研领域，为鞍山市采供血事业的发展贡献力量。

临床输血报告篇

Clinical Blood Transfusion Reports

B.12
2021年黑龙江省临床输血现状与展望

曹荣祎　赵琳琳　刘凤华*

摘　要： 通过调查黑龙江省医疗机构临床输血基本信息，掌握我省临床输血发展的现状，以推动我省临床输血工作健康发展。黑龙江省临床输血医疗质量控制中心，受省卫生健康委医政医管处委托，由哈尔滨医科大学附属第一医院输血科牵头，于2022年3月采取回顾性调查方法，对全省326家医院2021年1~12月临床用血质量控制指标完成情况和输血科的基本建设及从业人员的基本信息情况进行了调研。结论数据客观地反映了我省医疗机构临床用血情况、输血科（血库）目前的发展建设状况，从而找到制约我省输血科（血库）建设及行业发展的问题，为今后进一步有针对性地解决这些问题提供科学的依据。

---

* 曹荣祎，博士，哈尔滨医科大学附属第一医院输血科副主任医师；赵琳琳，博士，哈尔滨医科大学附属第一医院输血科副主任医师；刘凤华，哈尔滨医科大学附属第一医院输血科教授。

关键词： 黑龙江　临床输血　用血现状和展望

为了更好地贯彻落实《国家卫生健康委办公厅关于印发〈临床用血质量控制指标（2019年版）〉的通知》① 要求，掌握黑龙江省临床输血发展的现状，推动我省临床输血工作健康发展，为卫生行政主管部门制定政策提供科学依据。我们采取回顾性调查方法，通过填报表格的方式，对2021年全省326家用血医院临床用血质量控制指标完成情况、输血科的基本建设情况进行调研，并对调研获得的数据进行统计和分析，对存在的问题、改进措施及建议等以调研报告的形式，上报给省卫生行政主管部门。

一　黑龙江省医疗机构输血科建设情况

2021年共收到全省326家医疗机构的信息反馈，其中三级医院99家，占30.37%，二级医院219家，占67.18%，其他医院8家，占2.45%。

（一）2021年医疗机构输血科（血库）设置情况

在这326家医疗机构中，独立设置输血科的有139家（42.64%），其中三级医院99家，二级医院40家；没有独立输血科（血库）的医疗机构有187家（57.36%），输血工作由检验科代管，全部为二级以下医疗机构。

（二）2021年临床输血从业人员队伍建设情况

在这326家医疗机构中，共有1582名临床输血从业人员，其职称结构、学历结构和专业结构见表1。

---

① 《国家卫生健康委办公厅关于印发〈临床用血质量控制指标（2019年版）〉的通知》（国卫办医函〔2019〕620号），中国政府网，2019年7月19日，http://www.nhc.gov.cn/yzygj/s7658/201907/2c042e298403404cac62e4272406bed9.shtml？from=groupmessage。

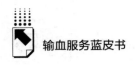

表1　2021年黑龙江省临床输血从业人员职称、学历、专业结构

单位：人，%

职称	高级职称	中级职称	初级及以下
人数	373	431	778
比例	23.58	27.24	49.18
学历	博士	硕士	本科及以下
人数	6	62	1514
比例	0.38	3.92	95.70
专业	医师系列	技师系列	护士系列
人数	107	1114	361
比例	6.76	70.42	22.82

数据来源：黑龙江省临床输血质控中心2021年临床用血质控指标和输血科（血库）基本信息调研数据。

（三）仪器设备配置情况

2021年黑龙江省326家医疗机构输血科（血库）仪器设备配置情况见表2。

表2　2021年黑龙江省医疗机构输血科（血库）仪器设备配置情况

单位：家，%

项目	三级医院99家		二级医院219家		其他医院8家		合计326家	
	数量	占比	数量	占比	数量	占比	数量	占比
血库专用冰箱	91	91.9	140	63.9	4	50	235	72.1
低温冰箱	84	84.8	86	39.2	0	0	170	52.1
血库专用离心机	75	75.8	85	38.8	0	0	160	49.1
电脑恒温水浴箱	53	53.5	72	32.8	0	0	125	38.3
热合机	44	44.4	27	12.3	0	0	71	21.8
普通显微镜	70	70.7	95	43.4	0	0	165	50.6
血浆融化机	74	74.7	75	34.2	0	0	149	45.7
血小板振荡保存箱	60	60.6	36	16.4	0	0	96	29.4
自体血液回收机	10	10.1	1	0.5	0	0	11	3.4
血液细胞分离机	9	9.1	1	0.5	0	0	10	3.1
血栓弹力图仪	16	16.2	6	2.7	0	0	22	6.7
血液辐照仪	1	1.0	0	0	0	0	1	0.3
全自动血型分析仪	13	13.1	24	11.0	0	0	37	11.3

数据来源：黑龙江省临床输血质控中心2021年临床用血质控指标和输血科（血库）基本信息调研数据。

（四）业务开展情况

2021 年黑龙江省 326 家医疗机构输血科（血库）业务开展情况见表 3。

表 3　2021 年黑龙江省医疗机构输血科（血库）业务开展情况

单位：家，%

项目	三级医院 99 家		二级医院 219 家		其他医院 8 家		合计 326 家	
	数量	占比	数量	占比	数量	占比	数量	占比
ABO 血型鉴定	98	99.0	174	79.5	1	12.5	273	83.7
Rh 血型鉴定	91	91.9	161	73.5	1	12.5	253	77.6
抗体筛查	89	89.9	101	46.1	0	0.0	190	58.3
抗体鉴定	6	6.1	6	2.7	0	0.0	12	3.7
Rh(D)阴性确认实验	19	19.2	9	4.1	0	0.0	28	8.6
ABH 血型物质	1	1.0	0	0.0	0	0.0	1	0.3
新生儿溶血病	18	18.2	0	0.0	0	0.0	18	5.5
产前检查	12	12.1	1	0.5	0	0.0	13	4.0
吸收试验	10	10.1	0	0.0	0	0.0	10	3.1
放散试验	10	10.1	0	0.0	0	0.0	10	3.1
直接抗人球试验	29	29.3	10	4.6	0	0.0	39	12.0
间接抗人球试验	12	12.1	3	1.4	0	0.0	15	4.6
血型抗体效价测定	6	6.1	0	0.0	0	0.0	6	1.8
血栓弹力图检测	15	15.2	4	1.8	0	0.0	19	5.8
血液照射	1	1.0	0	0.0	0	0.0	1	0.3
血小板抗体检测	8	8.1	16	7.3	0	0.0	24	7.4
血小板去除	2	2.0	0	0.0	0	0.0	2	0.6
外周血干细胞单采	1	1.0	0	0.0	0	0.0	1	0.3
血浆置换	8	8.1	1	0.5	0	0.0	9	2.8
PRP 局部治疗	3	3.0	0	0.0	0	0.0	3	0.9
全血去除（放血）	1	1.0	0	0.0	0	0.0	1	0.3

数据来源：黑龙江省临床输血质控中心 2021 年临床用血质控指标和输血科（血库）基本信息调研数据。

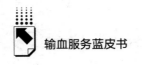

二　临床用血质量控制指标数据上报情况

（一）医疗机构用血情况

2021年黑龙江省326家医疗机构用血共892575.1U，其中全血1982.3U，红细胞557077.2U，血浆333515.6U。2019～2021年，成分输血率均为98.6%（见表4）。

表4　2019～2021年黑龙江省326家医疗机构临床用血情况

单位：U，%

血液成分	2019年	2020年	2021年
全血	6208.4	8329.9	1982.3
红细胞	426727.11	597407.11	557077.2
血浆	317581.29	507040.04	333515.6
合计	750516.8	1112777.05	892575.1
成分输血率	98.6	98.6	98.6

数据来源：黑龙江省临床输血质控中心2021年临床用血质控指标和输血科（血库）基本信息调研数据。

2021年，黑龙江省接连暴发新冠肺炎疫情，受疫情防控的影响，医疗机构无法正常开展医疗工作，住院患者骤减，用血量也显著下降，较2020年下降20%。

（二）手术患者自体输血开展情况

20世纪80年代开始，黑龙江省就开展了贮存式自体输血、等容稀释式自体输血；90年代率先开始使用自体血液回收机，回收术中失血及体腔内的血液；2000年开始使用血液细胞分离机对患者进行深度红细胞采集、术前血小板采集等预存式自体输血[①]。2019～2021年，黑龙江省326家医疗机构自体输血情况见表5。

---

① 何涛主编《中国输血行业发展报告（2019）》，社会科学文献出版社，2019。

表5　2019～2021年黑龙江省326家医疗机构自体输血情况

单位：U，%

年度	自体输血	异体输血	自体输血率
2021	6263.5	233477.6	2.61
2020	9401.8	215830.15	4.17
2019	16751.9	272587.3	5.79

数据来源：黑龙江省临床输血质控中心2021年临床用血质控指标和输血科（血库）基本信息调研数据。

黑龙江省医疗机构三级医院自体输血用量较少，尚未普及，二级医院基本没有开展。受新冠肺炎疫情影响，血液制品日益短缺，自体输血的宣传与普及是一个亟待解决的问题。

（三）输血申请单填报情况

2021年黑龙江省326家医疗机构接收的输血申请单总数425830份，填写规范的有413072张，不规范的有12758张，申请单合格率97.00%。

（四）血型复查情况

2021年黑龙江省326家医疗机构接收的受血者标本总数314091人次，其中受血者血液标本复查血型数295629人次，占94.12%，未复查血型数18462人次，占5.88%。

血型复查是保证患者用血安全的重要环节，5.88%的患者在输血之前没有进行血型复查，存在输血安全隐患。《临床输血技术规范》① 第十五条规定，要复查受血者和供血者ABO血型（正、反定型），除急诊抢救患者紧急输血外，要常规检查患者Rh血型，正确无误时方可进行交叉配血。因此血型复查是把好用血安全的第一道关口。

———————————

① 《关于印发〈临床输血技术规范〉的通知》（卫医发〔2000〕184号），国家卫健委网站，2001年11月8日，http://www.nhc.gov.cn/yzygj/s3589/200804/adac19e63a4f49acafab8e0885bf07e1.shtml。

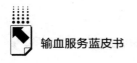

（五）开展输血相容性检测项目室内质控情况

输血相容性检测项目包括 ABO 血型正定型、ABO 血型反定型、交叉配血试验、不规则抗体筛查、Rh（D）血型五项。2021 年黑龙江省 326 家医疗机构输血相容性检测项目室内质控率见表6。

表6　2021 年黑龙江省 326 家医疗机构输血相容性检测项目室内质控率情况

单位：例，%

开展项目数	检测数量	比例
五项	94	28.83
四项	10	3.07
三项	8	2.45
两项	10	3.07
未开展	204	62.58

数据来源：黑龙江省临床输血质控中心 2021 年临床用血质控指标和输血科（血库）基本信息调研数据。

（六）参加2021年国家卫健委临检中心输血相容性检测室间质评情况

2021 年黑龙江省参加了国家卫健委临检中心"输血相容性检测"室间质评的有 97 家，其中医疗机构 94 家，参加率28.8%，比 2020 年提升 2.4%，通过率为 71.1%，比 2020 年提升 2.4%（见表7）。

表7　2019～2021 年黑龙江省"输血相容性检测"室间质评情况

单位：家，%

年度	参加室间质评	通过		未通过		医疗机构参加情况	
	数量	数量	占比	数量	占比	数量	占比
2019	70	54	77.1	16	22.9	70	21.5
2020	86	59	68.7	27	31.3	86	26.4
2021	97	69	71.1	28	28.9	94	28.8

备注：室间质量评价五个项目，只要有一个室间质评项目不合格，就被列为未通过，不合格。

数据来源：黑龙江省临床输血质控中心 2021 年临床用血质控指标和输血科（血库）基本信息调研数据。

（七）千人次输血不良反应上报情况

2021年黑龙江省326家医疗机构输血共303421人次，输血不良反应上报例数473人次，占0.16%。

这个数据远远小于临床实际输血不良反应的发生率，说明医院对临床输血不良反应的管理存在一定的漏报现象，个别医生存在多一事不如少一事的想法，担心患者追责和引起麻烦。

（八）一、二级手术台均用血量（红细胞和全血）

2021年黑龙江省医疗机构一、二级手术台均用血量0.18U，三级医院的一、二级手术225577台次，用血量42343.2U，台均用血量为0.19U，二级医院的一、二级手术71112台次，用血量10701.5U，台均用血量为0.15U。

（九）三、四级手术台均用血量（红细胞和全血）

2021年黑龙江省医疗机构三、四级手术台均用血量为0.42U，其中三级医疗机构三、四级手术388370台次，用血量155756.6U，手术台均用血量为0.40U，比全省平均值低0.02U；全省二级医疗机构的三、四级手术35815台次，用血量21731.25U，台均用血量为0.61U，高于全省平均值0.19U，同级手术用血量比全省三级医院的台均用血量多0.21U。

一、二级手术台均用血量和三、四级手术台均用血量，反映的是医疗机构手术患者血液的使用情况，是临床用血管理指标之一，超过平均值的医疗机构应提高手术水平，降低手术台均用血量。

（十）出院患者人均用血量

2021年，黑龙江省326家医疗机构出院患者2777286人次，出院患者红细胞和全血用血量722573.4U，全省出院患者人均用血量为0.26U。

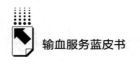
三　总结与分析

（一）临床用血安全工作受到黑龙江省卫生行政管理部门高度重视

为了保证黑龙江省临床用血安全工作，卫生健康委员会医政医管处设专人负责全省血液安全工作。2012年黑龙江省临床输血医疗质量控制中心成立，对全省医疗机构临床用血进行管理，并多次开展调研工作，在省卫健委医政医管处统一安排下对各级医疗机构的输血科（血库）进行检查、督导、培训和技术指导等工作。

（二）三级综合医院输血科的建设和用血管理工作

从2021年调研的统计结果来看，黑龙江省三级医院输血科均建立了临床输血管理委员会并有独立设置的输血科（血库），在用血质控指标完成情况到科室的建设、事业用房面积、医疗设备、医务人员的学历及科研能力、开展的医疗项目情况等方面，明显优于二级医院。调研统计数据客观反映了黑龙江省临床用血管理和输血科（血库）的现状。

四　目前存在的问题

（一）部分医疗机构没有独立建制的输血科（血库）和专职人员

在326家医疗机构中，有独立设置输血科（血库）的只占42.64%，57.36%的医疗机构仍以检验科为挂靠科室，业务和人员混岗，存在输血安全隐患。

（二）输血从业人员学历偏低

通过对326家医疗机构1582名输血科（血库）从业人员的调研，职称和专业结构较合理。但高学历者偏少，博士、硕士、本科及以下比例分别为0.38%、3.92%、95.70%，基层医院学历水平偏低是一个比较普遍的现象，限制了黑龙江省输血科（血库）的发展。

（三）参加国家卫健委临检中心"输血相容性检测"室间质评通过率偏低

2021年，黑龙江省有94家医疗机构参加了卫生健康委临检中心"输血相容性检测"室间质评，参加率28.8%，比2020年提升2.4%。但通过率只有71.1%，未通过的有28家（28.9%），距离全部通过还有一定的差距。没有通过的实验室要从检测方法、试剂质量、实验人员的能力、上报规则、实验室主任重视程度等方面查找原因，提高以后的通过率。

五　工作展望

目前，国家还没有出台《输血科基本建设标准》，建议国家卫健委相关部门尽快出台《输血科基本建设标准》，促进各级医疗机构输血科的标准化建设，加强输血专业人才培养，从而推动我省输血事业的快速发展。

各辖区卫生行政部门要重视临床用血管理工作，提高各医疗机构自体输血的比例，要加强对临床医生和单病种用血量的考评，避免一、二级手术用血，减少三、四级手术台均用血量，降低手术患者术中及术后用血量，节约有限的血液资源。

各级医疗机构要高度重视"输血相容性"室间质评的工作，加强对输血从业者的技能培训，提升专业技术水平，提高"输血相容性检测"室间质评的通过率。

输血不良反应上报和药物不良反应上报具有相同的意义，各个医疗机构应该建立输血不良反应上报机制，鼓励上报不良反应，以便于发现输血不良反应种类，采取对症治疗的措施，推动输血高质量发展和输血医学的进步。通过提高医务人员输血不良反应识别能力以及对症处理措施，达到规范化管

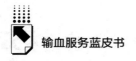

理的目的，持续提升我国血液安全水平。

总之，输血科的建设任重道远，随着输血医师队伍逐渐形成，输血专业的业务领域也在不断拓展，能够更好地促进输血医学和临床学科的合作，从而促进输血医学的不断发展。

B.13
2021年吉林省临床输血现状与展望

刘铁梅　李宏洋*

摘　要： 为了解吉林省临床输血发展现状，本文调研了吉林省共 299 家医
疗机构输血科（血库）的详细情况。包括各医疗机构的分布、
输血从业人员的资质、参与质控情况、临床用血相关质控指标以
及全年用血量。目前吉林省在省输血质控中心以及卫生行政部门
监督管理下整体输血现状良好，积极开展学术活动，推进人才梯
队的建设，拓宽业务范围，虽然有些科室在自体输血、血液治疗
以及输血信息化管理方面仍有不足，需要逐渐地完善，但是每一
个输血科（血库）均按照要求规范临床合理科学用血，充分保
障输血安全。

关键词： 吉林省　临床输血　输血安全

　　输血是临床治疗中极为重要的措施，而评估患者是否需要输血以及采用
何种输血方案，对于保障输血安全以及提高治疗效率具有重要意义，所以输
血科在整个医疗机构中承担着重要的职责。吉林省输血质量控制中心做了各
方面的工作，比如组织上岗证培训、定期的监督考察、跟踪各医疗单位的质
控指标是否合格等，旨在提高吉林省输血行业水准。接下来将具体介绍吉林
省各医疗机构输血科（血库）输血现状。

---

* 刘铁梅，博士，吉林大学中日联谊医院输血科主任、主任医师；李宏洋，吉林大学中日联谊
医院主管技师。

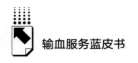

一 吉林省各医疗机构分布
及基础情况

吉林省共辖 9 个地级行政区，直管梅河口、公主岭 2 个县级市，全省具有临床用血资质的医疗机构有 299 家，包括三级医院 62 家、二级医院 197 家、其他医院 40 家，有独立输血科的有 142 家，达到 47.5%。具体情况如表 1、表 2 所示。

表 1 吉林省各医疗机构分布情况

单位：家

区域	三级医院	二级医院	其他医院	合计
吉林	9	31	8	48
白城	1	19	2	22
白山	3	15	3	21
辽源	3	8	0	11
公主岭	3	8	0	11
梅河口	1	5	0	6
四平	5	22	1	28
松原	4	14	9	27
通化	4	16	7	27
延边	5	14	5	24
长春	24	45	5	74
合计	62	197	40	299

数据来源：吉林省临床输血科医疗质量控制中心上报的数据，下同。

表 2 吉林省各医疗机构输血科独立情况

单位：家，%

项目	三级医院		二级医院		其他医院		合计	
	数量	占比	数量	占比	数量	占比	数量	占比
输血科独立	50	80.6	79	40.1	13	32.5	142	47.5

二　吉林省各医疗机构输血从业人员资质情况

近年来，为了输血科的可持续发展，各单位不断引进人才，提高人才梯队建设。只有不断夯实科室人员的核心能力，即坚实的专业知识、科研创新能力，才能推进输血科的全面发展，拓宽业务范围，逐渐走向临床。相较于2017年，2021年吉林省各医疗机构输血科（血库）人员无论是学历层次还是职称均有提高。2021年吉林省输血从业人员学历、类别以及职称情况见表3、表4、表5

表3　2021年吉林省各医疗机构输血科（血库）人员学历结构

单位：人，%

学历	三级医院		二级医院		其他医院		合计	
	人数	占比	人数	占比	人数	占比	人数	占比
博士	5	1.06	0	0	0	0	5	0.32
硕士	57	12.10	7	0.73	2	1.63	66	4.26
本科	405	85.99	927	97.07	120	97.56	1452	93.74
其他	4	0.85	21	2.20	1	0.81	26	1.68

表4　2021年吉林省各医疗机构输血科（血库）人员专业情况

单位：人，%

专业	三级医院		二级医院		其他医院		合计	
	人数	占比	人数	占比	人数	占比	人数	占比
医师	51	10.83	99	10.37	6	4.88	156	10.07
技师	371	78.77	758	79.37	108	87.80	1237	79.86
护理	49	10.40	98	10.26	9	7.32	156	10.07

表5　2021年吉林省各医疗机构输血科（血库）人员职称情况

单位：人，%

职称	三级医院		二级医院		其他医院		合计	
	人数	占比	人数	占比	人数	占比	人数	占比
高级	105	22.29	181	18.95	6	4.88	292	18.85
中级	132	28.03	256	26.81	44	35.77	432	27.89
初级	234	49.68	518	54.24	73	59.35	825	53.26

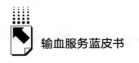
三 吉林省临床用血概况

虽然输血是临床必不可少的治疗举措，但是为了最大限度地保障输血安全、精准输血，强化用血的规范性，吉林省输血科一直秉持能少输则少输、能不输则不输的原则，规范临床合理科学用血。2021 年吉林省 299 家临床用血机构共使用红细胞约 33 万 U，其中年红细胞用量超过 5000U 的有 15 家，可见在医院手术台数逐渐增加的情况，用血量并未猛增，也说明了各医疗机构在吉林省质控中心的指导下严格执行科学合理用血。具体如表 6 所示。

表 6 2021 年吉林省各医疗机构输血科（血库）临床用血情况

单位：U

项目	三级医院	二级医院	其他医院	合计
红细胞	209608.9	122037	2404.5	334050.4
血浆	773536.55	989411.49	1191.15	1764139.19

四 吉林省各临床用血机构管理情况

（一）开展室内质控、室间质评情况

依据《医疗机构临床用血管理办法》和《医院等级评审标准》各医疗机构输血科（血库）均应参与室内质控和室间质评。室内质控是保障实验结果准确的前提，因此每日首项工作即室内质控，而有能力的输血科开展室间质评也是必不可少的，这样才能将本实验室的检测结果与其他实验室对比，提高本实验室的检测精准度。现开展的输血相容性检测项目包括 ABO 血型正定型、ABO 血型反定型、RhD 血型检测、不规则抗体筛查、交叉配血共 5 项内容。每年分别完成 3 次由国家卫生健康委临床检验中心以及吉林省临床输血科医疗质量控制中心下发的室间质评工作（共6次），查询专家反馈的质评结果及成绩证书，及时掌握本实验室的检测能力。由此可见吉林省最大限度地保障每个实验室的检测能力。2021年吉林省开展室内质控和室间质评的单位分别为259家和249家，今后会致力于增加室内质控及室间质评的参与率。具体的质控情况如表7所示。

表7 2021年吉林省各医疗机构输血科（血库）质控情况

单位：家，%

项目	三级医院		二级医院		其他医院		合计	
	数量	占比	数量	占比	数量	占比	数量	占比
开展室内质控	62	100	173	87.8	24	60	259	86.6
开展室间质评	61	98.4	159	80.7	29	72.5	249	83.3

（二）吉林省各市州能力验证情况

为了最大限度地保障输血安全，提高输血科的检测能力，及时掌握吉林省各医疗机构输血科（血库）实验室的检测水平及动态，吉林省输血质控中心每年免费下发一套能力验证检测试剂盒，每套试剂盒的检测格局均有差别，并随机发放给各单位，从而最大限度地保障检测的公平公正，并考核实验室的检测能力。2021年，参加能力验证检测的共296家医疗机构，各地区的合格率均在87%以上，相比过去两年的结果均有较大提高，只有四平为79%，今后会加强对其监督管理工作。具体详情如表8所示。

表8 2021年吉林省各市州输血科（血库）能力验证结果

单位：家，%

区域	白城	白山	公主岭	吉林	辽源	梅河口	四平	松原	通化	延边	长春	合计
参加单位	22	20	11	41	11	5	28	23	28	26	81	296
合格	20	19	10	36	11	5	22	20	26	24	76	269
合格率	91	95	91	88	100	100	79	87	93	92	94	91

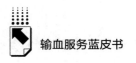

（三）吉林省各市州输血科（血库）临床用血质控指标情况

本文调研了吉林省各医疗机构输血科（血库）的临床用血质量控制指标，详情见表9。各市州的质控结果参差不齐，有些地区质控不达标，尤其是自体输血率较低。可见，吉林省质控中心还需做很多工作，监督纠正各单位，逐渐增加输血专业技术人员，实现每千单位用血输血专业技术人员数大于或等于0.5，输血申请单合格率及患者的血型复查率达100%，自体输血率大于或等于30%，合理科学的手术备血以及用血，降低输血不良反应，最大限度保障输血安全。

表9 吉林省各市州输血科（血库）质控指标情况

区域		每千单位用血输血专业技术人员数（人）	输血申请单合格率（%）	受血者标本血型复查率（%）	千输血人次输血不良反应（例）	一、二级手术台均用血量（U）	三、四级手术台均用血量（U）	手术患者自体输血率（U）	出院人均用血量（U）
白城	数量	0.65	96.4	99.2	1.00	0.04	0.24	2.7	0.22
	占比（%）	3.7	9.3	9.6	7.4	2.5	5.4	8.7	10.8
白山	数量	0.16	99.9	100	0.66	0.08	0.33	0	0.14
	占比（%）	0.9	9.6	9.7	4.9	5.0	7.4	0	6.9
辽源	数量	0.78	96.3	57	0.61	0.12	0.57	0	0.17
	占比（%）	4.5	9.3	5.5	4.5	7.4	12.8	0	8.3
梅河口	数量	2.84	91.7	100	2.57	0.004	0.19	6.4	0.22
	占比（%）	16.4	8.9	9.7	19.1		4.3	20.7	10.8
松原	数量	1.44	92.8	93.1	0.76	0.13	0.42	0.08	0.14
	占比（%）	8.3	8.9	9.0	5.6	8.1	9.5	0.3	6.9
通化	数量	3.05	98.8	94.8	0.92	0.43	0.82	4.1	0.24
	占比（%）	17.6	9.5	9.2	6.8	26.7	18.5	13.2	11.8
延边	数量	0.0007	84.0	99.1	1.85	0.15	0.27	5.5	0.20
	占比（%）	0.004	8.1	9.6	13.7	9.3	6.1	17.8	9.8
公主岭	数量	0.0014	100	96.5	0.70	0.23	0.52	0	0.19
	占比（%）	0.0008	9.6	9.3	5.2	14.2	11.7	0	9.3
四平	数量	5.08	87.1	99.4	2.23	0.24	0.50	10.0	0.18
	占比（%）	29.3	8.4	9.6	16.5	14.9	11.3	32.3	8.8

续表

区域		每千单位用血输血专业技术人员数（人）	输血申请单合格率（%）	受血者标本血型复查率（%）	千输血人次输血不良反应（例）	一、二级手术台均用血量（U）	三、四级手术台均用血量（U）	手术患者自体输血率（U）	出院人均用血量（U）
长春	数量	0.38	94.3	94.3	1.10	0.08	0.36	1.5	0.19
	占比（%）	2.2	9.1	9.1	8.2	4.9	8.1	4.8	9.3
吉林	数量	2.96	95.6	99.9	1.09	0.11	0.22	0.7	0.15
	占比（%）	17.1	9.2	9.7	8.1	6.8	4.9	2.2	7.3

五　吉林省输血工作进展

（一）学术交流

在学术交流方面，吉林省非常重视科研创新，积极组织学术交流活动，分别于 2009 年成立吉林省医师协会输血科分会、2012 年成立吉林省输血协会临床输血管理委员会、2016 年成立吉林省医学会输血学分会。各组织协会各司其职，大力贯彻发展输血行业的宗旨。由于受疫情影响，无法举办线下学术会议，但是吉林省的学术活动并未停止，通过钉钉以及腾讯会议，举办了吉林省临床输血学术会议，达到学术交流及研讨的效果。此外，定期召开输血科工作会议，及时掌握全省输血工作现状，推进输血科科学全面发展。

强调输血工作人员上岗证的培训，从 2012 年开始举办输血从业人员上岗证培训活动。线下培训采用小班授课的方式，每次培训 15 ~ 20 人，详细讲解从输血相关的法律条文到实验室的各项操作，旨在提高培训的质量。近两年以来受疫情影响，采用线上钉钉授课的方式，虽然形式有变但是质量不减，而且网络授课给更多的输血从业人员提供了学习的机会。为严格控制培训的质量，我们设置了培训后考核，只有成绩合格的人员才有资格上岗，从

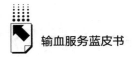
而保障输血从业人员的专业水平，为整个输血行业的蓬勃发展奠定了坚实的基础。除了保障本专业人员的知识培训外，对于临床医师以及护士也定期安排交流活动，及时普及更新输血申请以及输血护理等方面知识，充分保障合理科学用血及输血安全并促进输血行业的整合发展。

（二）质量管理

在质量管理方面，2011 年成立吉林省临床输血科医疗质量控制中心并充分发挥职能。各医疗机构均严格遵守《临床输血技术要求规范》、《医疗机构临床用血管理办法》以及 2018 年重新修订的《吉林省医疗机构输血科（血库）准入标准》落实临床输血工作，吉林省输血质控中心与卫生行政部门定期进行监督和考核，在监督考察过程中及时对有瑕疵的医疗机构给予专业的指导及纠正，规范科室工作的日常表格及操作规程，使输血科在一个逐渐标准化、规范化的输血管理体系内落实工作，做到一切工作有标准、有章程、有迹可循。这样既规范了各医疗机构的科学用血，达到节约用血、合理用血、安全输血的目的，又提高了输血科的整体行业水准。

（三）临床用血

在临床用血方面，保障每个工作环节的精准性必不可少。从规范输血申请单开始，严格把控输血申请单的质量，确保每一份输血申请均符合用血要求。每一个输血申请的标本均需要进行 ABO 正反定型、Rh（D）血型以及抗体筛查检测，这是保障交叉配血及输血安全的前提，也是降低不必要的输血不良反应的有效措施。输血科在 2016 年 7 月评定为二级学科，因此现在的输血科不仅仅是储存血液的"银行"，它也是患者安全输血的一个重要枢纽。输血前评估以及输血后评价，对规范临床合理科学用血均具有重要的作用。虽然各市州临床用血质控结果有所差别，但是通过省输血质控中心与卫生行政部门的监督指导，各市州临床用血工作日益进步。相信每一家临床用血机构都会依据法律章程，逐渐完善每一个工作细节，逐渐符合每一个质控标准。

（四）科室开展项目

近年来，随着输血科二级学科的确立，业务不断扩展。吉林省各市州的输血科（血库）均能独立完成 ABO 正反定型、Rh（D）血型检测、不规则抗体筛查以及交叉配血工作。一些有能力的实验室还开展了新生儿溶血检测、孕妇母体效价检测、血小板抗体筛查实验、血栓弹力图实验、直接抗人球蛋白实验、疑难血型鉴定及交叉配血、不规则抗体鉴定、自体血采集、血液治疗（血浆置换、淋巴细胞血浆置换、血脂去除、尿酸去除、干细胞采集、富血小板血浆治疗等）、新冠康复患者血浆应用、输血科门诊、临床会诊、日间病房等多项工作。

每个输血科均应该大力推行自体血采集，降低异体输血率，降低输血传播疾病的风险或输血不良反应，保障输血安全。一些新项目如血栓弹力图对于合理用血、调整指导用血方案具有重要作用，有助于实现科学用血、个体化输血、精准输血的目的，同时可用于检测患者出凝血功能，预防术后血栓，监测抗凝药物以及抗血小板药物疗效并及时调整用药方案。血液治疗更是输血科未来的重点发展方向。这种治疗方式可以为肾脏疾病、神经内科疾病、自身免疫性疾病、中毒患者滤除体内毒素；为一些亚健康肥胖人员减轻负担；为创伤难以愈合患者加速康复；等等。可见输血科在不断壮大、不断拓宽业务，也在完善输血的转型发展。而输血门诊、日间病房的设立以及临床科室发出的会诊需求，更是体现了输血科作为二级学科正在一步步稳定拓展，逐渐完善多学科合作发展模式。希望未来我省能继续开展更多的新项目、新技术，如血型基因检测、药物性抗体检测、骨髓移植 HLA 配型技术等。

六　不足与展望

输血科不断发展，但仍然有不足，仍然有很大的进步空间。各医疗机构在硬件软件条件上有差距，一些边远地区的输血科（血库）条件艰苦，各地区各级输血科（血库）发展参差不齐。

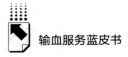

在大数据时代，输血科也要与时俱进，引进实验室信息化管理系统以及大型检测仪器，强调提高输血科管理系统的信息化及检测的自动化，提高工作效率、降低差错率，通过信息化输血管理系统获得完整的输血记录及全面的用血数据，为做到合理的输血前评估和输血后评价奠定坚实的基础，逐渐实现输血科的现代化信息管理体系。提高室内质控、室间质评参与率以及准确率，加强本科室检测能力。依据本实验室的条件，尽可能多地开展业务，提高自体血输血率；大力开展血液治疗以及输血科门诊和会诊工作，促进输血科与临床的紧密联系，推动多学科协作发展。

未来我们仍然会按期举行学术交流，严格落实输血从业人员以及医师护士的培训，按照法律法规严格执行工作，加强省输血质控中心及卫生行政部门的监督考察。希望吉林省各医疗机构输血科（血库）无论质量管理体系还是学术科研能力，抑或是临床输血工作均能更上一层楼，也希望全国的输血行业蓬勃发展。

B.14

2021年辽宁省临床输血现状与展望

郝一文　金晶纯　程大也 *

摘　要： 本文概述了辽宁省临床用血质控中心的发展和工作情况，着重介绍了省、市临床用血质控中心在推动室内质控及室间质评活动、各级医院的培训等方面所取得的进展。在国内新冠肺炎疫情反复的情况下，建立了线上个案追踪、实时问询与线下实地核查相结合的核查模式。结合全省各级医院国家临床用血质控指标的调研结果及2021年全省血液安全技术核查结果的汇总分析，总结了本省基层医院在科室管理及临床用血管理中的亮点及存在的共性问题，并有针对性地提出了未来省、市临床用血质控中心的工作重点及整改方案。

关键词： 临床用血质控　临床输血　输血管理

血液安全是医疗和公共卫生事业的一个重要组成部分。WHO 于 2000 年将血液安全作为工作重点，并将其作为当年世界卫生日的主题，联合国将"健康和安全输血"列为千年计划目标的分目标并积极加以落实。要做到整个国家的血液安全，区域化的质控管理及血液安全是前提和基础。多年来，辽宁省在省卫生健康委及省质量控制办公室的领导下，在全省建立了比较完善的临床用血质控网络和质控管理机制，临床用血质控及血液安全水平稳步提高。

---

* 郝一文，博士，中国医科大学附属第一医院输血科主任，辽宁省临床用血质控中心主任、主任医师；金晶纯，博士，中国医科大学附属第一医院主治医师；程大也，博士，中国医科大学附属第一医院主任技师。

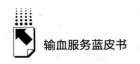

一 辽宁省临床用血质控中心工作概况

（一）组织架构

辽宁省初步建立了血液安全质控的三级网络架构，成立了1个省级临床用血质控中心，全省14个城市全部成立了市级临床用血质控中心，部分城市在偏远地区成立了区域质控小组。基本实现"横向到边、纵向到底"的全省临床用血质控网络。

（二）工作方式与内容

省临床用血质控中心将自身年度工作予以常规化、流程化，并要求各市质控中心按照省质控中心的部署制订本市的质控工作计划及内容，实现既有分工又有协作、既统一又兼顾各市的特点，实现省市质控工作的整体化和有序化。

省质控中心年度常规工作包括：（1）年初召开上年度工作总结会议，并部署当年的质控工作计划；（2）制订年度各等级医院的培训计划，并组织实施；（3）制定省年度血液安全技术核查方案并组织实施，各市据此制定本市的核查方案并组织实施；（4）组织完成基层医院的省级室间质评活动；（5）汇总分析年度质控工作，上报省质控办，向各市质控中心反馈。

二 辽宁省临床用血质控中心工作进展

（一）室内质控及室间质评活动的开展

从2018年开始，辽宁省临床用血质控中心一直在推动各级医院常规开展室内质控，并将室内质控作为年度血液安全技术核查重点检查项目。
2018~2020年，室内质控开展率分别为61.5%、82.8%、73.68%。

从2015年开始，省临床用血质控中心组织省级室间质评活动，要求二级及以下医院必须参加。到2021年，省内大部分城市已经将各医院室间质评活动的评价结果作为允许开展输血治疗或血站供血的依据之一。同时，我们根据质评结果中存在的问题有针对性地开展培训，取得了实效。从表1可以看出，从2015年开始，参加省级室间质评活动的单位数、合格率均呈不断增加和提高趋势。

表1 2015~2021年度开展省级室间质评活动的情况

年度	参加单位数（家）	合格单位数（家）	合格率（%）
2015	188	118	62.8
2016	196	147	75.0
2017	212	168	79.2
2018	259	211	81.5
2019	350	258	73.7
2020	193	178	92.2
2021	251	226	90.0

数据来源：辽宁省临床用血质控中心对2015~2021年室间质评活动结果的分析报告。

（二）全省培训情况

1. 全省各级医院基本现状

全省不同等级医院在管理及技术水平上差异很大。三级医院整体水平较高，但与全国某些省份的大医院相比还有一定差距；二级及以下医院差距更大。2018年全省各级各类医院536个，其中三级医院137个，二级医院244个，其他医院155个，基层医院占比约2/3。而基层医院是亟须提高的重点。因此，我们采取了抓两头、带全体的培训策略。

2. 省级培训基地的建立

目前共成立了7个省级培训基地、2个备选省级培训基地。各培训基地承担对口城市的帮扶和培训，主要负责对三级医院科主任及业务骨干的培训

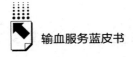
及进修，通过他们实现对本科室的再培训，以及辅助各市质控中心对基层医院的全员轮训。

3. 培训方式及特点

一是充分发挥省属大医院及各市质控中心的优势，建立上下联动、长期对口的多种形式的帮扶机制及措施。除了省级培训基地承担对口城市的帮扶外，各市质控中心承担各自区域内培训的职责。

二是同质化培训及考核，统一培训课程及方案、考核试卷及考核标准；现场理论培训与实践操作培训相结合；培训前进行调查及考核，评估参培人员的能力及缺陷，有针对性地调整培训重点；培训后进行考核，考察培训效果及培训中存在的问题，并以此作为后续培训调整的依据。

三是 2019 年省临床用血质控中心制定了市级培训基地标准及准入评估细则，以促进各市有能力的医院申报并成为市级培训基地，将培训基地延伸至各市，做到属地化培训，以利于各市人才培养及教师队伍的成长、全省教与学的整体水平提高。

（三）省市两级血液安全技术督查工作情况

1. 依法依规的省、市两级督查

各市质控中心依据省核查细则确定本市的核查方案。市级核查在前，覆盖各级各类医院；省级抽查在后，重点核查市级检查中存在问题的整改情况。经过多年的两级督查和整改，关停了一些不合格（不符合血液安全管理要求或不具备输血相容性检测技术能力）基层医院的供血或改由区域性中心血库供血。截至 2021 年年底，全省血站供血的基层医院数量由 2018 年的 399 家减至 235 家。

2. 疫情下的特殊核查方式

2020～2021 年，疫情反复给全省血液安全核查工作带来了极大困难。省临床用血质控中心适时调整了核查方式和方法，将实地督查改为线上与线下核查相结合，为此制定了全省线上检查内容、检查方式、考核评分方法，并以此作为各市制定核查方案及实施方式的指导。

（1）线上核查特点和方式：精简核查项目、突出血液安全重点核查内容及要求。利用随机抽取输血个案病例进行线上追踪的方式，核查科室管理及临床用血管理全过程的真实工作情况；利用一人一题、线上问答形式，对临床医护人员、输血科（血库）工作人员进行临床实例的分析及问答考核；利用实时视频或录像限时上交的方式，对输血科（血库）技术人员进行现场常规实验技术操作考核。

（2）2021年全省血液安全技术线下核查方式：为尽快摸清基层医院的科室及临床用血管理现状，并为后续的培训、整改及提高提供指导依据，2021年核查单位全部来自国家/省室间质评活动中不合格的三级及基层医院。为实现核查的同质性，省临床用血质控中心统一核查细则、评分标准、核查时间，核查前对各市核查专家统一培训。

（3）全省血液安全技术核查结果：2021年省血液安全技术核查的被检单位全部来自国家/省室间质评活动不合格的三级、二级及以下医院。依据为辽宁省临床用血管理核查细则（评分100分）和辽宁省输血科（血库）管理核查细则（评分100分）。核查结果见表2、表3。

表2　2021年辽宁省临床输血管理核查结果

单位：分

项目	三级医院	二级医院	平均值
院临床输血管理情况(30分)	26.18	24.99	25.44
医生问询(20分)	18.81	17.98	18.28
护士问询(10分)	9.30	7.81	8.29
临床输血病历规范性(30分)	23.78	25.40	25.05
自体输血(10分)	2.44	0.36	1.02

数据来源：2021年辽宁省临床用血质控中心工作报告。

表3　2021年辽宁省输血科（血库）核查结果

单位：分

项目	三级医院	二级医院	平均值
输血相关记录检查(30分)	26.94	23.74	24.74
相关设备查看(15分)	13.63	11.81	12.45

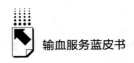

项目	三级医院	二级医院	平均值
在班人员问询(10分)	8.42	7.61	7.97
在班人员演示(35分)	34.51	30.50	31.73
预存式自体输血(10分)	0.05	0.00	0.02
加分(10分)	2.74	1.60	1.98

注：加分项包括无偿献血、参与临床治疗、血液保护技术应用等。
数据来源：2021年辽宁省临床用血质控中心工作报告。

（四）全省国家临床用血质控指标的调研工作

在省卫生健康委及省质控办的领导下，在省、市临床用血质控中心的多年努力下，辽宁省临床用血管理的各项国家指标有了一定的改善和提升。具体数据见表4。

表4　2018～2020年国家临床用血质控指标对比情况

全省平均值 项目	2018年	2019年	2020年
每千单位用血输血专业技术人员（人）	2.03	4.61	1.74
《临床输血申请单》合格率（%）	93.4	96.14	94.45
受血者标本血型复查率（%）	88.4	99.04	97.72
输血相容性检测项目室内质控率（%）	61.5	82.89	73.68
输血相容性检测室间质评项目参加率（%）	92.2	94.3	94.58
千人次输血不良反应上报例数（例）	6.93	2.28	2.25
一、二级手术台均用血量（U）	0.47	0.11	0.11
三、四级手术台均用血量（U）	0.59	0.33	0.35
手术患者自体输血率（%）	3	7.35	8.23
出院患者人均用血量（U）	1.18	0.18	0.09

数据来源：2018～2020年全省国家临床用血质控指标数据的分析报告。

（五）兼顾无偿献血的社会公益工作、助推无偿献血事业的发展

省临床用血质控中心在完成全省质控本职工作外，助推全省无偿献血事

业的发展。发动各大医院设立献血车停靠点；制定院内无偿献血团采的疫情防护流程；发动各医院以各种形式纪念世界献血日；在疫情期间向全省发出"每个单位团采一次""每人捐献一袋血"的倡议；在本科生、研究生教学中将无偿献血的宣传作为开篇；利用微信公众号、喜马拉雅等网络平台宣传无偿献血及节约用血知识；连续多年为省市政协委员撰写相关的无偿献血提案。

三 辽宁省临床用血管理工作的成绩和存在的问题

（一）主要成绩

各级医院普遍比较重视临床用血管理，能按期召开临床输血委员会会议，并有专人负责院输血管理工作；临床用血管理制度比较建全；能定期公示临床用血及管理情况；普遍能组织核查临床用血病志；医护人员较好地掌握了血标本采集送检等管理要求；输血护理记录规范、全面、详细；普遍积极开展无偿献血宣传及参与工作。多数医院输血科（血库）科室管理制度比较完善；实验室管理比较规范；能积极参加国家或省级室间质评活动；重视人员培训及实验能力的提高；三级医院常规仪器设备及实验试剂的配备比较完善。

（二）2021年血液安全技术核查中存在的问题

在院临床用血管理方面，少数医院临床输血管理委员会未能发挥应有的作用，执行力度不够，履职工作不到位；部分基层医院必备制度不全或制度内容不完善；部分医院存在无特殊理由的超指征输血、无输血前评估或输血后疗效评价，也没有输血无效的分析；普遍未开展术中血液保护；部分医院的医生对输血相关的常识性知识不熟悉。在科室管理方面，部分医院的强检或校准设备的检定证书及校准报告不全；无室内质控或室内质控内容不全面；无科室培训及考核记录；冰箱温度记录次数不够；无细菌及霉菌培养记录；工作人员对应知应会的输血知识不熟悉；少数基层医院缺少应急关键设

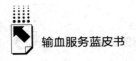

备的备用设备；部分基层医院紧急配发血制度不完善、可操作性差、配血方法不当。

上述问题全部来自2020年国家/省室间质评活动中的不合格单位（总计44个），其中三级医院15个，二级医院29个。核查结果基本上反映了全省科室管理及临床用血管理居于中下水平单位的真实情况；存在问题基本上是全省基层医院的共性问题。这为今后省市临床用血质控中心调整培训及质控重心提供了直接依据。

四　未来工作展望

（一）规范室间质评实验方法，提高室内质控开展率

从2021年省室间质评活动结果来看，个别医院的血型鉴定、抗体筛查方法不符合要求，存在血型鉴定错误、抗体筛查漏检的风险。省临床用血质控中心将有针对性地进行培训及考核。

辽宁省室内质控开展率低于全国平均水平，未来将加强室内质控管理及技术培训、督查及考核。

（二）提高自体输血率，加强围手术期用血管理

辽宁省三级及二级医院自体输血率明显低于全国平均水平。未来将在实地培训、考核力度上重点加强自体输血工作，力争全省自体输血率接近全国平均水平。

全省三、四级手术台均用血量超过全国平均水平，未来省临床用血质控中心将加强三级医院，特别是三级综合性医院、各市中心医院的三、四级手术的临床用血合理性以及术中自体输血率的培训、督查、考核力度。

（三）重视输血不良反应上报

全省的输血不良反应上报率较低。省临床用血质控中心将依托辽宁省组

建的"输血不良反应联盟"这一学术组织，加强对输血不良反应识别、记录、上报等方面的培训及督查工作。

（四）进一步完善培训体制，扩大培训范围

在已经建立起来的省级培训基地对口培训模式的基础上，重点加强各市培训基地建设，形成"横向到边、纵向到底"的全省培训网络，全面普及提高全省输血从业人员的技术及管理水平。

综上，省临床用血质控中心将结合上述工作计划，联合各市临床用血质控中心对相关工作有缺陷的重点城市、重点医院加强培训、指导、督查，防范薄弱地区和单位可能对全省血液安全带来的不良影响；加强对各市临床用血质控中心的培训及指导，充分发挥他们的属地化质控作用，全面保障全省的血液安全。

B.15
2021年山西省临床输血现状与展望

贾彩虹　闫宏　刘培贤*

摘　要： 为了解山西省医疗机构临床输血状况，山西省卫健委临床用血管理医疗质量控制中心对全省207家医疗机构（三级医院53家、二级医院154家）的临床用血情况、临床用血管理情况、输血科（血库）建设情况等进行了多维度的调研分析。结果显示，山西省临床用血在质量控制、血液安全、新技术推广、人才引进等方面均取得了长足的发展，临床用血状况总体良好。输血科在科室设置、人员配备、输血技术完善提高、输血治疗项目开展推广、血液保护、信息化规范化管理等方面还存在较大差距。这需要卫生健康行政部门及各医疗机构提高对临床输血工作的重视，进一步加强临床用血管理和输血科（血库）建设，不断提高临床输血水平，保障输血安全。

关键词： 山西省　输血科建设　临床用血管理

输血医学随着外科医学发展而发展，是外科医学发展三大支柱之一，输血安全对临床用血起着至关重要的作用。在中国临床输血近百年历程中，几代输血人不懈努力，使用新技术，开展新项目，推动输血医学事业蓬勃发展。2000年，《临床输血技术规范》正式实施，规范要求二级以上医院应设

---

* 贾彩虹，山西医科大学第二医院输血科主管技师；闫宏，山西医科大学第二医院输血科副主任技师；刘培贤，山西省卫生健康委临床用血管理医疗质量控制中心主任，山西省医学会输血医学专业委员会主任委员，山西医科大学第二医院输血科主任、硕士生导师、主任技师。

置独立的输血科（血库），各级医疗机构积极推广科学、合理的输血技术，杜绝血液浪费和滥用，保证临床用血的质量和安全。

山西是华夏文明的发源地，从远古尧、舜、禹时期就已有人类活动足迹，素有"五千年文明看山西"之称。近年来，山西省输血医学发展走上了快车道，但较其他学科发展还相对滞后。为全面了解山西省临床用血现状，省临床用血质控中心对全省 11 个地市 207 家医疗机构输血科（血库）进行了深入的调研分析，结合近年来省市卫健委督导检查的现实状况，找准问题，提出符合山西省临床输血医学发展的建议。

一　山西省临床输血概况

（一）山西省近三年临床用血情况

2019～2021 年全省临床用血情况见表 1，2021 年全省临床用血量较 2019 年和 2020 年明显增加。

表 1　2019～2021 年山西省临床用血情况

类别	2019 年	2020 年	2021 年
红细胞（U）	684103.5	535304	698712
血浆（U）	415294	310360	509932
血小板（治疗量）	39716	54923	56249

数据来源：山西省临床用血管理医疗质量控制中心。

（二）输血科（血库）建设基本情况

2021 年，山西省临床用血质控中心对全省 207 家具有临床用血资质的医疗机构（三级医院 53 家、二级医院 154 家）输血科（血库）的科室设置、人员配备、专业技术、质量控制、信息化建设等进行了全面的调研。

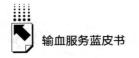

1. 科室设置情况

三级医院独立设置输血科的有 39 家（73.58%），未独立设置输血科的主要是妇幼、中医类医院，全部 24 小时值班；二级医院独立设置输血科的有 25 家（16.23%），有 8 家未开展 24 小时值班（见表 2）。输血科（血库）房屋使用面积普遍偏小，小于 60 平方米的占 63.29%，大于 200 平方米的只占 5.80%（见表 3）。

表 2　2021 年山西省 207 家医疗机构输血科设置情况

单位：家，%

类别	三级医院		二级医院		合计	
	数量	占比	数量	占比	数量	占比
独立输血科	39	73.58	25	16.23	64	30.92
24 小时值班	53	100	146	94.81	199	96.14

数据来源：山西省临床用血管理医疗质量控制中心。

表 3　2021 年山西省 207 家医疗机构输血科（血库）房屋面积情况

单位：家，%

类别	三级医院		二级医院		合计	
	数量	占比	数量	占比	数量	占比
$0 \sim 60 m^2$	18	33.96	113	73.38	131	63.29
$60 \sim 200 m^2$	24	45.28	40	25.97	64	30.92
$200 m^2$ 以上	11	20.75	1	0.65	12	5.80

数据来源：山西省临床用血管理医疗质量控制中心。

2. 人员配备情况

全省 207 家医疗机构输血科（血库）工作人员共 1570 人（三级医院 481 人，二级医院 1089 人），按学历、职称、医护技配比分别进行统计，结果见表 4。

表4 2021年山西省207家医疗机构输血科（血库）人员学历、职称、专业结构情况

单位：人，%

类别	三级医院		二级医院		合计	
	数量	占比	数量	占比	数量	占比
博士	2	0.41	0	0	2	0.13
硕士	54	11.23	11	1.01	65	4.14
本科及以下	425	88.36	1078	98.99	1503	95.73
高级	97	20.16	171	15.70	268	17.07
中级	159	33.06	314	28.83	473	30.13
初级	225	46.78	604	55.46	829	52.80
技师	439	91.27	1039	95.41	1478	94.14
医师	32	6.65	24	2.20	56	3.57
护士	10	2.08	26	2.39	36	2.29

数据来源：山西省临床用血管理医疗质量控制中心。

3. 专业技术开展情况

全省207家医疗机构都开展了输血相容性检测，但检测方法差异较大，有62.8%的医院还在用玻片法进行血型鉴定，有44.81%的二级医院未开展抗体筛查，其他检测、治疗、自体输血技术主要在三级医院开展，占比较低。整体情况见表5。

表5 2021年山西省207家医疗机构输血科（血库）专业技术开展情况

单位：家，%

类别	三级医院		二级医院		合计	
	数量	占比	数量	占比	数量	占比
血型鉴定（玻片法）	28	53.83	102	66.23	130	62.80
血型鉴定（试管法）	31	58.49	82	53.25	113	54.59
血型鉴定（微柱卡法）	50	94.34	109	70.78	159	76.81
交叉配血（盐水法）	46	86.79	132	85.71	178	85.99
交叉配血（凝聚胺法）	45	84.91	120	77.92	165	79.71
交叉配血（抗人球试管法）	2	3.77	15	9.74	17	8.21
交叉配血（抗人球卡法）	51	96.23	105	68.18	156	75.36
抗体筛查	53	100.00	85	55.19	138	66.67
胎儿/新生儿溶血病诊疗	31	58.49	12	7.79	43	20.77

类别	三级医院		二级医院		合计	
	数量	占比	数量	占比	数量	占比
血浆置换	14	26.42	3	1.95	17	8.21
血栓弹力图	32	60.38	10	6.49	42	20.29
PRP采集应用	12	22.64	0	0.00	12	5.80
抗体效价检测	23	43.40	18	11.69	41	19.81
血小板抗体检测	16	30.19	0	0.00	16	7.73
自体输血	20	37.74	3	1.95	23	11.11
紧急配合性输血	48	90.57	85	55.19	133	64.25

数据来源：山西省临床用血管理医疗质量控制中心。

4. 质量控制开展情况

全省207家医疗机构开展输血相容性检测室内质控、室间质评工作的单位分别为165家（79.71%）和200家（96.62%）。其中，53家三级医院开展室内质控的单位为47家（88.68%），参加室间质评的单位为53家（100%）；154家二级医院开展室内质控的单位为118家（76.62%），参加室间质评的单位为147家（95.45%）。

5. 输血管理信息系统应用情况

输血管理信息系统是提高临床输血管理水平的重要手段。全省207家医疗机构有输血管理信息系统的单位108家（52.17%），其中三级医院46家（42.59%），二级医院62家（57.41%）。

（三）全省临床用血管理及发展现状

强化临床用血管理是提高临床输血水平的必要条件。自2004年以来，山西省临床用血质控中心、山西省卫生监督中心、山西省卫健委医政医管局与监督处等部门定期对临床用血进行全面/专项检查，持续规范临床用血管理，推动了山西临床用血工作的规范发展。

1. 省、市卫健委主导督导检查，促进临床用血管理的持续改进

2020年11~12月，山西省卫健委和太原市卫健委分别组织了对全省临床用血医疗机构的血液安全技术核查，涵盖了全省 11 个地市 126 家医院。核查结果显示，大部分医疗机构均依法、依规开展临床用血；临床用血管理组织机构落实到位；各种临床用血管理制度、应急预案基本建全；输血科（血库）基础条件有所改善；临床医师的规范用血申请有较大改观。核查中也发现了较多问题，主要有单位管理职能、各种制度落实不到位，血液安全措施存在隐患，临床医师合理用血观念淡薄，临床用血评价和公示不到位，输血病历的书写不规范等。

2. 临床用血质量控制指标分析

山西省临床用血质控中心从 2019 年开始收集全省二级以上医疗机构 18 项临床用血质控指标，2021 年 10 项指标汇总结果见表 6。

表 6　2021 年山西省医疗机构平均临床用血质控指标情况

序号	临床用血质量控制指标	平均指标值
1	每千单位用血输血专业技术人员数(人)	0.58
2	受血者血型复查率(%)	82.91
3	输血申请单合格率(%)	96.48
4	输血相容性检测项目室内质控率(%)	84.6
5	输血相容性检测室间质评项目参加率(%)	95.5
6	血液有效期内使用率(%)	99.24
7	千人次输血不良反应反馈率(‰)	3.94
8	一、二级手术台均红细胞用量(U)	0.03
9	三、四级手术台均红细胞用量(U)	0.41
10	手术患者自体输血率(%)	0.53

数据来源：山西省临床用血管理医疗质量控制中心。

3. 依托省临床用血质控中心和省医学会输血医学专委会及其他业内学术交流平台，加强业务技术培训和学术交流，促进学科发展

2019 年，山西省医学会输血医学专业委员会成立，同年山西省卫生健康委临床用血管理医疗质量控制中心换届，挂靠于山西医科大学第二医院。2019～2021 年，在省临床用血质控中心及输血医学专委会的组织和指导下，邀请全国输血医学知名专家学者，在省会及各地市开展质控培训班和学术交

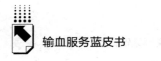

流会 10 次，举办输血实验室技能培训班 21 次，极大地提高了全省输血从业人员的技术水平。2020 年疫情期间，山西省医学会输血医学专业委员会组织 119 名全省输血医学专家参加了健康山西平台线上义诊，是参与人数最多的线上义诊。

4. 省临床用血管理质控中心积极推进输血新技术的开展与应用，不断提高输血科的服务能力和学术水平

质控中心组织省内专家就新技术和新项目的应用进行了广泛讨论与交流，指导省内三级医院开展了血栓弹力图检测、新生儿溶血病检测、血浆置换、富血小板血浆采集应用等项目，拓宽了输血科的业务范围。调研显示，近三年来年全省 207 家医疗机构输血科（血库）发表各类论文 223 篇，其中 SCI 收录 2 篇；获批省级科研课题 6 项，取得发明专利 8 项；山西医科大学第二医院输血科于 2021 年 7 月正式通过了国家药物临床试验资质认证，成为山西省首个获得该项资质的输血专业单位，近年完成了血小板配型试剂盒、外用重组人凝血酶用于术中止血的多中心分层随机双盲安慰剂对照Ⅲ期临床试验等九项临床试验。

二 存在的主要问题

（一）医疗机构对临床用血工作重视不够，临床用血管理委员会（工作组）职责落实不到位

大部分的二级医院及部分三级医院的输血科（血库）都挂靠检验科管理，由于业务量及效益等诸多因素制约，设备及专职人员的配备有限，在很大程度上影响了输血医学的发展。医院临床用血管理委员会（工作组）多流于形式，具体工作职责一般都压到了输血科（血库），使医院层面的临床用血监督检查、合理用血公示、医护临床用血知识培训、紧急用血应急预案演练等落实不到位。部分基层医院受医疗技术水平限制，对临床输血安全重视不够，怕血液过期，常规不备血或只备少量 O 型血，存在较多的安全隐患。

（二）输血科（血库）的规范化建设有待进一步提高

输血科（血库）的硬、软件建设是推动临床输血医学水平提高的基础。目前山西省尚未出台符合全省实际情况的输血科（血库）建设标准，学科发展滞后，实验室设备条件、技术条件、环境条件及人员素质差距明显，输血科自主解决输血相容性疑难问题的能力偏低。一是大部分输血科（血库）用房面积较小，分区、布局不符合要求。有的二级医院血库业务用房只有几平方米，三级医院输血科只有二三十平方米，远远达不到学科发展的要求。二是人员梯队结构不合理，缺乏高学历专业人才，输血医师、护士配备不足。特别是大部分二级医院，输血专职人员较少，多由检验人员兼职。三是基本的储血冰箱和专用离心机等设备不足，输血检验设备陈旧老化，先进的自动化设备配备较少。四是部分医院输血相容性检测技术落后，项目缺失（有的医院不做反定型或不做抗体筛查）。五是室内质控和室间质评管理不到位。部分医院输血相容性检测不做室内质控（20.29%）和室间质评（3.38%），有的自配质控品开展室内质控（20.61%）。六是实验室质量管理水平有待提高。

（三）输血管理信息化建设薄弱

全省有52.17%的医疗机构有输血信息系统，但大多为输血科内部系统，未覆盖临床输血管理全过程。从血液入库、血液发放到血液输注、疗效评价的闭环临床输血管理信息系统亟须完善。

（四）自体输血技术有待加强

自体输血安全性高，又可以减轻采供血的压力，是围术期患者血液管理的重要手段。自体输血包括贮存式自体输血、等容稀释式自体输血和回收式自体输血。调研检查结果显示，山西省医疗机构只有少数单位开展贮存式自体血输血技术（11.11%），等容稀释式自体输血和回收式自体输血技术更是甚少开展。全省三级综合医院自体输血率即使在血液供应不足的情况下也

159

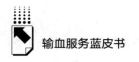

只有 12.6%，远未达到《山西省三级综合医院评审标准实施细则（2012 年版）》要求的 25%。

（五）临床输血文书管理需规范、强化

临床输血病历书写是临床输血管理的主要环节，也是医疗机构血液安全技术核查的重要内容。督导检查中发现，部分医院输血病历书写不规范，记录散乱；输血前评估和输血后评价不完善；输血不良反应诊治与报告不够规范，未按照《输血反应分类标准》（WS/T624—2018）报告，多以过敏反应和发热为主，而且漏报现象较多；大量输血审批不规范；输血治疗同意书和输血申请单存在医师漏签字代签字现象。

三 未来工作展望

（一）强化对医疗机构临床用血的监督检查机制，推动各级医疗机构临床用血管理委员会有效发挥管理职能

省、市卫生健康行政主管部门要进一步加大对医疗机构临床用血管理的督查力度和频次，充分发挥省临床用血管理质控中心的职能，持续开展对各级医疗机构临床用血的指导、检查、宣传、培训、调研等工作，为全省临床用血管理的顶层设计提供依据。强化和推动医疗机构临床用血管理委员会在医院临床用血管理中的作用，完善输血制度，规范工作流程，将各项职责落到实处，实现行业主管部门、医院、科室三位一体的管理机制。

（二）加快输血科（血库）规范化建设

山西省临床用血管理质控中心组织专家从 2019 年开始着手起草符合山西省实际的输血科（血库）建设标准，经过反复的研讨、修改，《山西省医疗机构输血科（血库）建设标准》已上报上级部门，该标准的出台将会为全省各级医疗机构输血科及血库的规范化建设起到积极的推动作用。在硬件方面，根据自身功能、规模、任务配置业务用房、仪器设备、专职人员数

量，使用先进的输血检验技术，加强实验室生物安全建设。特别是基层医院，要加大建设投入力度。在软件方面，进一步落实临床用血管理法律、法规、技术规范和标准，完善质量管理体系建设，提高对室内质控和室间质评的管理要求；大力培养和引进高素质专业人才，增加输血专职人员数量，提升输血科科研创新能力；加快全省二级以上医院临床用血管理信息化建设，真正实现覆盖临床输血全过程的信息化闭环管理。

（三）积极推广输血新技术，提升学科整体水平

在学科基础建设和人才建设的基础上，积极推进全省二级以上医院输血科普及开展血栓弹力图、血小板特异性抗体检测、血小板交叉配合试验等检验技术，逐步实现输血相容性检测技术的自动化，提高工作效率，加强疑难问题解决能力，降低临床输血风险；大力推动自体输血技术及血浆置换、血液降血脂疗法、三氧自体血回输治疗、富血小板血浆（PRP）采集应用等输血治疗技术，拓展输血科业务范围，提升学科竞争力。

输血医学被确立为二级学科，也迎来了前所未有的发展机遇。积极努力推动输血医学尽早进入医疗机构诊疗目录，更好地开展临床输血相关业务，为患者提供更多的诊疗服务。

B.16
2021年内蒙古自治区临床输血
现状与展望

陈 凤 李泽澎 李 丹*

摘 要： 近几年来，输血医学快速发展，在临床紧急救治，尤其是产后出血中作用更加突出。输血医学二级学科的建立，使其在内涵方面上了一个新的台阶。为进一步了解内蒙古自治区临床输血现状及近年来发展状况，内蒙古自治区临床输血质量管理与控制中心（简称内蒙古自治区临床输血质控中心）联合内蒙古自治区卫生健康委员会，对内蒙古自治区临床用血质量控制指标和2018～2020年输血科（血库）基本建设情况进行调研和汇总，客观分析了内蒙古地区临床输血医疗服务与质量安全的现状。内蒙古自治区地域辽阔，临床输血事业相对其他医疗技术起步较晚，但发展较快。各盟市医疗机构存在发展进度不均衡的现象，主要存在部分输血科（血库）不能独立开展工作，临床输血信息管理系统不完善、不规范，信息反馈不全面等问题。虽然临床用血相关数据与全国平均水平相比存在不足，但近几年发展趋势总体向好。

关键词： 内蒙古自治区 临床用血质量控制指标 临床输血现状

---

* 陈凤，内蒙古自治区人民医院临床输血科主任、主任医师；李泽澎，内蒙古自治区人民医院临床输血科秘书、主管检验技师；李丹，内蒙古自治区人民医院、内蒙古自治区临床输血质控中心秘书、主管检验技师。

内蒙古地区受地理位置影响，东西部发展差异较大，各盟市医疗机构发展情况参差不齐，临床输血事业发展滞后。2017年2月，内蒙古自治区临床输血质控中心成立，针对内蒙古自治区临床输血现状，开展了一系列调研，并对薄弱环节进行专题培训和对口帮扶等工作，促进了内蒙古地区临床输血事业的有效发展。以下就近年来内蒙古自治区临床输血服务与质量安全现状和发展情况进行汇总分析。

一 医疗机构临床输血服务情况

2018～2020年，内蒙古自治区临床输血质控中心对内蒙古地区195家医疗机构进行了调研，其中三级医疗机构69家（占35.38%），二级医疗机构126家（占64.62%）。2018年，66家医疗机构上报了数据，上报率为33.85%，其中三级医疗机构22家（占33.33%），二级医疗机构44家（占66.67%）。2019年和2020年，收到106家医疗机构数据，上报率为54.36%，较2018年增长60.61%，其中三级医疗机构44家（占41.51%），二级医疗机构62家（占58.49%）。

（一）2018～2020年用血量相关指标

1. 出院患者人均用血量

2018～2020年，内蒙古自治区医疗机构出院患者人均用血量总体呈上升趋势。如表1所示，2019年较上年增长11.98%，2020年较上年增长2.91%。三级医疗机构三年平均用血量与全国平均水平（0.18U）[①]相比低5.89%，而二级医疗机构则明显高于全国平均水平（0.10U），反映出二级医疗机构在临床用血管理方面有待进一步加强，使其更加合理、有效。

---

① 张睿：《近期血液工作情况通报》，2021年全国临床输血学术年会，福建厦门，2021。

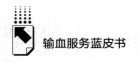

表1 2018～2020年出院患者人均用血量

单位：U

机构类别	2018年	2019年	2020年	三年平均
三级医疗机构	0.1503	0.1670	0.1908	0.1694
二级医疗机构	0.2379	0.2819	0.2764	0.2654
全部医疗机构	0.2087	0.2337	0.2405	0.2276

数据来源：内蒙古自治区临床输血质控中心2019～2021年《临床用血服务与质量安全报告》，下同。

2. 手术台均用血量

2018～2020年内蒙古地区医疗机构一、二级手术台均用血量如表2所示。2019年较上年增长72.48%，2020年增长幅度有所减缓，为11.78%。与全国同等级医疗机构比较显示，内蒙古自治区二、三级医疗机构，均高于全国三级医疗机构（0.09U）和二级医疗机构（0.11U）的平均水平。

表2 2018～2020年一、二级手术台均用血量

单位：U

机构类别	2018年	2019年	2020年	三年平均
三级医疗机构	0.0526	0.3265	0.4064	0.2618
二级医疗机构	0.2234	0.2592	0.2590	0.2472
全部医疗机构	0.1664	0.2870	0.3208	0.2581

2018～2020年内蒙古自治区医疗机构三、四级手术台均用血量呈逐年上升趋势。2019年较上年增长34.52%，2020年较上年增长11.72%。虽然增长幅度不大，但从医疗机构等级分析，二、三级医疗机构均高于全国三级医疗机构（0.30U）和二级医疗机构（0.44U）的平均水平（见表3）。

表3 2018～2020年三、四级手术台均用血量

单位：U

机构类别	2018年	2019年	2020年	三年平均
三级医疗机构	0.1648	0.5127	0.5670	0.4148
二级医疗机构	0.5768	0.6464	0.7278	0.6503
全部医疗机构	0.4394	0.5911	0.6604	0.5636

从表2和表3中可以看出，2018～2020年内蒙古自治区医疗机构手术台均用血量均高于全国水平，原因有以下几点。一是输血医学未列入临床医师规范化培训，输血医学知识培训较少，导致部分医师仍有"出血即输血"的旧观念。二是部分医疗机构未开展术中"回收式自体输血"，使术中异体输血量增加。三是与医疗机构技术水平和临床医师用血习惯有关。四是部分医疗机构《临床输血信息管理系统》不完善和（或）资料记录、存档不规范，存在一定程度的信息损失，导致统计数据误差。

（二）输血专业技术人员配置情况

随着输血事业的发展，各医疗机构输血专业技术人员数量也不断增加，但仍存在以下问题：输血专业的医技护结构比例不当，输血医师较少或未配备；医师职称评定不包括输血医学专业；住院医师规范化培训没有输血相关内容。

2018年，临床输血质控中心调研了内蒙古自治区110家医疗机构，其中三级医疗机构39家，二级及以下医疗机构71家。调研显示医疗机构平均拥有6.58名输血专业技术人员，其中医技人员最多，为5.53人，占比84%，但受过输血专业技术培训的人员较少，医师和护理人员占比较少，分别为9.12%和6.91%。从职称结构来看，高级、中级和初级的人员数为分别为154人、183人和387人，分别占比21.27%、25.28%和53.45%。内蒙古自治区卫生健康委发布的《内蒙古自治区医疗机构输血科（血库）建设与管理规范（试行）》（内卫发〔2011〕15号）要求高、中、初级专业技术人员的比例为1∶2∶3，相比之下，中级职称专业技术人员数量较少，中坚力量相对薄弱，有待进一步加强。

按照2019年国家卫生健康委发布的《临床用血质量控制指标（2019年版）》要求，2018～2020年内蒙古自治区临床输血质控中心对域内各医疗机构输血科（血库）专技人员的调研转用"每千单位用血输血专业技术人员数"这一指标，详见表4。

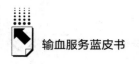

表4 2018~2020年每千单位用血输血专业技术人员数

单位：人

机构类别	2018年	2019年	2020年	三年平均
三级医疗机构	1.8469	1.9147	1.9870	1.9162
二级医疗机构	4.6883	5.1971	6.5527	5.4794
全部医疗机构	3.7411	3.8216	4.6575	4.0734

与2018年相比，2019年、2020年每千单位用血输血专业技术人员数分别增长2.15%和21.87%，说明近几年临床用血服务能力有所增强。与全国三级医疗机构（0.71人）和二级医疗机构（3.55人）相比，内蒙古自治区医疗机构平均值较高，可能与人员统计数据有关，因未完全独立建制，输血科（血库）值班的检验人员也被统计为输血专业技术人员。

（三）输血科（血库）建设情况

2017年，临床输血质控中心调研了60家医疗机构，仅有28家（占46.67%）为独立建制的输血科，其中三级17家（占60.71%），二级11家（占39.29%）。2018年调研了111家，较2017年增长85%，其中65家（占58.56%）为独立建制的输血科，但仍有近一半的输血科未完全独立建制，相关工作仍由检验科人员兼管，这种人员不固定、设施设备不齐全、存在交叉管理的现象，极大地限制了临床输血技术指导和实施，制约着输血医学的学科发展，也存在着安全隐患。影响输血科建设的主要原因可能是缺少输血专业技术人员职称评定、规培，以及院校未纳入输血医学相关内容等。

（四）输血相关医疗服务项目

2019年，临床输血质控中心调研了内蒙古自治区111家临床用血医疗机构，调研输血相关医疗服务项目，包括疑难血型、疑难配血、输血治疗、输血会诊、输血门诊。结果显示，已经开展上述服务项目的大部分为三级医疗机构，具体数据如下。

疑难血型：开展此业务的有31家医疗机构，占上报总数的27.9%，其中三级医疗机构23家（占74.2%）。

疑难配血：能开展疑难配血的有35家，占上报总数的31.5%，其中三级医疗机构24家（占68.6%），其余均为各地区供血机构。

输血治疗：开展输血治疗的有13家（占11.7%），且均为三级医疗机构。开展的项目有PRP、血液稀释疗法、血浆置换、贮存式及回收式自体血回输、细胞单采治疗、血脂吸附。

输血会诊：能进行输血会诊的医疗机构有26家，占总数的23.4%，其中16家为三级医疗机构，占61.5%，其余部分由各医疗机构医务部门指派临床医师完成。

输血门诊：仅有5家三级医疗机构开展输血门诊项目，占总数的4.5%，主要原因可能是缺少输血医师。

二　医疗机构临床用血质量安全情况

（一）《临床输血申请单》合格率

2018~2020年，内蒙古自治区《临床输血申请单》合格率总体呈上升趋势，说明各医疗机构输血信息化管理水平逐步提高，主要是HIS、LIS、移动护理工作站和临床输血信息管理系统的有效对接。另外，用血培训次数的增加和内容的精细化，使临床医师用血专业知识及血液保护意识有所提高，详见表5。

表5　2018~2020年《临床输血申请单》合格率情况

单位：%

机构类别	2018年	2019年	2020年	三年平均
三级医疗机构	96.78	95.39	96.07	96.08
二级医疗机构	92.85	93.41	96.26	94.17
全部医疗机构	94.27	94.23	96.18	94.89

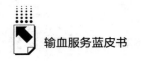

输血服务蓝皮书

（二）受血者标本血型复查率

调研结果显示，2018～2020年三级医疗机构受血者标本血型复查率始终保持在99%以上，而二级医疗机构也有曲线上升趋势，达97%以上，调研数据见表6，说明各医疗机构对安全隐患日益重视，临床用血安全控制程度不断增高。

表6　2018～2020年受血者标本血型复查率

单位：%

机构类别	2018 年	2019 年	2020 年	三年平均
三级医疗机构	99.75	99.43	99.55	99.58
二级医疗机构	90.21	97.30	97.04	94.85
全部医疗机构	93.74	98.19	98.09	96.67

（三）输血相容性检测项目室内质控率

2018～2020年内蒙古自治区输血相容性检测项目室内质控率详见表7。与全国三级医疗机构（90.92%）、二级医疗机构（78.30%）的平均水平相比，内蒙古自治区三级医疗机构室内质控率相对较高，二级医疗机构则低于全国水平。主要可能与各输血科（血库）收入情况及用于购买室内质控试剂的资金不足等原因有关，该现象多集中于二级及以下医疗机构。

表7　2018～2020年输血相容性检测项目室内质控率

单位：%

机构类别	2018 年	2019 年	2020 年	三年平均
三级医疗机构	98.00	90.13	89.17	92.43
二级医疗机构	65.89	65.99	65.68	65.85
全部医疗机构	77.36	76.01	75.43	76.27

（四）输血相容性检测室间质评项目参加率

内蒙古自治区临床输血质控中心组织并动员各级医疗机构输血科

（血库）参加国家级室间质评，成本费用低且临床输血免疫技术水平和安全性均有所提高。如表8所示，2018~2020年内蒙古自治区输血相容性检测室间质评项目参与率逐年提高。三级医疗机构室间质评项目参加率与全国平均水平（97.38%）相近，而二级医疗机构则低于全国平均水平（90.71%）。未参加或者参加项目不全的多为三级专科和二级医疗机构，原因与部分医疗机构用血次数少、输血科（血库）受重视程度不够等有关。

表8　2018~2020年输血相容性检测室间质评项目参加率

单位：%

机构类别	2018年	2019年	2020年	三年平均
三级医疗机构	100.00	94.05	94.51	96.19
二级医疗机构	58.45	60.97	64.03	61.15
全部医疗机构	73.56	74.70	76.68	74.98

三　医疗机构临床用血监督管理情况

（一）千输血人次输血不良反应上报例数

该指标反映医疗机构临床用血全过程的管理是否有效衔接、用血相关制度及程序的落实情况、医护人员识别和处理能力以及是否有PDCA循环的持续改进等。表9显示，2018~2020年三级医疗机构千输血人次输血不良反应上报例数有所降低，而二级医疗机构则呈曲线上升趋势。从三年平均水平来看，三级医疗机构高于全国平均水平（3.21例），二级医疗机构与全国平均水平（4.72例）相差不大。

二级医疗机构上报例数的提升，说明基层医疗机构逐步建立起有效的监测系统，完善并规范了报告制度和流程，输血不良反应的监测和上报意识有所加强，更多医护人员对输血不良反应的认识不断完善，减少了漏报的可能。而三级医疗机构输血不良反应上报例数逐年下降，可能与其输血检验质量控制力度不断加强有关。[①]

表9 2018~2020年千输血人次输血不良反应上报情况

单位：例

机构类别	2018 年	2019 年	2020 年	三年平均
三级医疗机构	4.8321	4.6098	3.8216	4.4212
二级医疗机构	4.6480	3.5982	5.6800	4.6421
全部医疗机构	4.7103	4.0181	4.9086	4.5457

（二）手术患者自体输血率

调研数据显示，106 家医疗机构中，仅 16 家开展了手术患者自体输血相关业务，占 15.09%。如表 10 所示，二、三级医疗机构数据远低于全国三级医疗机构（16.00%）和二级医疗机构（5.07%）的平均水平。原因可能如下：内蒙古自治区各盟市发展差异较大，医疗机构发展参差不齐，部分地区未开展相关技术，新技术新业务有待拓展；由于设备、耗材成本难以控制等问题，自体输血相关技术开展缓慢，已开展手术患者自体输血的 16 家医疗机构中有 15 家（93.75%）为三级医疗机构；血液保护及用血安全意识有待改善。调研发现部分盟市连续三年未开展手术患者自体输血技术，这可能与输血科（血库）的发展情况、麻醉科室的血液保护意识以及当地血液供应充足等有关。

表10 2018~2020年手术患者自体输血率

单位：%

机构类别	2018 年	2019 年	2020 年	三年平均
三级医疗机构	2.20	2.59	1.95	2.25
二级医疗机构	0.46	0.16	0.36	0.33
全部医疗机构	1.04	1.73	1.02	1.26

---

① 刘丽娜、叶祖兴、何林璞：《输血检验质量控制对输血不良反应的影响》，《中国卫生标准管理》2022 年第 3 期。

（三）学习及培训工作

内蒙古自治区临床输血质控中心自成立以来，组织开展线上及线下培训104 场，培训 6000 余人次；建立"临床输血质控中心微信群"，持续分享输血医学的新理念、新知识及特殊案例，推送输血相关知识链接、交流输血相关专业知识共 2316 条；"定点对口帮扶"17 次，共计培训 1604 人次；与特殊专科（如产科、新生儿科、心血管外科等）进行合作，对危重用血患者的规范紧急救治进行分区域培训，并参与多学科对孕产妇死亡病例讨论，保证临床用血过程中的安全性、有效性、规范性。

四 存在的问题及建议

（一）存在的问题

部分输血科（血库）工作或管理仍然由检验科兼管，管理职能不完全兼顾或疏于管理，人员不固定，设施设备不齐全，极大地制约着临床用血技术指导和技术实施，制约着输血医学学科的发展。在临床用血闭环管理全过程中，临床输血信息管理系统功能不健全，存在临床用血信息孤岛，信息化管理比较滞后，甚至没有配置相关信息系统。临床输血信息管理系统不能与HIS、LIS、手术麻醉系统、护理工作站实现有效对接。输血科（血库）建设发展缓慢，主要表现为输血高级人才缺乏、人员结构比例不合理、未设置输血医学职称评定，制约了科室的建设和发展。许多输血相关业务推进情况不理想，输血医学二级学科内涵不明确，输血相关业务在其他科室"遍地开花"，影响了输血医学的全面发展。

（二）建议及发展方向

完备输血科基础设施、完善人才教育培训体系，更新《内蒙古自治区医疗机构输血科（血库）建设与管理规范（试行）》中人员配置、人员数量

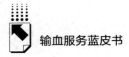

及结构比例等相关内容，明确输血科的业务范围。在国家政策和主管部门的支持下，让三级医疗机构以及用血量大的二级医疗机构的输血科实现真正意义上的独立建制。建立和完善各医疗机构临床输血信息管理系统，大力推广临床用血信息化管理、闭环管理，实现临床用血过程中多系统有效衔接和无纸化用血信息管理，建立统一的数据统计和管理规范，便于日常使用和监督管理。建立规范的输血不良反应监测系统，规范和统一报告制度及流程，准确量化输血不良反应上报情况。加强医护人员输血不良反应相关知识培训，提高整体鉴别能力和上报意识。加强对各盟市"对口帮扶"力度。由内蒙古临床输血质控中心为主导，通过线上或线下培训、委托培养、进修学习等方式，自上而下层层传递，提高偏远、基层医疗机构临床输血技术水平。推进临床输血新技术和治疗技术的发展。通过明确治疗技术适应证、制定相关技术的管理制度和操作规范等方式，对各级医疗机构进行推广宣传，加快新技术的临床应用。

专题报告篇

Special Reports

B.17

我国血型基因检测技术发展现状与展望

胡俊华　高宏军　陈芳芳*

摘　要： 血型研究从 20 世纪 80 年代开始进入分子生物学时代，目前血型系统的大部分基因已被克隆并测序，许多复杂的血型血清学问题已分别从基因水平得到了解释，如点突变、不等交换、基因转换和 RNA 选择剪并。血型基因检测可用于辅助检测受血清学干扰的样品（直抗或自身对照阳性）、多次输血干扰、亚型样本检测、昂贵或尚无对应单克隆抗体试剂的抗原检测，且相较于多抗原相合的输血模式有效益优势，临床应用逐渐增加。本文通过分析输血医学领域内的采供血机构、医疗机构输血科、科研院所和相关企业开展的检测项目、研发项目和发表的文章、专利，以及开发的产品，对我国血型基因检测技术发展现状做了全面的介绍。内容涵盖各种技术的应用情况、实验设备和软件系统，以及相关的

---

* 胡俊华，北京医院输血科、国家老年医学中心、中国医学科学院老年医学研究院副主任技师；高宏军，博士，江苏中济万泰生物医药有限公司研发总监；陈芳芳，江苏省诺贝尔奖得主蒂姆·亨特研究院研究员。

173

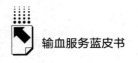

技术标准。最后列举了部分新技术开发的成果，并结合当前的投入情况和国际水平，展望了我国血型基因检测技术的未来。

关键词： 血型　基因检测　聚合酶链反应

血型是血液各种成分的抗原的遗传性状，是血液的主要特征之一。人类血型抗原主要包括红细胞抗原（Human Erythrocyte Antigen，HEA）、白细胞抗原（Human Leukocyte Antigen，HLA）、血小板抗原（Human Platelet Antigen，HPA）和中性粒细胞抗原（Human Neutrophil Antigen，HNA）。血型鉴定最初依赖于血清学检测。随着分子生物学和血型遗传学的发展，对血型抗原的分子基础有了更深入的了解。血型抗原由基因决定，可以遗传，可通过分子检测的方法预测。

血型基因检测是指通过检测样本中与血型抗原表达相关联的特定基因，获得样本的基因型信息、预测表型，服务于临床诊断和治疗。血型基因检测可用于辅助检测受血清学干扰的样品（直抗或自身对照阳性）、多次输血干扰、亚型样本检测、昂贵或尚无对应单克隆抗体试剂的抗原检测，且相较于多抗原相合的输血模式有效益优势，临床应用逐渐增加。血清学和血型基因检测作为血型鉴定的两种方法，各有优势，互为补充，宜同步进行，为精准输血提供指导。

一　主要技术

大多数血型抗原由单核苷酸取代而产生的多态性（Single Nucleotide Polymorphism，SNP）编码，还有碱基的插入、缺失、片段重复和杂交等其他形式。在氨基酸序列上，表现为错义、同义、无义、移码和剪接位点突变，进而引起抗原表达的减弱、增强或者缺失。其他关联基因也可能影响抗原表达，例如 RHAG 基因对 RHD 和 RHCE 作用，使 D、C、E 等抗原出现弱表型或缺失。血型基因检测即是对以上情况进行识别，结合已知的基因型数据，确定样本表型。目前对血型基因的外显子的研究较多，其次是剪接位点、内含子，还有部分研究启动子和增强子的改变，包括 CpG 岛的甲基化对抗原表达的影响。

血型基因检测技术主要涉及样本核酸的提取、各种 PCR 扩增技术、碱基的标记和分子检测方法，以及核酸序列和氨基酸序列的分析方法、抗原表位的构象模拟和解读结果的临床意义。

下面根据几种主要血型基因检测技术在国内使用的广泛程度和内在的逻辑联系说明当前的发展状况。

1. 序列特异性引物 PCR（SSP-PCR）

序列特异性引物 PCR（Sequence Specific Primer PCR，SSP-PCR），有时也称为 SS-PCR，或者等位基因特异性 PCR（Allele Specific PCR，AS-PCR）。SSP-PCR 需要设计针对靶标等位基因的特异性引物，加上两个等位基因共有的引物。PCR 产物在琼脂糖凝胶电泳后用成像设备拍照，比较产物的片段长度即可识别是否有突变位点对应的等位基因扩增。SSP-PCR 技术相当成熟，不需要昂贵的仪器设备，在国内应用较多。现有多种商业化试剂盒可以检测 ABO、RHD 和 RHCE 等基因的主要序列，如 ABO＊A2.05、ABO＊O.01.01、RHD＊01EL.01 和 RHD＊01 等。

2. 实时荧光定量 PCR（RT PCR）

实时荧光定量 PCR（Real-Time PCR，RT PCR；或者 quantitative PCR，qPCR）测量每个扩增循环后体系的荧光，实时监控反应过程。可使用与 DNA 双链结合的染料分子 SYBR Green，发出的荧光强度与 PCR 产物数量相关，加入内参对照，分析熔解曲线，即可区分目标片段和非特异性产物，这是血型基因分型常用的方法。如果靶点较多，则使用含有荧光报告基团和猝灭基团的 TaqMan 探针，每种探针的荧光波长不同，识别目标等位基因后与之结合，即可发出特定的荧光，可检测的靶点一般为 2～4 种。

3. 高分辨率熔解曲线分析（HRM analysis）

高分辨率熔解曲线分析（High Resolution Melting analysis，HRM analysis）

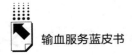
技术将纳克级别的样品放在毛细管中，使用饱和染料，反应的熔解速率可达5.0℃/s，采集高分辨的数据，能够进行突变扫描和基因分型，如判断 RHD 基因的合子类型。与使用 TaqMan 探针的方法相比，较为经济有效。

4. 聚合酶链反应 - 直接测序分型（PCR-SBT）

桑格法测序（sanger sequencing）也称为双脱氧测序法（dideoxy sequencing），是利用聚合酶链反应的一种方法，常用含有荧光标记的双脱氧核苷三磷酸（dideoxynucleoside triphosphate，ddNTP）进行链终止的 PCR 反应，结合基于毛细管电泳的自动测序仪识别管路上不同颜色标记的碱基（A、C、T 和 G），即可获得核苷酸序列，检测长度可达 900 bp。桑格法是一代测序，结果较为准确，通过软件与标准序列对比，可显示位点的变化。桑格法测序可以分析各种突变形式，识别等位基因，发现新的突变，是国内血型基因检测方面应用较为普遍的测序法。

5. 下一代测序技术（NGS）

下一代测序技术（next-generation sequencing，NGS），还可称为二代测序技术（second-generation sequencing）、大规模并行测序技术（massively parallel sequencing，MPS）或高通量测序技术（high-throughput sequencing），此类技术先扩增基因组 DNA 的随机片段，同时检测多个孔道的信号，再通过软件拼接大量的数据结果，获得待测的模板序列。二代测序技术具有高通量、高灵敏和高准确度的特点，费用较高，国内在 HLA 分型方面应用较多。也有少量研究工作使用 NGS 技术，在建立 ABO 基因全序列文库的基础上，靶向捕获目标等位基因片段，实现 ABO 基因的分型。

6. 基因芯片检测技术

基因芯片检测技术是将多个血型系统的多个靶点集中到一个芯片上，形成阵列，然后用荧光显微镜检测信号，实现半自动的基因分型。国内进口了相关设备开展这方面的检测，例如 BeadChip 平台对红细胞抗原的检测，经过扩增、纯化、解链和杂交等步骤，一次实验就可识别 11 个血型系统中的 38 种抗原；或者一次性检测 22 个血小板抗原的 SNP 状况；还有基于 Luminex 液相芯片技术的 Bloodchip 平台，也有少量相关研究，检测靶标大同小异。基因芯片技术具有高敏感和多位点检测的优势，适合批量筛选样本基因型。

7. 限制性片段长度多态性技术（RFLP）

限制性片段长度多态性技术（Restriction Fragment Length Polymorphism，RFLP）用限制性内切酶切割 PCR 产物，再通过电泳分离，获得特异的 DNA 片段图谱。国内在 ABO 基因分型、HLA 位点识别和血小板基因分型等方面都有应用。该技术类似于一种 DNA 指纹，与血型基因相关的分析也可用于法医学鉴定。

8. 短串联重复序列（STR）和可变数目串联重复序列（VNTR）

短串联重复序列（Short Tandem Repeats，STR）是一种微卫星 DNA（microsatellite DNA），重复单元长度一般为 2~10bp。可变数目串联重复序列（Variable Number Tandem Repeats，VNTR）为一种小卫星 DNA（minisatellite DNA），重复单元长度为 10~60bp。STR 片段较短，多态性程度高，可针对多个位点设计荧光标记的引物，进行多重 PCR 扩增和毛细管电泳检测，鉴别能力强，应用广泛。VNTR 片段可以用限制性内切酶提取，并通过 RFLP 分析，也可通过 PCR 扩增，然后电泳分离检测。STR 和 VNTR 通常在非编码的内含子区域，是一种分子遗传标记，国内多应用在个体识别和亲子鉴定方面，可分析血型遗传关系、异基因造血干细胞移植和等位基因的缺失等。

9. 多重连接探针扩增技术（MLPA）

多重连接探针扩增技术（Multiplex Ligation-dependent Probe Amplification，MLPA）针对每个靶序列设计一对位于两侧的探针，只有当左右探针都匹配时，才能进行连接反应；后续 PCR 用通用引物扩增探针序列，分析不同的探针对，获得靶序列的信息。MLPA 可同时检测多个位点，是一种高通量和高灵敏的技术，适合血液中心的筛查。国内在多种红细胞抗原的基因分型，尤其是 RHD、RHCE 和 MNS 的分型方面有较多研究。

10. SNaPshot 技术

SNaPshot 技术使用荧光标记的 ddNTP 进行单碱基延伸反应并终止，引物与目标 SNP 对应，再用测序仪分析峰的位置和颜色即可确定掺入的碱基，

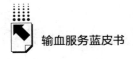

获得样本的基因型。这是一种多重分析系统,单管可运行 10 对引物模板组合。目前应用在 ABO、Duffy 和 HNA 等系统的基因检测,该技术可识别多种 ABO 亚型。

11. 其他技术

国内部分大学和研究中心有自己实验室开发的检测 (Laboratory-Developed Tests,LDT),针对感兴趣的基因展开研究,并发展实验方法,例如某血型基因检测联合参比实验室开发的稀有血型基因分型方法,某血液中心用单细胞巢式 PCR 技术检测 RHD 基因,还有些使用降落 PCR (touchdown PCR,TD-PCR) 提高特异性扩增、促进分析,有些使用 GAP-PCR 法检测地中海贫血相关基因。

其他检测技术,如等位基因特异性液滴 PCR (Droplet – AS – PCR)、数字 PCR (dPCR)、多肽核酸的熔解曲线分析 (Fluorescence Melting Curve Analysis,FMCA)、单链构象多态性聚合酶链反应 (PCR – SSCP) 技术、基质辅助激光解吸电离飞行时间质谱 (MALDI – TOFMS) 技术等,在国内血型基因检测方面较少应用,有待研究和探索。

二 实验室和仪器设备

进行基因检测需要专业的 PCR 实验室或者基因组学实验室。基因扩增检验实验室的平面布局、系统设置、配套设施、管理制度、标准化操作程序和质量管理体系文件等都要符合国家相关 PCR 实验室的设置要求,做到实验室日常安全稳定的运转,从而保证检验结果的质量和保障实验室的生物安全。

根据实验室需要配备超净工作台和生物安全柜。主要仪器设备包括不同量程的移液器、全自动核酸提取仪、PCR 扩增仪、凝胶电泳仪和成像设备。少数实验室有桑格法测序仪、高通量测序仪和基因芯片检测成套设备。

在完善的人才队伍、齐全的设备和足够的场地资源的基础上,目前已建立了血型基因检测联合参比实验室，可进行 ABO 等大多数血型系统的基因分型和测序；也有血液中心设立了疑难血型基因检测开放平台，可开展 ABO、RHD、血小板 CD36 和稀有血型等方面的分子生物学检测工作。

三　软件系统

（一）数据采集和序列分析软件

PCR 仪配套软件记录时间、温度、循环次数、荧光信号强度等数据，测序仪配套软件记录时间、序列峰值等。DNA 序列分析常用 ChromasPro、Clustal、Oligo、Geneious、DNAman、Genemapper 等软件，还有些使用 NCBI 提供的在线分析工具 BLAST。氨基酸序列的分析和蛋白质分子的可视化，主要用到 Chimera、PyMOL、VMD（visual molecular dynamics）等软件。

（二）统计分析软件

一般采用不同版本的 SPSS 统计软件对批量结果进行分析，如各种基因多态性的地域差异、等位基因在不同人群的分布频率等；少部分研究工作用 Stata、SAS 和 Excel 进行统计。

（三）血型基因相关数据库

国内目前一般以国际输血协会（International Society of Blood Transfusion，ISBT）公布的数据表作为参比。截至 2021 年 6 月，被 ISBT 红细胞免疫遗传学和血型术语工作组认可的血型系统为 43 个，其中包含由 48 个基因决定的 345 个红细胞抗原。[1] 同时维护其他分子基础尚未研究明确的血型集合，700

---

① Red Cell Immunogenetics and Blood Group Terminology，International Society of Blood transfusion，https：//www. isbtweb. org/isbt－working－parties/rcibgt. html

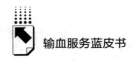

系列低频抗原和901系列高频抗原的相关数据。前期的研究可使用美国国家生物技术信息中心（National Center for Biotechnology Information，NCBI）的血型抗原基因突变数据库（Blood Group Antigen Gene Mutation Database，BGMUT），也可使用 Erythrogene 数据库进行在线查询。

四　行业标准

中国合格评定国家认可委员会于2021年5月发布《医学实验室质量和能力认可准则的应用要求》（CNAS‐CL02‐A001），指导医学实验室质量体系的建立和能力评估。2021年8月，国家卫生健康委员会发布《人类白细胞抗原基因分型检测体系技术标准》（WS/T 785—2021），指出了 HLA 基因分型检测技术体系的规范及要求，涵盖人员、实验室、主要技术方法等。2021年10月，中国输血协会发布团体标准《红细胞血型基因分型技术指南》（T/CSBT 009—2021），说明了红细胞血型基因检测不同阶段的技术要求和质量控制。随着相关标准的发布，血型基因检测更加规范。

五　新技术开发成果举例

（一）基因检测试剂盒

目前国产的基因检测试剂盒主要有基于 SSP‐PCR 法和荧光 PCR 法的 ABO 基因分型检测试剂盒和 RH 基因分型检测试剂盒；还有用荧光 PCR 法的稀有血型基因分型试剂盒，可在一次实验中检测 RH、LW、FY、JK、MNS、SC、CO、DO、KEL、DI、YT、LU12 个血型系统的32个有临床意义的位点。

此外，新型的 HLA‐HPA 表位匹配试剂盒也开始规模应用。第一代产品用 SSP‐PCR 法，用于患者和血小板供者的 HLA 表位和 HPA 配型，可提高匹配率，减少血小板输注无效。第二代产品采用多重荧光 PCR 法，单管检测多个靶点，使用的样品量更少，效率更高。

（二）数据库系统的开发

随着人类血型数据库（dbHBG）的建立和稳定运行，已经可以在线查询血型基因各项基础数据进行参比，包括 ISBT、BGMUT 的数据，还有近期文献、实验室检测结果等数据，有利于国内血型基因领域的研究和开发工作。

多个血液中心也在探索成立血小板基因库协作组，确定区域性的血小板供者数据库，一定范围内共享检测技术和相关数据等，以解决免疫性血小板输注无效的问题。

（三）芯片检测系统的开发

部分小组在进行以荧光显微镜为基础的血型基因检测芯片系统的研发，通过设计多种荧光探针，结合微芯片阵列，实现一次进样检测多个血型系统的等位基因，预测有重要临床意义的抗原表型。

还有小组以 Luminex 液相芯片检测系统为基础，设计匹配试剂，检测 ABO、RH、JK 等几个血型系统的主要基因位点，并录入电子配血系统，尝试临床应用。

（四）新的变异位点和等位基因的发现

在血清学检测和一代测序数据的基础上，部分血液中心和输血科室发现了新的变异位点和等位基因，有些经过 TA 克隆测序验证了单倍型。2021 年美国血液和生物治疗促进协会（AABB）期刊 *Transfusion* "新的等位基因"栏目中有 14 篇相关报道，主要针对 ABO、RHD 和 RHCE 基因，有个别关于 A4GALT 和 GYPA 基因。

六　展望

根据 2020 年的统计，我国有三级医院近 2996 家，基本都有独立的输血

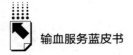

科；各级采供血机构包括血液中心、血站约 606 家①；还有一些涉及输血医学领域的高校、研究机构和企业实验室。但具备 DNA 提取、PCR 扩增、血型基因分型和测序能力的实验室仅有几十家，大部分实验室的测序样本一般外送，新的 PCR 实验室在建设中。

血型基因检测技术的理论基础是分子免疫血液学，还涉及分子生物学、生物信息学和医学遗传学等多个学科，难点在于多学科交叉，需要配备多个专业方向的人才队伍。

截至 2022 年 2 月，我国在血型基因检测技术的开发和应用方面进行了诸多尝试和探索，取得了较好的成果，例如全国多中心研究项目的开展、数据库的建立和数据分析的突破，也发现了一些新的变异位点、新的等位基因，但仍处于起步阶段，以后血型基因检测会逐步走向临床应用，在新的抗原发现方面可能有所突破。随着采供血机构、医疗机构的输血科和相关企业更加重视研发，各方面投入都在增加，有利于开发新技术和新产品，可见血型基因检测具有较好的发展前景。

① 国家卫生健康委员会编《中国卫生健康统计年鉴 2021》，中国协和医科大学出版社，2021。

B.18
我国临床输血管理信息系统的现状与展望

张 芃　芦宏凯*

摘　要： 临床输血管理信息系统作为实现临床输血标准化规范化的辅助工具发挥着重要的作用。随着医疗水平的发展和硬件软件技术的提高，临床输血管理信息系统的概念不断延伸，从单一的输血科信息记录保存，逐渐成为多学科交叉的综合技术，并服务于临床输血整个诊疗过程。主要功能模块分为血液库存管理、临床用血管理、输血实验室管理、综合管理。本文介绍了目前国内医疗机构临床输血管理信息系统中各功能模块的使用要素及部分功能的开发优势与不足，并从环境条件、人员结构、政策规范对其的影响进行了展望。

关键词： 临床输血　管理信息系统　输血管理

　　输血医学作为现代医学临床诊疗过程中的重要辅助手段被广泛应用，随着临床输血信息体量的不断增大以及相关技术的发展和应用，临床输血信息管理成为输血诊疗过程中的关键环节以及医务管理的重要工具。众多从业人员认为输血管理信息系统仅仅是针对输血科内部运行而使用的信息结构，但从目前行业发展来看，临床输血管理信息系统不仅是以信息安全性可靠性为前提、保证用血过程完整性而建立的电子技术平台，而且是与医疗机构各个临床部门紧密联系，规范医务人员行为、服务患者输血全过程的重要手段。

---

* 张芃，北京医院输血科、国家老年医学中心、中国医学科学院老年医学研究院主管技师；芦宏凯，中日友好医院输血科主管技师。

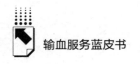

一 临床输血管理信息系统的概念

临床输血管理信息系统以临床输血相关业务需求为基点，利用计算机硬件、软件、网络通信、信息传输设备以及其他办公设备，进行血液、患者及医务人员信息的闭环管理，包括收集、加工、传输、储存、更新、拓展和维护。临床输血管理信息系统遵照国家法律法规的高层决策，接受临床输血管理委员会及医务管理部门的中级控制，协助临床医务人员基层运作，是一种集成化人机交互系统。

众多从业人员认为，输血管理信息系统仅仅是针对输血科内部运行而使用的信息结构，但从目前行业发展来看，临床输血管理信息系统不仅是以信息安全性可靠性为前提、保证用血过程完整性而建立的电子技术平台，而且是与医疗机构各个临床部门紧密联系，规范医务人员行为、服务患者输血全过程的重要手段。根据我国各项法律法规①，它所包含的信息管理内容深入临床用血的各个方面，包括患者输血档案、输血临床实验室管理、患者多维度信息查询、血液库存管理、与财务计费系统的交互、配置字典、后台数据库管理；除此之外，还兼具诊疗辅助功能，包括输血医嘱申请、审核、输血前评价、输血后评估等。

涉及与多系统的信息交互，与之相关联的信息系统（结构）包括医院信息系统、实验室信息系统、手术麻醉信息系统、电子病历系统、血站供血信息系统。

操作端包含医生站、护士站、输血科工作端；查询端包括医院信息互联互通平台、机构内医务管理部门管理平台、区域卫生行政部门统计平台、患

---

① 相关法律法规包括《中华人民共和国献血法》（中华人民共和国第八届全国人民代表大会常务委员会第二十九次会议于 1997 年 12 月 29 日修订通过，自 1998 年 10 月 1 日起施行）、《临床输血技术规范》（卫医发〔2000〕184 号，2000 年 6 月 2 日公布）、《医院信息系统基本功能规范》（卫办发〔2002〕116 号，2002 年 4 月 27 日公布）、《医疗机构临床用血管理办法》（卫生部令第 85 号）

者个体查询平台。

2021 年 4 月实施的北京市地方标准《医疗机构临床用血技术规范》（DB11/T 1794—2020）明确规定，医疗机构必须实施信息化管理并且列举了其基本功能要素。浙江省、山东省等省市也相继发布了临床输血信息规范，相关政策性法规，无论是已经正式施行的还是正在编制中，都体现了临床输血管理信息系统的重要性。

二　信息管理系统的使用现状

临床输血管理信息系统的基本功能和主要功能模块包括血液库存管理、临床用血管理、输血实验室管理、输血综合管理、系统管理等，使输血工作的各个环节得到管理控制，具有可追溯性。

（一）血液库存管理

血液库存管理包括医疗机构的血液预定、接收、入库、出库、储存以及血液库存预警、温控管理等功能，主要控制血液从血站到达输血科内贮存到临床输注的过程。目前各级医疗机构输血科（血库）使用的主要功能是查询血液信息以及出入库管理。

《医疗机构临床用血管理办法》规定，医疗机构应当配合血站建立血液库存动态预警机制，保证临床用血需求和正常医疗秩序。

2020 年以来，受新冠肺炎疫情的影响，长年依靠人工经验的血液库存管理模式不断受到冲击。随着人工智能概念的逐步普及，人工智能也能够应用于血液库存管理，它可以根据环境气候或重大社会事件等造成的供血异常情况、采供血机构的调配预警机制以及各医疗机构的临床需求量进行数学建模，及时对医疗机构进行动态库存管理。这也是很多医院正在探讨的管理方法之一。

温度监控管理作为库存管理的基本要素，随着社会生产力的发展早已应

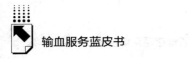

用于各个行业，并且功能逐步完善。全国大部分输血科室均使用独立于临床输血管理系统以外的应用程序进行温度监控。虽然得益于物联网冷链概念的快速发展，相关的设备和技术不断更新换代，但独立体系的运行环境和数据记录模式给输血管理信息系统增加了安全隐患和运行风险，并且对血袋冷链信息集成管理造成了一定困难。

物联网技术在血站标签上的应用使血液流通更换了一个新的模式，简单便捷的出入库和盘库方式也推动了临床血液库存管理方式的进步。近几年来，很多医疗机构正在探讨或者已经利用无线射频识别技术（RFID）、物联网技术和制冷技术，这些技术互相融合，构建起系统的血液管理方案，保证血液制品全流程监管和信息追溯，并实现了血库前移，提高了临床输血效率和安全性。[①]

（二）临床用血管理

临床用血过程主要包括临床医师在输血前评估患者的一般状况后签署相关知情材料并开具临床输血申请单，输血科审核，具有相关资质人员取血后交予护士核对输血，输血不良反应、不良事件上报，处理血袋，输血后疗效评价。临床用血管理是对这一过程的管理。

整个过程包含了医生站、护士站、输血科工作端，贯穿患者输血的全过程。一个完整的临床用血管理程序应当包括现行法律法规规定的各类文书单据。目前国内大部分输血系统没有包含原始文书单据的扫描附件。输血信息管理系统硬件依托于医院信息部门集中管理，内存分配较少，扫描的文书大多以图片形式保存，无法存储原始图形数据。

近年来，我国大力推动建设节约型社会，实现全面无纸化办公是信息化进程的创新目标和必然结果。医疗机构的无纸化办公还处于发展的初级阶段，首先需要遵照行政部门的规范指导建立业务流程构架并评估其安全合理

---

① 程聪、刘术臻、吕翠等：《基于 RFID 技术的临床用血物联网管理方案应用》，《中国输血杂志》2021 年第 3 期。

性，其次创建参与人员具有法律效应的电子签名、签章，最后是使用条码扫描器、PDA（Personal Digital Assistant）、移动平板等各类终端设备，实现临床用血流程全面无纸化办公①。

目前大多数输血管理系统仅能满足数据记录和控制功能，预测和辅助决策功能相对简单。临床医师或输血科工作人员根据输血前评估模块对患者是否输血、成分及使用量等决策给予辅助性指导。这个评估过程需要根据医院信息系统（HIS）、实验室信息管理系统（LIS）、手术麻醉系统提供的基本情况综合判断。发生紧急状况时，临床用血模块应有合理简便的应急模式，包括检验危急值信息的识别能力、手术意外率、患者一般状况，扩大用血可预测范围，精准辅助安全合理用血。

（三）输血实验室管理

输血实验室的管理包含血液标本的管理、输血相容性检测（血型复核、抗体筛查与鉴定、交叉配血）、特殊实验管理（血型基因相关检测、输血传播性疾病检测、特殊及疑难配血、血小板相关检测、白细胞相关检测）、实验室质量管理、试剂耗材管理等。

该功能模块主要服务于输血科工作人员，全自动配血及血型检测设备缩减了实验室工作量并提高了检测速度，设备的双向通信功能要求输血实验室管理系统可以发出实验指令、接收解析实验数据和图像并进行存储和查找。随着检测方式增加和精度提高，目前该模块正在探讨电子交叉配血、意外抗体监测、处理过程的影像资料、相关信息的完整记录、关键步骤的合理指导等方向。

伴随着各类血液相关检测指标的引入，输血相关电子信息的不断扩增，输血实验管理模块承载的功能逐步增多。配合用血管理模块，可以预见今后会产生更加直观的决策预测方式。

---

① 钟洁：《医院病案无纸化管理的优势与问题研究》，《中国卫生标准管理》2021 年第 9 期。

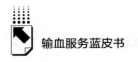
（四）输血综合管理

输血综合管理包括各类统计报表的生成①②、专家智库的帮助功能、人员（资质、培训情况）档案记录、用户分级权限管理、区域和医联体患者检测结果共享、数据备份、可追溯日志、系统字典设置、临时授权、系统维护、数据备份、突发情况应急处理。除此以外还可以根据使用方需求，进行个性化功能的探索；对信息安全事件进行分析，发现安全隐患，持续改进。近年来，输血科综合管理的热点方向包括分级管理制度、云密钥和增加移动签署管理。③

无论是信息系统的硬件更新还是软件发展，输血综合管理模块是其他模块的基础也是产出，最终的服务主体都是临床输血。随着输血学科的发展，会有更多的技术手段应用于输血科以及临床输血各个部分。

三 临床输血管理信息系统发展不足及展望

现有输血管理信息系统虽然向着人工化智能方向发展，但是没有统一的行业标准规范。对于使用者——独立的医疗机构来说，在系统建立之初，仅能凭借自身或者软件公司的经验进行设计开发，无法进行必要的整合规划；对于合作方——采供血机构来说，在机构间调剂血液成分时，没有统一规范编码规则的血液标签，局域网之间存在信息安全问题，各类信息无法顺利对接；对于管理者——各级行政管理部门而言，在数据调研、情况调查时，由

---

① 《卫生部办公厅关于印发〈三级综合医院评审标准实施细则（2011 年版）〉的通知》（卫办医管发〔2011〕148 号），国家卫健委网站，2011 年 12 月 23 日，http：//www. nhc. gov. cn/cms － search/xxgk/getManuscriptXxgk. htm？id＝0404f9d71764ab29b2365e069cfbf2d。
② 《关于印发电子病历系统应用水平分级评价管理办法（试行）及评价标准（试行）的通知》（国卫办医函〔2018〕1079 号），国家卫健委网站，2018 年 12 月 7 日，http：//www. nhc. gov. cn/cms － search/xxgk/getManuscriptXxgk. htm？id＝3cae6834a65d48e9bfd783f3c7d54745。
③ 钟丽娜、郑新波、莫建坤等：《云密钥及移动签署管理系统在输血信息管理系统中的应用与思考》，《国际检验医学杂志》2021 年第 23 期。

于数据库结构不同、路径编码各异，需要人工进行信息提取统计。基于此，临床输血管理亟须出台一份指导性文件，其中要包含规范易行的基础框架、严格统一的编码规则、安全合理的信息流通方式。

经济条件、社会发展阶段直接制约着医疗水平和医疗资源，也制约着输血管理信息系统的硬件配置和软件技术。部分医疗机构由于输血业务量较小，对相关信息系统的构建维护重视不足，硬件软件均落后于平均发展水平。

对多家临床医疗机构的调研显示，一个完善的输血管理信息系统是多个学科交叉的综合技术，整体布局合理才能减少使用过程中的隐患。因此，开发人员要具有相关的临床知识、法律法规概念、相关实验室基础技能；要了解计算机硬件情况、数据库结构、网络通信要求；还要具备数学模型理念、逻辑统筹思维。但实际情况是，由于涉及领域众多，团队合作时临床输血从业人员与数据结构设计人员信息交流不畅，往往需要长期磨合，频繁修改。输血科的工作人员必须具有输血实验室技能，以便处理专业问题；有相关的临床知识，以便审核用血需求；熟悉临床输血业务全流程，以便完成各项工作；应当知晓物流管理中的商品流通内容，在保证库存的情况下，使血液利用产生最大化效能。临床输血管理信息系统同样肩负着这样的使命，辅助临床输血的各个过程。

临床输血管理信息系统随着法律法规的健全、技术水平提高和人员素质的提升，已经从简单的数据记录逐渐发展为多角度信息处理统计，并且可以与其他信息系统的交互，也可以对操作人员进行行为规范。对医务人员来说，临床输血管理信息系统各环节设计越来越精细，使用程度越来越高，行为规范程度越来越严谨。无论从信息数据完整程度还是患者用血安全角度来看，都有明显的提升。

信息技术及设备的发展日新月异，按照各级相关规定及各类专家指导意见开发的临床输血管理信息系统，作为实现主动管理和被动执行的最直接有效的手段，能够有效推动临床输血标准化、规范化。

B.19
我国血液筛查自动化发展现状与展望

宁理 黄力勤 曾劲峰*

摘　要： 血液筛查是保障临床用血安全的关键环节，随着对经输血传播病原体认识的提升和检测技术的迅速发展，血液筛查检测技术手段也在不断进步和变化。回顾过去几十年的血液筛查技术和仪器的发展历程，检测技术手段已从手工检测发展至半自动化检测，部分项目已实现了全自动化检测。目前血液筛查与临床检验自动化应用的最大差异在于全自动化流水线系统的应用。因全自动化流水线系统提升了检测效率和质量，减少了对工作人员数量的依赖，降低了实验室总体运营成本，经过几十年的快速发展，流水线系统在医院检验科已广泛应用，但在血液筛查领域，全自动化流水线系统尚处于起步阶段。本文回顾我国血液筛查自动化发展历程，并展望未来全自动化流水线系统在血液筛查中的应用。

关键词： 血液筛查　自动化　全实验室自动化系统

随着技术的快速革新，临床检测的自动化发展主要经历了三个阶段。第一阶段是试剂的自动化，20世纪50年代，酶类、辅酶、缓冲液等试剂实现即开即用，简化了试剂准备阶段的人工操作。第二阶段是仪器的自动化阶段，20世纪70年代，市场上逐渐出现自动化检测分析平台和样本处理系

---

* 宁理，深圳市血液中心主任、助理研究员；黄力勤，博士，深圳市血液中心副主任技师；曾劲峰，深圳市血液中心检验科主任、主任技师。

统，部分替代人工操作步骤。第三阶段是20世纪90年代实验室全自动化系统的研发和使用，通过轨道串联实验室检测分析前、分析中和分析后整个流程，形成全实验室自动化系统，这也就是我们通常所说的实验室流水线系统。血液筛查作为保障临床用血安全的重要方法，已完成从手工检测到半自动或全自动仪器检测的演变，目前正向着全自动化流水线系统发展。

一 我国血液筛查自动化的发展历程

（一）血型鉴定自动化的发展历程

血型相关检测是保证临床输血安全、避免免疫排斥发生的重要技术手段。随着血型检测技术的发展，血型检测相关仪器也在不断推陈出新。血型检测技术手段历经瓷板法（玻片法、制片法）、试管法、微孔板法、微柱凝胶法的变化，血型鉴定技术历经盐水法、Coombs试验、酶介质法、单克隆抗体血型鉴定、微柱凝胶法的发展。

在全自动血液分析仪进入中国市场前，血液筛查实验室的血型鉴定以手工和半自动化检测为主。半自动化血液鉴定主要基于微孔板法，使用样本前处理系统进行血液分配和试剂添加，使用酶标仪读取红细胞凝集情况。21世纪初，部分血液中心开始应用Olympus – PK7300全自动血型分析仪进行ABO和Rh（D）血型鉴定[1]，随后一系列基于微孔板法的全自动血型分析仪获批上市，如美国美德声科公司的Galileo Neo和深圳市爱康生物的Metis等。

随着临床对精准输血的要求提升，除ABO和Rh（D）血型鉴定外，目前部分采供血机构开始将献血者意外抗体筛查和Rh其他血型检测纳入常规筛查工作。这两个项目目前主要应用Coombs试验和微柱凝胶法技术，伯

---

[1] 郑伟：《OLYMPUS – PK7300全自动血型分析仪在血型筛查工作中的应用》，《中国输血杂志》2010年第S1期。

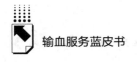

乐、基立福、爱康等众多国内外厂家已推出微柱凝胶法全自动血型分析仪，可实现该检测项目的全自动化检测。

（二）谷丙转氨酶（ALT）检测的发展历程

ALT 检测是国内外血站早期筛查经血传播病原体的替代方法之一，作为非甲非乙型肝炎的替代补充试验，也是目前我国血液筛查实验室开展的唯一的生化筛查项目。ALT 检测技术主要分为 4 种：层析法、比色法（赖氏法）、速率法和荧光法，我国采供血机构自 20 世纪 70 年代中期以来基本都采用赖氏法。1997 年颁布的《输血技术操作规程》中增加了速率法，并成为目前采供血机构使用的主要检测技术，也是目前大部分全自动生化分析仪所采用的技术原理。

生化检测仪的发展经历了三次更迭[1]，分别是手工检测、半自动生化分析仪、全自动生化分析仪。第一台全自动生化分析仪由美国 Technicon 公司于 1957 年生产，国产第一台全自动生化分析仪于 2002 年研发成功[2]。目前大部分采供血机构已实现 ALT 的全自动化检测。

（三）血液筛查免疫检测技术和仪器的发展历程

血液筛查免疫检测是经血传播病原体检测的重要方法，伴随着经血传播病原体的发现和检测方法学的革新，检测技术和仪器也在不断演变。表 1 总结了我国血液筛查免疫检测技术手段的发展过程。

表 1　我国血液筛查免疫检测技术手段的发展过程

检测项目	20 世纪 60 年代	20 世纪 70 年代	20 世纪 90 年代	21 世纪
梅毒抗体	康氏反应管法；手工检测	USR；手工检测	RPR 或 TURST；手工检测	ELISA；手工/半自动检测

---

① 张红梅：《全自动生化分析仪关键技术进展》，《中国医疗器械信息》2020 年第 16 期。
② 吴光飞：《我国首台全自动生化分析仪面世》，《化学分析计量》2003 年第 1 期。

检测项目	20 世纪 60 年代	20 世纪 70 年代	20 世纪 90 年代	21 世纪
HIV 抗体/抗原	无	无	ELISA；手工/半自动检测	ELISA；手工/半自动检测
HBsAg	无	1972 年应用琼脂扩散法，1973 年对流电泳法；手工检测	ELISA；手工/半自动检测	ELISA；手工/半自动检测
HCV 抗体	无	无	ELISA；手工/半自动检测	ELISA；手工/半自动检测

血液筛查免疫检测技术经历了琼脂扩散法、对流电泳法、放射性免疫检测（RIA）、酶联免疫吸附试验（ELISA）、化学发光免疫检测（CLIA）的发展历程。国外采供血机构在 20 世纪 90 年代开始采用化学发光免疫检测技术，该技术已成为免疫学检测的主流技术。虽然《血站技术操作规程（2015 版）》和《血站技术操作规程（2019 版）》已将化学发光免疫检测作为我国血液筛查免疫检测方法之一，但到目前为止相关方法学的产品尚未批准应用于血液筛查，我国采供血机构仍只能采用 ELISA 检测方法。

检测手段也从最开始的手工操作，向半自动化和全自动化发展。其中ELISA 检测技术是仪器自动化发展过程的中间阶段，在该技术应用之前主要以手工检测为主，而之后的化学发光技术则以自动化检测为主。ELISA 经历了"手工—半自动化—全自动化"的演变过程。ELSIA 检测仪器从最初的仅仅替代人工识别反应结果颜色的酶标仪，到可完成从原始管上机到自动打印结果报告单的全自动酶免仪，从仪器的自动化程度来看，主要经历了三个阶段的发展，目前正在向第四阶段发展。

第一阶段为替代人眼识别浓度的酶标仪。核心是一个专用的分光光度计或光电比色计，通过比色法来分析被检测抗原或抗体的含量。

第二阶段为替代大部分人工操作的单一功能设备或半自动仪器。如加样器、洗板机、洗板酶标一体机等。在检测过程中，一部分繁杂的手工操作如加样、洗板被仪器替代，但是整个 ELISA 检测过程仍需人工进行干预或

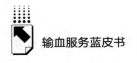

操作。

第三阶段从原始管上机到自动打印结果报告单全部由仪器完成。这一阶段的仪器，将上述两个阶段的半自动仪器整合为其内部模块，加上多通道自动加样系统、机械手、轨道等模块，将所有 ELISA 实验步骤整合在仪器内部完成，实现全自动化检测结果的稳定性、一致性及检测通量均大幅提高。目前采供血机构大部分都采用这类设备进行 ELISA 检测。

第四阶段，随着自动化、智能化的进一步发展，为满足更高的检测通量，同时检测更多的项目，设备与设备之间必将实现互联互通，从单台设备内部操作自动化拓展到全实验室众多不同设备的联机自动化。目前，将实验室多台同种类型或不同类型检测设备通过自动化技术进行组合而实现统一调度的全实验室流水线，正在逐渐推向市场。

当然，随着技术的发展，酶免检测过程相对应的各仪器及模块，也在各阶段变迁的过程中不断更新迭代。比如加样的精度不断提高，加样的通道不断增加，从 1 通道到 8 通道，从一个加样臂到多个加样臂；洗板的通道从 8 通道到 96 通道，洗液可以自动检测、切换；酶标仪的精度、线性范围不断提高；等等。在提高检测结果精准度的同时，也增大了检测通量。

（四）血液筛查核酸检测的发展历程

核酸检测的灵敏度高，可有效缩短血液筛查的窗口期，是保障血液安全的有效手段。2000 年，我国研究者开始探索核酸检测在血液筛查中的应用，2003 年深圳市血液中心成立核酸实验室，采供血机构逐渐开始进行血液核酸检测，到 2015 年全国采供血机构均开展核酸检测工作。目前应用于血液检测的检酸检测（NAT）主要为实时荧光定量 PCR（RT - PCR）技术和转录介导的扩增（TMA）技术。

由于核酸检测的高灵敏性和易受污染干扰的特点，自动化设计在核酸检测中尤为重要。目前血液筛查核酸检测系统大都是厂家设计的封闭式仪器，从样本混合处理、核酸物质提取和扩增到数据分析端口均不可与其他厂商共享。目前，已有 9 家企业的核酸检测仪器设备在我国获批注册用于血液筛查，包括 2 家进口企业和 7 家国产企业，这些核酸检测系统的自动化程度有所差异。进口企业的最新检测系统为 Grifols 公司的 Panther 和罗氏公司的 Cobas 6800/8800，均已实现从混合样本/加样、核酸提取和扩增到结果审核发放的全自动化，并内置质控管理和扩增曲线分析等功能模块。国产核酸检测设备多为半自动化检测设备，将检测系统分成样本处理/核酸提取仪器和核酸扩增仪两部分，其中有 2 家的扩增仪是基于 Hamilton Microlab STAR 仪器研发的，而其余 5 家的扩增设备均使用其他厂家的荧光定量 PCR 仪，7 家国产企业均单独设计了核酸提取仪。目前国产企业也着力研发核酸提取扩增一体机，并向核酸检测流水线发展，部分国产企业的全自动化核酸检测系统已应用于新型冠状病毒等病原体的检测，相信后续也将应用于血液筛查。

二 全自动化流水线系统在血站的应用展望

临床实验室全自动化流水线系统，也称全实验室自动化系统（Total Laboratory Automation，TLA）或实验室自动化系统（Laboratory Automation System，LAS），指将检测实验室内一个或几个检测系统，如临床化学、血液学、免疫学等检验系统化整合，将相同或不同的分析仪器与实验室分析前和分析后系统，通过自动化仪器和信息网络连接形成检验及信息处理系统的过程[1][2]。通过全实验室自动化系统可实现实验室的"统一化"和"集成化"。

（一）血液筛查实验室自动化流水线系统的应用制约因素

目前制约血液筛查实验室向自动化流水线发展的因素，主要是流水线的选择。因为发光检测的单样本检测模式和抗原/抗体磁珠包被方法相比

① 本刊编辑部、袁桂清、肖洪广：《临床实验室全自动化系统检验流水线临床应用评价专家座谈会纪要》，《中华检验医学杂志》2006 年第 2 期。
② Stockwell P. B.，"A total systems approach to laboratory automation，"*Journal of Automatic Chemistry*，1979，1（4）：216 – 221.

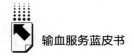

ELISA 检测方法更适合用来设计全自动化仪器，且报告发放周期更短，所以目前临床实验室涉及免疫检测仪器的流水线系统，基本都是基于化学发光免疫检测仪器设计的。我国采供血机构目前尚无法应用化学发光检测试剂，因此血站无法采用成熟的免疫流水线系统，制约了采供血机构向流水线系统的发展进程。

另一个制约因素是价格。虽然流水线系统价格昂贵，但可以减少检测过程和质量核查对工作人员的依赖，缩减医院的人员投入，降低综合运营成本。因此，虽然使用流水线系统的初期投入较大，医院仍可以在数年内收回投入成本[1][2]。但目前我国采供血机构主要依靠财政支持，采用固定人员编制管理，流水线的投入使用对血站运营综合成本的影响尚没有数据支持。因此，在地方财政相对紧张的地区，采供血机构依靠财政支持购买流水线系统存在一定的困难。

（二）血液筛查实验室自动化流水线方案的选择

血液筛查实验室自动化解决方案的选择有两种，一种是将实验室全部和大部分检测设备由流水线系统连接，形成全实验室自动化系统；另一种是先实现实验室的部分流水线，随后逐渐完成实验室的全自动化改造。

对于血液筛查全实验室自动化系统，目前可选择的自动化解决方案较少，只有一个厂家提供符合血液筛查要求的 ELISA 流水线系统，但随着化学发光检测试剂的血液筛查许可获批，未来会有更多的全实验室自动化系统可供选择。

目前医院所采用的流水线系统既可以是多个系统的整合，将实验室所有检测项目连接在一条流水线系统中，也可以是多个分离的子流水线系统，如

① Kim K.，Lee S. G.，Kim T. H.，et al.，"Economic Evaluation of Total Laboratory Automation in the Clinical Laboratory of a Tertiary Care Hospital," *Annals of Laboratory Medicine*，2022，42（1）：89 – 95.

② 王依屹、张珏、张斌等：《医学实验室开放式流水线系统的运行性能评估》，《中华检验医学杂志》2018 年第 9 期。

免疫、生化和血液分析等流水线系统。目前血液筛查实验室的检测项目相对于医院较少，因此"免疫＋生化＋血型"流水线是目前主要的血站流水线推荐方案。但随着临床精准输血的推进和对新发再发经血传播疾病的能力建设，如不规则抗体筛查项目和新免疫检测项目的添加，血液筛查实验室可先采用血型或免疫流水线，再逐步连接其他自动化检测分析仪。另外，血站已全面开展核酸检测，国内外厂家均已推出可连接流水线系统的全自动化核酸检测仪，具有建立血液筛查核酸流水线系统的基础，遵义、成都、深圳等地的采供血机构开始尝试建设核酸检测的流水线。虽然目前核酸检测的流水线系统尚处于起步阶段，缺乏来自临床应用的参考，但随着相关仪器设备的不断完善，可成为血站未来自动化发展的一个重要方向。

三　总结

全实验室自动化系统在 20 世纪 80 年代推出，目前已在国内外临床机构检测实验室广泛应用，已被证明可提升检测效率、缩短结果报告周期、提高检测质量、减少人力劳动强度和生物安全风险、降低综合成本，是先进的实验室自动化解决方案。采供血机构的血液筛查技术经过不断的发展，已经从手工检测发展至半自动化检测，并逐渐向全自动化检测发展，而全实验室自动化系统作为目前实验室自动化的先进模式，也成为血液筛查实验室的发展趋势。但如何设计既符合血液筛查实验室特殊工作模式需求，又满足血液检测高质量检测要求的流水线系统，仍需要厂家和血站协同创新。此外，血液筛查实验室由于缺少流水线应用的先例和经验，在从目前的检测模式向流水线转换的过程中，如何进行人员技术培训、如何进行检测模式的过渡和过程质量监控是需要重点关注的问题。

B.20
我国输血相容性检测试剂的现状与展望

高 明　陈玉平　王更银*

摘　要：　本文从血型抗原检测试剂、血型抗体检测试剂、输血相容性质控试剂、问题与展望四个方面概述我国输血相容性检测试剂的现状及展望。在血型抗原检测试剂部分，包括抗体类试剂、微柱凝胶检测试剂、固相吸附法血型抗原检测试剂及其他血型抗原检测试剂四个部分；在血型抗体检测试剂部分，包括试剂红细胞及其他输血相容性检测试剂两个部分；在问题与展望部分，就我国输血相容性检测试剂存在的问题从四个方面进行了简述，从三个方面展望了未来发展。与国外先进水平相比，我国输血相容性检测试剂还处于跟跑阶段，虽然目前国内有多个厂家生产系列化的微柱凝胶检测试剂，但是核心原材料凝胶和抗体依赖进口，产品质量参差不齐，输血相关的自动化设备与国外先进水平相比差距较大，血型抗体的国产化水平较低，这些都是该领域目前存在的问题。紧盯免疫血液学和分子生物学的前沿技术，将新技术尽快应用到输血前检测试剂的研发与生产中，将是该领域未来发展的方向。

关键词：　输血相容性检测试剂　血型抗原检测试剂　血型抗体检测试剂

输血相容性检测试剂（transfusion compatibility test reagent）是预判患者

---

* 高明，博士，力博诺贝尔奖获得者蒂姆·亨特研究院主任医师；陈玉平，力博诺贝尔奖获得者蒂姆·亨特研究院董事长、总经理；王更银，力博诺贝尔奖获得者蒂姆·亨特研究院主任技师。

输血后是否会产生免疫性输血不良反应的体外试验用试剂的总称，可细分为血型抗原检测试剂、血型抗体筛查试剂、血型抗体鉴定试剂、交叉配血试剂、质控试剂等。自 1900 年 Karl Landsteiner 发现 ABO 血型至今的 120 多年间，基于凝血原理的血清学检测方法依然是简捷、灵敏、可靠的输血相容性检测试剂的基础。本文综述我国输血相容性检测试剂的技术现状，并对其未来发展进行展望。

一 血型抗原检测试剂

（一）抗体类试剂

1. 抗 - A、抗 - B、抗 - D 抗体

早期的抗体类试剂来自献血者的多克隆抗体，需要对献血者进行抗体滴度、亲和力以及与亚型红细胞凝集能力的筛查，分离筛查后符合标准的献血者血清，得到抗体类试剂。1975 年，Kohler&Milstein 发明了单克隆抗体技术，该技术的出现促进了血型单克隆抗体的快速发展。20 世纪 70 年代末，出现了首个血型单克隆抗体，但初期的克隆并不能满足血型鉴定的相关技术标准，直到 1983 年，世界上首个可用于 ABO 血型鉴定的符合相关标准的单克隆血型抗体开始商用。我国文献报道的最早的 ABO 血型单克隆抗体的研制见于 20 世纪 80 年代中后期，国家对抗 - A、抗 - B 纳入药物管理，目前在国家药品监督管理局注册的抗 - A、抗 - B 血型抗原检测试剂主要来自上海血液生物医药有限责任公司、长春博德生物技术有限责任公司、北京金豪制药股份有限公司、兰州生物制品研究所有限责任公司、武汉生物制品所有限责任公司。国内文献虽然有更多关于国产厂家抗 - A、抗 - B 单克隆抗体的比较，但是没有注明厂家和克隆号，所以抗体克隆株是否同源或来自国外不得而知。《中华人民共和国药典》对单克隆抗 - A、抗 - B 的生产工艺和检定均有严格的要求，抗 - A 抗体的亲和力要求与 10% 的 A_1 型红细胞、A_2 型红细胞、A_2B 型红细胞在瓷板或玻片上反应出现凝集的时间分别不长于

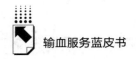

15秒、30秒、45秒，抗－B抗体与B型红细胞出现凝集的时间不长于15秒，且在3分钟内凝集块应该大于$1mm^2$以上；效价要求不低于国家参考品[1]，抗－A参考品与A_1型红细胞1∶256、与A_2型红细胞1∶128、与A_2B型红细胞1∶128，抗－B参考品与B细胞1∶256。

RhD是仅次于ABO的具有临床意义的红细胞抗原，但是鼠源抗－D单克隆抗体却不像抗－A、抗－B那样容易获得，在经过多次的失败后，研究者们意识到使用传统的鼠源杂交瘤方法无法获得可以与人源多克隆抗体相同或更好的单抗，于是将目光转向了获取人源抗－D单克隆抗体。研究者们利用EB病毒转化使产生抗－D抗体的人B淋巴细胞永生化，得到了人源的单克隆抗－D抗体，为了维持转化B淋巴细胞的稳定性，研究者们建立了转化人B淋巴细胞与鼠骨髓瘤细胞的人－鼠杂交瘤细胞系，在保持抗体亲和力、效价、稳定性的基础上能够稳定传代。[2] 国内最早的文献报道见于2002年，中山医科大学付涌水等人用EB病毒转化产生抗－D抗体的人B淋巴细胞，获得三个转化克隆株，其中6D为产生IgM抗体克隆，亲和力8s、效价64，另外两株为IgG型抗体克隆，效价可达128。[3] 我国IgM型抗－D抗体的国家标准是效价不低于64。国内抗－D商品化试剂的主要供应商有上海血液生物医药有限责任公司、江苏力博医药生物技术股份有限公司、长春博德生物技术有限责任公司、北京金豪制药股份有限公司等，这些商品化抗－D试剂基本都采用进口分装的方式，使用的进口抗体来源于Immucor、Diagast、Millipore、Dominion Biologicals等公司，部分试剂由IgM和IgG的混合抗体添加保护剂制备而成。

2. 其他血型抗体和抗人球检测试剂

国内的其他血型抗体和单克隆抗人球检测试剂大多依赖进口，采用进口分装或整瓶进口的方式。多克隆抗人球大多从人IgG免疫兔获得。

① 国家药典委员会编《中华人民共和国药典》（2010版），中国医药科技出版社，2010。

② Boucher G., Broly H., Lemieux R., "Restricted se of cationic germline VH gene segments in human RhD red cell antibodies," *Blood*, 1997, 89（9）: 3277–3286.

③ 付涌水、李树浓、曹开源等：《抗－D单克隆抗体的研制及其应用》，《中华检验医学杂志》2002年第3期。

（二）微柱凝胶检测试剂

微柱凝胶检测技术由法国人 Lapierre 创立[①]，于 1986 年获得专利，并于 1989 年实现商品化。这一技术的出现，使得原本以玻片或试管为载体的血型抗原与相应抗体之间的反应可以在微柱分子筛中进行，从而使结果更易判读，尤其是红细胞弱抗原的结果判定。微柱凝胶检测试剂还可以保留检测结果或进行拍照，同时在配套设备的支持下实现自动化、信息化。Lapierre 创立的微柱凝胶血型检测卡是建立在以葡聚糖凝胶作为分子筛的基础之上的，在离心力作用下，没有凝集的红细胞透过凝胶分子筛到达微柱底部，而发生凝集的红细胞根据凝集强度的不同会形成从微柱顶部到底部不同凝集强度的格局，无论是人工判读还是机器判读，结果都很清晰。后来美国强生公司又建立了以玻璃微球作为分子筛的微柱凝胶血型卡。我国从 20 世纪末开始进口达亚美（Diamed）、基立福（Grifols）、奥森多（Ortho）等国外的微柱凝胶检测试剂及配套设备，国内一些大型三甲医院使用微柱凝胶卡检测血型。国内最早研发微柱凝胶检测试剂的是长春博迅生物技术有限责任公司，于 2001 年 11 月拿到产品的医疗器械注册证。目前国内生产微柱凝胶检测试剂的厂家主要有长春博迅生物技术有限责任公司、江苏力博医药生物技术股份有限公司、天津德祥生物技术有限公司、上海润普生物技术有限公司、苏州苏大赛尔免疫生物技术有限公司、迈克生物股份有限公司等。

国外多中心研究证明，在对 1825 份样本进行的 ABO 和 D 抗原检测中，基立福出现 2 例 ABO 假阳性结果、1 例假阴性结果、4 例抗 - D 假阴性结果，达亚美出现 9 例 ABO 假阴性结果。[②] 国内鲜见有关不同厂家微柱凝胶卡检测性能比较的文献报道，少量几篇国产与进口的比较也没有注明微柱凝胶

---

① Lapierre Y., Rigal D., Adam J., et al., "The gel test: a new way todetect red cell antigen-antibody reactions," *Transfusion*, 30: 109 – 113.

② Taylor J., Hyare J., Stelfox P., "Multi-centre evaluation of pre-transfusional routine tests using 8-column format gel cards (DG Gel®)," *Transfusion Medicine*, 2011, 21, 90 – 98.

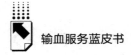

卡生产厂家。在对国产微柱凝胶卡和进口微柱凝胶卡在新生儿血型正反定型及 RhD 血型检测的比较中，结果没有显著性差异。[1]

微柱凝胶卡根据其凝胶中所添加抗体的不同，又可以细分为 ABD 检测卡、ABO 正反定型卡、RhD 血型检测卡、抗人球蛋白检测卡等细分品种。因为其本身具有的优越性，加之国产试剂成本的降低，目前已经是国内医院输血相容性检测的主流试剂。

（三）固相吸附法血型抗原检测试剂

固相吸附法血型抗原检测试剂（solid-phase adherence blood-typing reagent）是目前商品化试剂中唯一不使用血凝试验作为反应终点的输血相容性检测试剂，其反应原理是将相应的血型抗体包被到 U 形微孔板底部，加入相应浓度的红细胞离心微孔板，反应强度格局根据红细胞是否被包被在孔底的抗体吸附以及吸附的强度决定，可以实现大批量、自动化检测和信息化管理。[2] 与微柱凝胶检测相比，固相吸附法用时短、试剂用量少，同时与试管法和微柱凝胶检测相比具有相同或更好的灵敏度与特异性。目前该方法在国外已得到普遍应用，尤其是在一些大型的采供血机构和血型参比实验室，应用更为广泛。国内在 2011 年有相关产品的文献报道[3]，但在国家药品监督管理局网站上却查不到相关产品的注册信息。

（四）其他血型抗原检测试剂及方法

使用玻片、试管、微板作为载体，以凝血为原理进行的血型抗原检测，严格来讲不是输血相容性检测试剂，只能算作一种方法。目前，市场上还有

① 马曙轩、田军、薛晖：《2 种微柱凝胶卡鉴定 3 岁以下婴幼儿 ABO 及血型对比研究》，《临床输血与检验》2012 年第 1 期。

② Sinor L. T., Rechal J. M., Beck M. L., et al., "Solid-phase ABO grouping and Rh typing," *Transfusion*, 1985, 25（1）：21–23.

③ 史立英、杨文冲、于红等：《固相免疫吸附法在 ABO 正反定型/RhD 血型检测中应用》，《国际检验医学杂志》2011 年第 19 期。

用于床旁检测的血型抗原检测试剂，每份试剂可以做一人份的 ABD 检测，这类试剂将抗 – A、抗 – B、抗 – D 抗体预先包被到纸或其他介质上，方便床旁或献血者血型筛查。

二 血型抗体检测试剂

（一）试剂红细胞

用于血型抗体检测的输血相容性检测试剂一般是试剂红细胞，其中用于确定 ABO 血型中天然抗 – A 或抗 – B 抗体的为反定型红细胞，有 A_1 型红细胞试剂、A_2 型红细胞试剂、A_1B 型红细胞试剂、A_2B 型红细胞试剂、O 型红细胞试剂等。

试剂红细胞中用于不规则抗体筛查和鉴定的为抗体筛查细胞和抗体鉴定细胞。抗体筛查细胞一般包括 2 ~ 3 支谱系全面且具有互补性的 O 型红细胞，通过抗体筛查细胞与被检血清在微柱凝胶抗人球卡或试管中的反应格局，判定不规则抗体的有无及类别。抗体鉴定细胞是由多支红细胞血型系统谱系全面且互补的 O 型红细胞组成的试剂红细胞，一般由 10 ~ 16 支组成，用于对抗体筛查阳性且用抗体筛查细胞无法确定抗体类别的被检血清进一步的鉴定。

无论是抗体筛查细胞还是抗体鉴定细胞，均需要从大批量的献血者中筛查，才能组成一个好的试剂组合，不但要做献血者红细胞抗原谱的筛查，还需要进一步做基因检测，确定编码基因的合子型，具有来源困难、筛查成本高等特点，所以价格昂贵，尤其是抗体鉴定细胞。细胞类试剂的有效期短，尤其是进口的细胞类试剂，到用户手里的可用有效期更短，对于中小型医院输血科来说，一年中碰到需要抗体鉴定的样本量少且不确定，把抗体鉴定细胞作为常规储备难免造成浪费，因此建立区域性的血型参比实验室对本区域内的疑难样本进行鉴定是一种最佳选择。

目前国内能提供商品化细胞类输血相容性检测试剂的公司主要有上海血

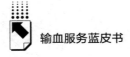

液生物医药有限责任公司、江苏力博医药生物技术股份有限公司、北京金豪制药股份有限公司等。

（二）其他输血相容性检测试剂

在输血相容性检测中，常常用到一些大分子的增强剂或低离子溶液（Low ionic strength solution，Liss），其目的都是为了增强反应强度，常用的大分子增强剂有聚乙二醇（PEG）、聚凝胺试剂、牛血清白蛋白（BSA）等，他们在抗原抗体反应体系中实际起到占领反应体系空间，从而间接增加体系中抗原与抗体浓度的作用，使得抗原与抗体相遇形成可见反应的速度和概率提高，强度也会增加。Liss 在抗人球实验中作为红细胞稀释液可以保持抗原抗体之间反应合适的离子强度，从而增强抗人球反应的强度。酶类试剂通过酶解红细胞表面的唾液酸层降低红细胞表面电荷，同时还可以让一些隐蔽抗原暴露，但酶对部分红细胞抗原有破坏作用，因此酶类试剂只能加强部分红细胞的血型抗原与相应的抗体之间的反应。

交叉配血也会用到抗人球试剂，用于进一步检测抗体筛查阴性实验中没有检测到的不规则抗体。

三　输血相容性质控试剂

输血相容性质控试剂包括室内质控试剂与室间质评试剂，是输血相容性试剂不可或缺的部分。室内质控（Internal Quality Control，IQC）试剂用于评价日常检测所用试剂和系统的稳定性、可靠性、特异性、灵敏度等，理论上所有的输血相容性实验均应进行室内质控，但目前因为来源、标准等方面的限制，市售商品化的质控品还很少见，自制室内质控品存在标准不一、项目不全等问题。

室间质评（External Quality Assessment，EQA）是由法定机构采用一系列方法，定期、连续、客观地评价各实验室的实验结果。通过 EQA 了解各实验室之间结果的差异，帮助校正实验结果的准确性，提高实验室之间结果的可比性，从而提高本地区输血相容性检测实验室的检测水平。[①] 室间质评试剂一般由国家临检中心或相关参比实验室提供，也可以由相关法定机构委托其他具备资质的单位提供。

四 问题与展望

（一）存在的问题

我国输血相容性检测试剂目前存在的主要问题有以下几个方面。一是急需解决自主抗体生产与制备的问题，尤其是一些稀有抗体，以应对日益复杂的国际大环境带来的挑战。二是要进一步加大自动化检测设备的研发投入力度，尽快缩小我国输血相容性检测设备与国外的差距。三是要进一步开展创新研发，形成具有自主知识产权的检测新方法、新技术、新产品。四是要从国家层面研发能涵盖输血相容性检测所有项目的室内质控试剂和室间质评试剂。

（二）未来展望

输血相容性检测试剂伴随着免疫学、分子生物学、结构生物学、生物化学、细胞工程学、蛋白质组学等学科的发展同步进步，在血型抗体领域引入生物工程技术和噬菌体展示技术制备更高亲和力和效价的抗体是未来血型抗体试剂领域的发展方向。

用基因编辑技术对干细胞进行改造，研发输血相容性细胞类试剂，有可能摆脱对谱细胞捐献者的依赖，生产谱系更加完美的输血相容性细胞类试剂，尤其是针对中国人同种抗体或自身抗体谱系的筛查和鉴定细胞。

应该说，目前通用的输血相容性检测试剂都有各自的缺陷，其中既有血

---

① 宫济武、贾丹丹、刘燕明等：《北京地区医疗机构临床输血实验室检测能力调查与分析》，《中华医院管理杂志》2012 年第 3 卷。

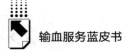

型抗体的原因，也有细胞类试剂的原因，还有检测方法的原因。创新研发快速、高通量、高特异性、高灵敏度的新型输血相容性检测试剂，需要对抗体、细胞、检测方法和配套设备同步提升，这样才可能研发出更具市场活力、保障临床输血安全的检测试剂，建立在谱细胞抗原基础上的磁珠阵列检测不规则抗体的方法，就是在这一领域的有益尝试①。

①　Yang L., Yu Y., Ma C., et al., "Development of RBC membrane antigen arrays for validating-bloodgrouping reagents," *Journal of Proteome Research*, 2018, 17（9）：3237－3249.

B.21
我国血液筛查实验室质量指标
监测现状与展望

常　乐　王露楠*

摘　要： 质量指标是一组内在特征满足要求程度的衡量指标。被引入临床实验室后，成为实验室质量改进的有效手段。自 2011 年以来，我国部分血站血液筛查实验室建立了自己的质量监控指标，但尚未建立统一的质量指标体系。2018 年，国家卫生健康委临床检验中心搭建了一个血站血液筛查实验室质量指标室间质评评价平台。本文就 2019～2021 年血站实验室质量指标的数据进行分析和探讨，主要涉及的质量指标包括室内质控项目开展率/室间质评项目参加率、检测人份数、检测不合格率、酶免非反应性核酸反应性率、NAT 无效批次率、全血/血小板实验室内周转时间、设备故障率和试剂使用率。

关键词： 血液筛查实验室　质量指标　室间质量评价

　　质量指标（Quality Indicator，QI）是一组内在特征满足要求程度的衡量指标[①]，可应用于各个行业过程性能的评价。1989 年，美国病理学家学会

---

* 　常乐，博士，国家卫生健康委临床检验中心助理研究员；王露楠，博士，国家卫生健康委临床检验中心血液安全与免疫血液学实验室主任、研究员。

① 　ISO 15189：2012 Medical laboratories – Requirements for quality and competence（3rd edition），International Organization for Standardization，2012，https：//www.iso.org/obp/ui/#iso：std：iso：15189：ed－3：v2：en。

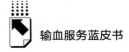

（College of American Pathologists，CAP）将其引入临床实验室的检测前、检测中和检测后的各个环节，用于监控和评估实验室所有运行过程的质量，使之成为实验室质量改进的有效工具之一。① 我国自 2009 年以来已在临床实验室中逐步建立了可用于质量管理与控制的指标体系，并将其纳入医学实验室质量和能力认可及三级医院评审的考核内容。②③

　　血站血液筛查实验室的工作是通过高通量和高灵敏的血液检测有效保证血液安全，而实验室的检测结果直接关系到血液能否用于临床，献血者是否会被屏蔽，具有十分重要的意义。2011 年，北京市红十字血液中心联合天津市血液中心及河北省所有血站单位，在我国京津冀地区首先建立了一系列血站血液检测实验室质量监控指标④，并依托于前期的成果于 2019 年 4 月发布了团体标准《血站血液检测实验室质量监测指标》（T/CSBT 004—2019）⑤。然而，我国众多的血站血液检测实验室尚未能建立起统一的血液检测实验室质量指标体系。自 2018 年以来，国家卫生健康委临床检验中心开始对全国血站血液检测实验室质量指标开展室间质评工作，以期帮助尚未建立起实验室质量指标的实验室建立最基本的实验室监测指标，并且搭建一个平台实现血液筛查实验室质量指标的横向比较。现就 2019～2021 年全国血站血液检测实验室质量指标的室间质量评价计划的参加情况及 2021 年上报的主要质量指标数据进行分析和探讨。

① Handorf C. R. ，" College of American Pathologists Conference XXVIII on alternate site testing：introduction，" *Arch Pathol Lab Med*，1995，119（10）：867 – 873.
② 《WS/T 496 – 2017 临床实验室质量指标》，国家卫健委网站，2017 年 2 月 9 日，http：//www. nhc. gov. cn/wjw/s9492/201702/93f8eb60e0f34fc896af74f13ac53562. shtml。
③ 王治国、费阳、康凤凤等：《国家卫生计生委发布临床检验专业 15 项医疗质量控制指标（2015 版）内容及解读》，《中华检验医学杂志》2015 年第 11 期。
④ 王瑞、吴硕、高峰等：《血站实验室质量监控指标体系的建立及其应用》，《中国输血杂志》2011 年第 8 期。
⑤ 《T/CSBT004 – 2019 血站血液检测实验室质量监测指标》，中国输血协会网站，2019 年 4 月 12 日，https：//csbt. org. cn/plus/view. php？aid = 10207。

一 血站血液筛查实验室质量指标概述

首批建立的质量指标主要涉及两个方面：资源调查类指标和数据监测类指标。前者收集各个实验室不同检测项目使用的试剂、ELISA 灰区设置情况以及各项目的主要设备；后者共十大类最基本的质量监测指标，共包含 28 个小项。数据监测类质量指标的内容、计算公式详见表 1。

表 1 数据监测类质量指标解读

序号	指标名称	计算公式
1	室内质控项目开展率/室间质评项目参加率	室内质控项目开展率 = 4 个项目中实验室开展室内质控项目数/4 × 100%；室间质评项目参加率 = 4 个项目中实验室参加国家卫生健康委临床检验中心组织的室间质评活动的项目数/4 × 100%
2	检测人份数	检测人份数 = 血清学检测人份数 + 核酸检测人份数
3	检测不合格率（总体及分项）	总不合格率 = 检测不合格样本数/检测样本数 × 100%
		ALT 检测不合格率 = ALT 检测不合格样本数/血清学检测样本数 × 100%
		HIV Ab/Ag 检测不合格率 = HIV Ab/Ag 检测不合格人份数/血清学检测人份数 × 100%
		抗 – HCV 检测不合格率 = 抗 – HCV 检测不合格人份数/血清学检测人份数 × 100%
		HBsAg 检测不合格率 = HBsAg 检测不合格人份数/血清学检测人份数 × 100%
		抗 – TP 检测不合格率 = 抗 – TP 检测不合格人份数/血清学检测人份数 × 100%
		核酸检测不合格率 = 核酸检测不合格人份数/核酸检测人份数 × 100%
4	质量不合格标本指数率与质量不合格样本率	质量不合格标本指数率 = 质量不合格标本总数 × ∑质量不合格原因总数/标本总数 × 10000
		质量不合格标本率 = 质量不合格标本总数/标本总数 × 10000
5	ELISA 复检符合率	ELISA 复检符合率 = 重复检测为反应性样本的数目/初次检测为反应性需要重新检测的样本数目 × 100%
6	酶免非反应性核酸反应性率（NAT 鉴别反应性率/NAT 拆分反应性率）	NAT 单反应性率 = NAT 单反应性标本数（联检反应性或拆分反应性）/核酸检测标本数 × 100%
		NAT 鉴别反应性率 = NAT 鉴别反应性标本数/进行鉴别实验的标本数 × 100%
		NAT 拆分反应性率 = NAT 拆分结果为反应性的 pool 数/NAT 混检结果为反应性的 pool 数 × 100%

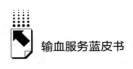
序号	指标名称	计算公式
7	NAT 无效批次率	NAT 无效批次率 = NAT 无效批次数/NAT 检测批次总数×100%
8	实验室内周转时间	实验室规定收到全血制品样本到报告发送的时间(天)
		实验室规定收到单采血小板制品样本到报告发送的时间(天)
9	设备故障率	设备故障率 = 设备故障天数/92 天×100%
10	试剂使用率	试剂使用率 = 试剂使用数量/试剂报告人份数×100%

二 血站实验室参加质量指标室间评价情况

2019～2021 年，全国共有 344 家血站血液筛查实验室参与质量指标的填报工作。2019 年共有来自 29 个省（直辖市、自治区）的 208 个实验室参加了质量指标的填报，其中四个季度均上报数据的有 103 家。2020 年共有来自 30 个省（直辖市、自治区）的 324 家实验室上报了数据，其中四个季度均上报数据的有 253 家。2021 年共有来自 30 个省（直辖市、自治区）的 319 家实验室上报了质量指标数据，其中四个季度均上报数据的有 258 家。2021 年血站血液筛查实验室质量指标数据分析如下。

（一）各血站实验室设备和试剂使用情况

对 319 家实验室上报的资源调查类数据进行分析，设备最多的实验室有 39 台设备，其中血清学检测设备（含 ALT 及传染性标志物 ELISA 检测的前处理、后处理和一体机设备）20 台，核酸检测设备 13 台，设备最少的实验室拥有的全部血清学和核酸检测设备仅 2 台。

对试剂使用情况的统计发现，大部分（75%～80%）实验室在进行传染性标志物血清学检测时设置了"灰区"，其中很大比例的实验室"灰区"设置在 0.8 附近。各试剂的灰区设置情况汇总见表 2～表 5。

表2 2021年HBsAg各试剂"灰区"设置情况

单位：家

HBsAg 试剂代码	0.5	0.6	0.7	0.8	0.85	0.9	1	总计
23001	8	4	11	14		2	13	52
23003	26	13	69	60	2	13	49	232
23016		1		3		1	2	7
23043	3	1	5	6			10	25
23046			1					1
23081	25	10	74	69	2	14	54	248
23089		1	7	9		8	8	33
23107			4	15	2	12	17	50
总计	62	30	171	176	6	50	153	648

数据来源：国家卫生健康委临床检验中心2021年四季度质量指标数据，下同。

表3 2021年HCV抗体各试剂"灰区"设置情况

单位：家

HCV 抗体试剂代码	0.5	0.6	0.7	0.8	0.85	0.9	1	总计
23001	7	1	3	9		2	18	40
23003	36	8	33	34	1	9	32	153
23016			1	2				3
23020			3	11		5	12	31
23043	6	2	10	19	1	2	14	54
23046	1			2			1	4
23081	16	7	21	35	1	7	28	115
23085	28	7	34	36		9	28	142
23093			1				1	2
23096	14	5	22	17		5	12	75
23107			2	6	1	4	7	20
23159		1	1					2
总计	108	31	131	171	4	43	153	641

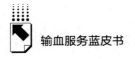

表4　2021 年 HIV 抗体各试剂"灰区"设置情况

单位：家

HIV 抗体试剂代码	0.5	0.6	0.7	0.75	0.8	0.85	0.9	1	总计
23001	1	1	3		5			11	21
23003	26	6	24		23	2	3	23	107
23005	1								1
23016		1	1		3		1		6
23043	8	1	10		9	1	1	13	43
23046	1	1	1		1		1	2	7
23081	17	7	19		31		7	31	112
23085	24	7	34		36		5	34	140
23089	5	7	19		40	1	21	22	115
23093	8		12		10		1	8	39
23096	8	4	14		8		2	10	46
23107			1	1			2		4
总计	99	35	138	1	166	4	44	154	641

表5　2021 年 TP 抗体各试剂"灰区"设置情况

单位：家

TP 抗体试剂代码	0.5	0.6	0.7	0.8	0.85	0.9	1	总计
23001	3	2	11	20		4	28	68
23003	46	8	48	63	2	14	56	237
23016	4	1	4	7	1	3	10	30
23043	5	1	12	9			11	38
23046	1	1		1			1	4
23081	42	9	49	76	2	19	66	263
23085			2				1	3
23092				1				1
23107				1		1	2	4
总计	101	22	126	178	5	41	175	648

（二）各血站实验室质量指标数据结果

1. 室内质控项目开展率/室间质评项目参加率

对 2021 年第一季度填报该质量指标的 295 家实验室的结果进行统计分析，可以看出，在血液检验项目上，有 286 家实验室参加了临检中心开展的室间质评计划，291 家实验室开展了该项目的室内质控；在病毒核酸检测项目上，有 268 家实验室参加了临检中心开展的室间质评计划，271 家实验室开展了该项目的室内质控；在血型项目上，有 281 家实验室参加了临检中心开展的室间质评计划，273 家实验室开展了该项目的室内质控；在 HTLV 抗体监测项目上，有 84 家实验室参加了临检中心开展的室间质评计划，98 家实验室开展了该项目的室内质控。

2. 检测人份数

对 2021 年四个季度均上报数据的 258 家实验室酶免检测人份数和核酸检测人份数进行统计发现，这 258 家实验室共进行酶免检测数 13235455 人份，核酸检测数 13466318 人份。按酶免检测人份数进行排序，年检测量最多的实验室达到 286505 人份，年检测量最少的实验室仅为 1156 人份。根据不同的酶免检测人份数对我国血站实验室的规模进行初步划分，年检测献血者人次数超过 15 万的超大型血站实验室 12 家，10 万～15 万的大型血站实验室 23 家，5 万～10 万的中型血站实验室 60 家，1 万～5 万的小型血站实验室 138 家，小于 1 万的微型血站实验室 25 家，可以看出我国中小型血站实验室占绝大多数。

3. 检测不合格率

根据 2021 年四个季度均上报并填写正确的 225 家实验室总不合格率数据统计，共检测献血者数 13341155 人份，其中不合格数 194692 人份，总不合格率约为 1.46%。在以上实验室中，76% 的实验室总不合格率小于 2%，有 1 家实验室可达到 6% 以上。

对不合格项目进行分析，我们发现 ALT 项目不合格数量占总不合格样本数的比例超过 50% 的实验室占比约 30%，其次是 HBsAg 及 TP 抗体项

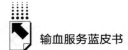

目，HIV 和 HCV 抗体不合格率相对较低。此外，不同感染性标志物项目的不合格率呈明显的地区性，尤其体现在 HBsAg 不合格率和双试剂不合格率中，如图 1 所示。北方地区 HBsAg 总不合格率和双试剂不合格率均较南方地区要低，广东、四川等省区 HBsAg 阳性率较高。这种地区差异主要是由于不同地区 HBV 流行率的差异造成，同时还与实验室是否进行采前 HBsAg 初筛快速检测、实验室所使用的试剂的灵敏度和特异性及实验室是否设置灰区等多因素有关。对于总不合格率较高的实验室及四个季度不合格率变化波动较大的实验室需及时分析结果，发现问题，采取措施，尽可能降低血液的报废率。

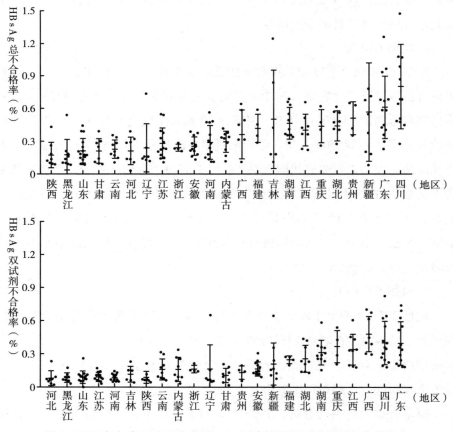

图1 2021 年各省血站实验室 HBsAg 不合格率及双试剂不合格率分布

4. 酶免非反应性核酸反应性率（NAT 单反应性率）

我们剔除明显错误的数据后统计整理了 2021 年上报数据的 295 家实验室的数据，共完成核酸检测 13864014 人份。在混样/拆分检测模式下，所有实验室的平均拆分阳性率为 49.66%，平均鉴别阳性率为 36.84%。2021 年各试剂样本检测量、拆分和鉴别阳性率的数据如表 6 所示。

表 6　2021 年各核酸检测试剂样本检测情况

试剂代码	单位数量（家）	总检测标本数（份）	反应性标本数（份）	拆分阳性率/鉴别阳性率（%）	NAT 单阳性率（‰）	HBV 核酸阳性数（份）	HBV 阳性率（‰）
55001	58	1646965	847	47.13	0.514	468	0.284
55081	11	284775	305	45.12	1.071	232	0.815
55139	98	2609660	2343	52.80	0.898	1709	0.655
55155	57	1959205	1570	46.04	0.801	1165	0.595
55178	24	468179	620	50.38	1.324	468	1.000
55182	116	4612574	3611	50.32	0.783	2827	0.613
55290	11	221909	176	57.32	0.793	133	0.599
55291	1	4083	4	66.67	0.980	2	0.490
55254	29	828371	747	35.09	0.902	583	0.704
55354	42	1228293	1199	38.03	0.976	963	0.784
合计		13864014	11422		0.824	8550	0.617

5. NAT 无效批次率

在 2021 年四个季度均正确上报该指标数据的 249 家实验室中，有 80 家实验室全年没有出现无效批次，年平均无效批次率最高的实验室可达 14.85%，其次为 8.60%。NAT 无效批次率较高往往与实验室所使用的检测设备状态、人员操作水平、环境因素、样本因素等多方面有关，将严重影响核酸检测全过程的流畅程度。

6. 全血/血小板实验室内周转时间

实验室内周转时间指从样本采集到结果审核发放的时间，大部分实验室的全血实验室内周转时间在 2~3 天，少部分实验室大于或等于 7 天，血小板实验室内周转时间大部分在 2 天以内，少部分实验室超过 5 天。

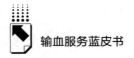

7. 设备故障率

根据 2021 年四个季度各实验室上报的设备故障情况分析，ALT 检测设备在一个季度内平均发生故障的比例为 10% 左右，即所有实验室共上报了 400 余台 ALT 检测设备，其中一个季度内平均约有 40 台设备发生过 1~92 天的故障情况。ELISA 前处理设备平均发生故障的比例为 14%，ELISA 微板处理设备约为 27%，ELISA 一体机为 23%，核酸设备为 20%，血型加样设备为 12%，血型检测设备为 14%。此外，我们还发现部分实验室的检测设备发生故障天数较长，可能会造成实验室其他设备的工作负荷过大，样本在实验室内的周转时间延长等问题。

8. 试剂使用率

对 2021 年四个季度所有正确上报试剂使用率的实验室数据进行汇总后，可获得各项目各试剂的实际使用率情况。其中血清学试剂使用率较为稳定，不同项目不同试剂的使用率变化多分布在 110%~120% 之间。核酸检测试剂由于各实验室单检与混检的策略不同，不同试剂的使用率变化较大，如表 7 所示。实验室可根据所使用不同试剂的全国平均使用情况，与自己实验室的数据进行比较。

表 7　2021 年 NAT 试剂使用率

试剂代码	试剂检测数（人份）	试剂使用数（人份）	试剂使用率（%）
55001	1479282	1885048	127.43
55081	291147	392443	134.79
55139	2162347	2857948	132.17
55154	27117	37414	137.97
55155	1851051	2332071	125.99
55178	440544	601841	136.61
55182	3872070	5079988	131.20
55254	195881	244032	124.58
55290	807226	984713	121.99
55354	846112	972405	114.93
总计	11972777	15387903	128.52

三　总结与展望

随着我国血液检测技术的快速发展，血站血液筛查实验室常规使用的血清学、血型、生化及核酸检测系统已经不断成熟且具备相当的稳定性，各个实验室的质量指标数据也越来越具有可比性。目前已经建立的质量指标室间质评平台仅包含了最基本的内容，目的是帮助之前没有建立质量监控指标的实验室完善质量管理体系，后面将会陆续增加更多的质量指标，不断充实检测前、中、后的各个环节。如血站血液筛查实验室的人力资源配置情况，代表了血站实验室的"软实力"，既包括人员素质，也包括人员的数量。随着近些年自动化设备的全面应用，实验室的"硬实力"建设得到了有效改善，而实验室的人员水平已成为实验室发展的关键因素。[1] 但尚没有全国血站人员信息的统计数据公布，这一信息的统计不仅可以实现实验室间的横向比较，也可以及时帮助实验室管理层发现人员短缺，及时补充新鲜血液，不断完善人才队伍的建设。再如室内质控数据的统计及失控率的统计分析，室间质评平台的搭建可以更好地帮助实验室查阅同一种同一批号的试剂使用相同的外购室内质控试剂时，不同实验室间室内质控数据的变化情况，帮助实验室及时发现问题。越来越多的血站血液筛查实验室将质量指标纳入实验室质量管理体系的一部分，可以更好地帮助我国实现血站实验室质量管理的高标准与同质化。

---

[1]　李莉华、黄力勤、韩雪峰等：《京津冀血站血液筛查实验室人力资源现状及分析》，《中国输血杂志》2018 年第 10 期。

B.22
我国红细胞血型抗体鉴定的现状与展望

李喜莹　蔡　鹃　赵国华*

摘　要：　除抗－A和抗－B外，其他针对红细胞抗原产生的抗体统称为"红细胞意外抗体"，包括针对自身不表达抗原的同种抗体和针对自身表达抗原的自身抗体。红细胞输注后仅有少数患者产生可检测水平的红细胞抗体，而抗体消失、输血记录不连续性和输血后抗体检测率低都是识别和记录意外抗体的主要障碍。当临床检测到抗体时，应鉴定其类型和特异性，并评估是否会引起胎儿和新生儿溶血病、溶血性输血反应，以及是否会显著地降低输入红细胞的存活率。本文对红细胞血型抗体鉴定相关理论知识、试剂和检测方法选择、试验操作、结果判读与解释等进行了简要总结；对我国红细胞抗体鉴定的发展和现状进行了分析，对未来发展进行思考和展望，希望能为我国红细胞血型抗体鉴定的发展提供助力。

关键词：　红细胞血型　不规则抗体　抗体鉴定

人体血清或血浆中存在针对红细胞抗原的抗体，除抗－A和抗－B外，

---

* 李喜莹，国家癌症中心、国家肿瘤临床医学研究中心、中国医学科学院北京协和医学院肿瘤医院输血科主任、副主任技师；蔡鹃，博士，国家癌症中心、国家肿瘤临床医学研究中心、中国医学科学院北京协和医学院肿瘤医院主管技师；赵国华，国家癌症中心、国家肿瘤临床医学研究中心、中国医学科学院北京协和医学院肿瘤医院、河北中国医学科学院肿瘤医院输血科主任、副主任医师。

其他抗体统称为"红细胞意外抗体"，包括针对自身不表达抗原的同种抗体和针对自身表达抗原的自身抗体。妊娠、输血、移植或注射免疫原性物质是引起红细胞抗原免疫的常见原因。据国外文献报道，接受输血治疗的患者中，2%~5%患者产生可检测水平的同种抗体[1]；在依赖输血治疗的镰状细胞贫血（Sickle Cell Disease，SCD）等特定患者中，同种免疫的发生率可达47%[2]。国内献血者抗体阳性率为0.20%[3]，备血患者同种抗体检出率约为0.52%，总体检出率低于国外报道（1%~3%），检出的抗体以Rh、MNS、Lewis和P血型系统抗体为主。

尽管在每单位红细胞中有数百种非自身红细胞抗原，但只有少数患者产生可检测水平的红细胞意外抗体。此外，抗体在诱导后逐渐消失是多种意外抗体的共同现象，约25%可在初次发现后1个月内消失，50%在初次检测后6个月消失，而在初次检测后5年内，同种抗体的消失率约为60%~70%。[4] 患者治疗的流动性导致输血记录的不连续性，配血相容的红细胞输注可能会导致快速的记忆性红细胞同种抗体反应，引起迟发性溶血性输血反应（Delay Hemolytic Transfusion Reaction，DHTR）。此外，患者的流动性以及患者治疗的非输血依赖性等因素，导致输血后大多数患者未进行系统性抗体筛查。因此，抗体消失、输血记录不连续性和输血后抗体检测率低都是识别和记录意外抗体的主要障碍。

当临床检测到抗体时，应鉴定其类型和特异性，并评估是否会引起胎儿和新生儿溶血病（Hemolytic Disease of the Fetus and Newborn，HDFN）、溶血

① Tormey C. A., Hendrickson J. E., "Transfusion-related red blood cell alloantibodies: induction and consequences," *Blood*, 2019, 133 (17): 1821–1830.
② Aygun B., Padmanabhan S., Paley C., et al., "Clinical significance of RBC alloantibodies and autoantibodies in sickle cell patients who received transfusions," *Transfusion*, 2002, 42 (1): 37–43.
③ 郭伟洁、刘泽雅、张凡等：《中国献血人群意外抗体阳性率的Meta分析》，《临床输血与检验》2021年第2期。
④ Gary S., Christopher A. T., "Detection rate of blood group alloimmunization based on real-world testing practices and kinetics of antibody induction and evanescence," *Transfusion*, 2016, 56 (11): 2662–2667.

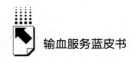

性输血反应和显著降低输入红细胞的存活率。针对输血依赖性患者和育龄期女性等，抗体鉴定对保证未来输血治疗的安全性及匹配红细胞的可获得性具有无可替代的价值。

一 红细胞血型抗体鉴定概况

（一）红细胞血型系统

截止到 2021 年 6 月，国际输血协会（International Society of Blood Transfusion，ISBT）已确认 378 个红细胞血型抗原，包括 43 个红细胞血型系统（345 个血型抗原）、5 个红细胞血型抗原集合（14 个血型抗原）、16 个低频抗原和 3 个高频抗原。[①]

红细胞抗原刺激机体产生的抗体多为 IgM 和 IgG 类，IgA 较少见。IgM 和部分 IgG 可导致溶血性输血反应和自身免疫性溶血性贫血，IgG 能通过胎盘引起 HDFN。抗体与红细胞结合后可激活多种补体导致红细胞破坏，IgG 和 IgM 均可激活补体，IgG 的 Fc 结构域还可与吞噬细胞表面的受体结合。因此，进行抗体筛查和抗体鉴定时，应尽可能检出有临床意义的抗体，且尽可能降低无临床意义的抗体检出。

（二）红细胞血型抗体鉴定的发展

1945 年，Coombs RRA 发明了经典的 Coombs 试验（也称抗球蛋白试验），用于检测包被于红细胞表面的 IgG 类抗体。Coombs 试验分为直接抗球蛋白试验（Direct Antiglobulin Test，DAT）和间接抗球蛋白试验（Indirect Antiglobulin Test，IAT），前者用于检测红细胞表面是否已被 IgG 抗体致敏，后者用于检测待检血浆中是否含有 IgG 类抗体。随后，杂交瘤技术的发明使

---

① Red Cell Immunogenetics and Blood Group Terminology，International Society of Blood Transfusion，https：//www. isbtweb. org/isbt – working – parties/rcibgt. html

得依赖抗体的免疫学试验特异性和重复性得到极大提高；聚合酶链反应（Polymerase Chain Reaction，PCR）和基因编辑等分子生物技术的出现使得越来越多的血型基因被解码；微柱凝集技术和固相凝集技术的发明，使得输血前检测进入自动化时代，具有灵敏度高、特异性强、重复性好和操作简单等优点。

使用"irregular antibody"作为关键词在 PubMed 进行检索，1979 年以前的文章共 203 篇，1980～1999 年的文章共 1096 篇，2000～2009 年的文章共 659 篇，2010～2019 年的文章共 771 篇；2020 至今已发表 234 篇相关文章。随着输血医学和其他学科的发展，越来越多的研究者关注到不规则抗体在输血医学中的重要性，准确地检出和鉴定出意外抗体是保障患者用血安全的重要内容。具备红细胞抗原和抗体特性的相关专业知识、选择合适的检测方法和适宜的试剂、正确地理解抗体鉴定检测结果是获得准确的抗体鉴定结果的先决条件。

（三）抗体鉴定试剂红细胞组

用表达已知主要血型抗原的试剂红细胞组（通常为 8～16 个试剂红细胞）检测血清或血浆，进行红细胞抗体鉴定。试剂红细胞通常为 O 型，可以用于任何 ABO 血型的抗体鉴定，每瓶试剂红细胞均来自不同的单一献血者。为确保试验的有效性，抗体鉴定须能准确地鉴定出常见的、具有临床意义的同种抗体，如抗 - D、抗 - E、抗 - K、抗 - Jk^a、抗 - Jk^b、抗 - Fy^{b}等。

（四）抗体鉴定常用技术

常用技术包括盐水试管法、抗球蛋白实验试管法、固相法、聚凝胺法、酶法和柱凝集技术。每种方法都有各自的优缺点，实验室选择时应综合考虑各种方法的灵敏度、特异性、自动化能力（需要时）和成本、所服务的患者群体、实验室规模以及员工专业知识和经验。实验室应熟悉所选方法的独特反应特性，选择一种或多种方法，这样有助于调查和解决主要方法不易发现的检测结果。

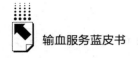

（五）增强介质

使用试管法进行检测时，反应体系可能仅由血清或血浆和红细胞组成，但使用增强介质可减少孵育时间并提高检测灵敏度。增强介质包括低离子强度盐溶液（Low-ionic Strength Saline，LISS）、聚乙二醇（Polyethylene Glycol，PEG）、22%牛血清白蛋白等。柱凝集法等其他检测技术也使用增强介质，各种增强介质的原理、应用范围和注意事项均有差异，使用时应参考试剂说明书。

二　红细胞血型抗体鉴定试验流程

输血前抗体筛查的目的是确定患者体内是否存在有临床意义的抗体。通过抗体筛查试验可初步判断抗体筛查阳性试验的原因、可用的检测方法、抗体特异性，以及不同检测相对抗原抗体反应的潜在影响，为抗体鉴定试验的成功奠定基础。应选择一种抗体筛查方法，以最大限度地检出常见的具有临床意义的抗体，并最大限度地减少无临床意义抗体的检出。

（一）常规抗体鉴定

1. 患者病史

准确的抗体鉴定始于对患者病史的准确掌握。抗体鉴定试验开始前，应尽可能详细地了解患者的临床诊断和既往史，包括输血史、妊娠史、移植史、临床诊断、用药史、生物治疗和免疫治疗等，有助于检测方法的选择和结果的解释。

2. 自身对照和DAT

使用与检测试剂红细胞相同的方法检测血清或血浆和自体红细胞的反应性。将自身对照与患者病史和临床情况相结合，可以为下一步试验的选择提供方向。抗筛阳性且自身对照阴性时，可使用常规方法进行抗体鉴定；自身对照在抗球蛋白反应性为阳性，则应进行DAT；如果DAT结果为阴性，则应考虑增强介质成分的抗体或仅在增强介质中具有反应性的自身抗体。

3. 结果评估

结果评估包括两个步骤。首先是初步确定抗体特异性，包括评估抗体鉴定试验的反应模式、反应强度和反应性，抗体排除，确认是否符合抗体鉴定规则。其次是最终确认和检测，包括评估抗体筛查试验结果与抗体鉴定试验中所推定的抗体一致性、自身对照结果、抗原分型结果，并进行最终审核。根据自身对照的结果，可将结果评估分为两类，通过不同路径进行评估。

（二）复杂性抗体鉴定

常规抗体鉴定过程无法满足所有抗体鉴定情况，可能需要进行其他检测和/或咨询免疫血液学参比试验室。在常规抗体鉴定时，检测自身对照可为复杂性抗体问题的解决提供起点，而 DAT 结果可用于检测方法的选择。

（三）红细胞血型抗体鉴定的参考资料

美国血液与生物治疗促进协会（Association for the Advancement of Blood & Biotherapies，AABB）原名为美国血库协会（American Association of Blood Banks），于 2010 年和 2021 年发布了两份抗体鉴定指南，分别是 *Guidelines for Antibody Identification*[1] 和 *AABB Guide to Antibody Identification*[2]。英国血液学标准委员会（British Committee for the Standards in Haematology，BCSH）在 2013 年[3]和 2016 年[4]发布的指南中包括抗体鉴定相关内容。澳大利亚和新西

---

[1] Moulds. M., Kowalski. M. *Guidelines for Antibody Identification* (Bethesda: AABB Press, 2010).

[2] Wen L., Tony S. C., Susan T. J., et al. *AABB Guide to Antibody Identification* (Bethesda: AABB Press, 2021).

[3] Milkins C., Berryman J., Cantwell C., et al., "Guidelines for pre-transfusion compatibility procedures in blood transfusion laboratories," *Transfusion Medicine*, 2013, 23 (1): 3-35.

[4] White J., Qureshi H., Massey E., et al., "Guideline for blood grouping and red cell antibody testing in pregnancy," *Transfusion Medicine*, 2016, 26 (4): 246-263.

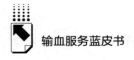

兰输血协会（Australian and New Zealand Society of Blood Transfusion，ANZSBT）2020 年发布了修订的 *Guidelines for Transfusion and Immunohaematology Laboratory Practice*，其中也包括抗体鉴定相关内容①。

基于我国红细胞血型抗体鉴定的现状，相关专家学者于 2021 年共同起草了我国第一版红细胞血型抗体鉴定专家共识。② 国内部分学者根据实际工作，编撰了多本抗体鉴定临床应用相关书籍，包括《临床输血个案精选（第 2 版）》③、《输血相容性检测及疑难病例分析》④ 和《输血意外抗体案例解析》⑤ 等，翻译并出版了多版《美国血库协会技术手册》，供输血相关人员学习。

三　我国红细胞血型抗体鉴定的发展现状

（一）开端

使用中国知网进行检索，我国第一篇关于不规则抗体的文献发表于 1987 年。作者首次报道了 4 例不规则抗体，1 例抗 - E、1 例抗 - M 和 2 例抗 - $P_1$⑥。抗体鉴定试剂红细胞组的研究发表于 1986 年⑦和 1987 年⑧。将"不规则抗体"作为关键词在中国知网进行检索（中文文献占比超过 95%），1950 ~

---

① Guidelines for transfusion and immunohaematology laboratory practice, Australian and New Zealand Society of Blood Transfusion Ltd, 2021, https：//anzsbt. org. au/wp – content/uploads/2021/07/ FINAL – Guidelines _ For _ The _ Implementation _ And _ Use _ Of _ Electronic _ Medical _ Records_ For_ Transfusion_ – July – 2021 – 1. pdf.
② 李喜莹、蔡鹃、甘佳等：《红细胞血型抗体鉴定专家共识》，《中国输血杂志》2021 年第 10 期。
③ 于洋、王秋实、苗天红主编《临床输血个案精选（第 2 版）》，人民卫生出版社，2021。
④ 桂嵘、张志昇、王勇军主编《输血相容性检测及疑难病例分析》，人民卫生出版社，2018。
⑤ 李嘉莹主编《输血意外抗体案例解析》，人民卫生出版社，2022.
⑥ 张德润、朱志云、吴辰等：《不规则抗体 4 例》，《河北医药》1987 年第 4 期。
⑦ 刁玉英、宋宁、郑世荣等：《组建配组红细胞及抗体筛选结果》，《中华血液杂志》1986 年第 2 期。
⑧ 郝露萍、张志、徐芸等：《配组细胞的建立其应用》，《中华血液学杂志》1987 年第 6 期。

1999 年共发表相关文献 228 篇，2000～2009 年共发表相关文献 560 篇，2010～2019 年共发表相关文章 2228 篇，2020 年至今已发表文献 444 篇。

（二）现状

1. 红细胞血型抗体鉴定能力现状

对 2021 年全国输血相容性检测室间质量评价第三次抗体筛查和抗体鉴定的结果进行统计，全国共 3445 家医疗机构参与抗体筛查项目。对抗体筛查结果上报机构和抗体鉴定结果上报机构的分析见表 1。

表 1　2021 年全国输血相容性检测室间质量评价第三次抗体筛查和抗体鉴定上报情况

单位：家，%

项目	结果	三级甲等	三级乙等	二级甲等	二级乙等	未填	总计
抗体筛查	通过	1652	555	702	93	398	3400
	未通过	11	6	19	2	7	45
	合计	1663	561	721	95	405	3445
	未通过率	0.66	1.07	2.64	2.11	1.73	1.31
抗体鉴定	通过	369	44	47	1	81	542
	未通过	23	11	10	0	2	46
	合计	392	55	57	1	83	588
	未通过率	5.87	20.00	17.54	0.00	2.41	7.82
抗体鉴定结果上报率		23.57	9.80	7.91	1.05	20.49	17.07

数据来源：2021 年全国输血相容性检测室间质量评价第三次上报数据。

表 1 的数据显示，上报抗体鉴定结果的医疗机构仅仅占参加室间质评机构的 17.07%，参加单位多为三级医院，已开展抗体鉴定的机构数量严重不足，并且三甲医院也有部分未正确上报抗体鉴定结果，因此还需要通过培训等方式进一步提升现有人员的技术和能力。

2. 红细胞血型抗体鉴定试剂

查询国家药品监督管理局网站，尚未发现具有医疗器械注册证（体外诊断试剂）的红细胞血型抗体鉴定试剂，目前我国输血科所使用的抗体鉴定试剂均以科研试剂形式存在。

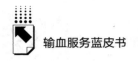

缺乏具有医疗器械注册证（体外诊断试剂）的红细胞血型抗体鉴定试剂、红细胞血型抗体鉴定未纳入医保收费目录，以及抗体鉴定试剂红细胞组、抗血清和其他试剂的费用都需科室自行承担，这些都是影响红细胞血型抗体鉴定工作开展的一个重要因素。

四　对红细胞血型抗体鉴定展望

目前我国红细胞抗体鉴定在医疗机构中的开展率不高，不同医疗机构人员对抗体鉴定相关知识、试验技能掌握程度参差不齐，红细胞血型抗体鉴定工作的开展需要对输血专业技术人员进行规范化培训。

已发布的各类标准并未要求在抗体筛查检出意外抗体时必须进行抗体鉴定，而是由医疗机构自行决定是否开展抗体鉴定。根据抗体鉴定在临床输血中的重要意义，应尽快制定相关标准，将抗体鉴定作为输血科的核心业务进行评价考核，并参照其他国家的培训体系制定我国输血相关工作人员的培训体系。此外，还应鼓励相关科研单位和企业研发适用于国内人群的抗体鉴定试剂红细胞组，填补当前抗体鉴定检测试剂的空白。

针对抗体产生和消失的特性、输血记录不连续等情况，建立区域性红细胞同种抗体登记制度，这将极大地影响同种免疫数据的可追溯和共享性。对抗体诱导到消失的全过程进行追踪，不仅能为临床输血提供重要信息，还可为同种抗体的研究提供重要依据，还能减少输血科和临床工作人员的处理时间，提高工作效率，及时为患者提供相合血液，这也将有助于改善患者的治疗结果。

作为免疫治疗药物研发的单克隆抗体也可能干扰血清学检测结果。抗 - CD38 能与存在于所有正常红细胞上的少量 CD38 结合，在使用抗球蛋白的血清学试验中出现阳性反应时，使用巯基试剂破坏二硫键可以消除 CD38 的干扰①。

---

① Jones A. D. , Moayeri M. , Nambiar A. , "Impact of new myeloma agents on the transfusion laboratory," *Pathology* , 2021 , 53 （3）: 427 - 437.

处于临床试验阶段的抗－CD47 可干扰输血前检测的所有试验，包括 ABO 反定型、抗体筛查和抗体鉴定，目前尚无有效的手段消除 CD47 干扰①。随着其他新型免疫疗法的研发和使用，只要红细胞上表达相应靶抗原，都可能会引起类似的血清学干扰。

　　减少红细胞输注是预防红细胞同种免疫的主要策略。其他策略包括将献血者的红细胞抗原与患者的红细胞抗原相匹配，或在血液输注前对有危及生命的同种异体免疫史的患者进行免疫疗法。此外，需要输血医学、血液学、肿瘤学、移植学、产科学和免疫学等多学科进行合作，以便更好地理解红细胞同种免疫，并确定预防策略。

---

① Velliquette R. W., Aeschlimann J., Kirkegaard J., et al., "Monoclonal anti－CD47 interference in red cell and platelet testing," *Transfusion*, 2019, 59 (2): 730－737.

B.23
孕产妇免疫血液学管理现状与展望

李志强 李兴龙 李丽玮*

摘　要： 随着我国生育"多胎"政策的出台，从输血医学的血型血清学
角度考虑，多次妊娠会给孕产妇的妊娠全周期输血和胎儿或新生
儿生命安全带来极大的挑战。本文通过对2021年发表在国内各
类医学期刊的论文（报道例数>1000例，且有抗体特异性检测）
进行检索，共检索出7篇进行分析，发现70166例孕产妇进行红
细胞血型意外抗体筛查，阳性451例（占0.64%），其中明确意
外抗体特异性382例（占0.54%）。另外，孕次≥2次的孕妇意
外抗体筛查阳性率为1.87%～4.00%，意外抗体所致新生儿溶
血病发生率为50.00%～83.33%。因此，各级各类医疗机构医
务管理部门务必应高度重视，应对妇幼保健人员与妇产科医护人
员进行培训，适时对孕妇进行免疫血液学方面的检测，发现异常
应及时告知孕妇及丈夫，使其提高就医的依从性，确保妊娠全周
期孕产妇和胎儿或新生儿生命安全。

关键词： 孕产妇　意外抗体　胎儿或新生儿溶血病　输血反应

截至2021年6月30日，国际输血协会（ISBT）确认红细胞血型系
统43个，其中包括345个抗原。除ABO血型系统外，主要涉及Rh、

---

* 李志强，上海市第六人民医院输血科主任，血液病学、全科医学主任医师，教授、硕士研究
生导师；李兴龙，上海市第六人民医院输血科技师；李丽玮，上海市第六人民医院输血科主
管技师。

MNS、Kidd、Lewis、P、Duffy、Kell、Diego 等血型系统。通常 ABO 血型系统的抗 – A、抗 – B 称为规则抗体，与此相对应，除抗 – A、抗 – B 以外的其他血型系统抗体，称为意外抗体（又可称为不规则抗体或同种抗体）。通常红细胞血型意外抗体是由于后天免疫刺激（如妊娠、输血等）产生。

随着我国生育"多胎"政策的出台，从输血医学的血型血清学角度考虑，多次妊娠会给特殊血型孕产妇的妊娠全周期输血与胎儿或新生儿生命安全带来极大的挑战。一方面，我国多胎孕产妇高龄所占比例较高，同时"一胎"高剖宫产率易引起前置胎盘、胎盘植入、瘢痕子宫妊娠等，容易导致产后出血。如果孕产妇体内存在意外抗体，产后出血（PPH）发生时难以找到匹配的血液予以输注将危及生命。另一方面，孕产妇体内存在红细胞血型意外抗体，会导致胎儿或新生儿溶血病（HDFN），影响胎儿或新生儿脏器的发育，甚至危及胎儿或新生儿生命安全。据文献报道，中国的孕产妇死亡率迅速下降，从 1996 年的每 10 万人 108 起，到 2015 年每 10 万人 21.8 起，年均每年下降8.5%。[1] 另据文献报道，1990~2017 年孕产妇死亡率下降了86%，每 10 万活产婴儿孕产妇死亡数从 95 降至14。[2] 然而，与欧美发达国家相比仍存在差距。

中共中央、国务院印发《"健康中国2030"规划纲要》，主要任务之一就是到 2022 年和 2030 年，婴儿死亡率分别控制在 7.5‰及以下和5‰及以下，孕产妇死亡率（1/10 万）分别下降到 18 和 12。因此，必须高度重视孕产妇免疫血液学相关问题。

---

① Juan Liang, Xiaohong Li, Chuyun Kang, et al., "Maternal mortality ratios in 2852 Chinese counties, 1996 – 2015, and achievement of Millennium Development Goal 5 in China: a subnational analysis of the Global Burden of Disease Study 2016," *the Lancet*, DECEMBER 13, 2018.

② Maigeng Zhou, Haidong Wang, Xinying Zeng, et al. Mortality, morbidity, and risk factors in China and its provinces, 1990 – 2017: a systematic analysis for the Global Burden of Disease Study 2017," *the Lancet*, June 24, 2019.

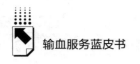

一 对孕产妇免疫血液学管理研究的统计

为了进一步了解孕产妇免疫血液学状况，确保妊娠全周期和胎儿或新生儿生命安全，我们对 2021 年发表在国内各类医学期刊的论文（报道例数 > 1000 例，且明确抗体特异性）进行检索，共检索出 7 篇文献①②③④⑤⑥⑦，分析发现 70166 例孕产妇进行红细胞血型意外抗体筛查，阳性 451 例（占 0.64%），其中明确意外抗体特异性 382 例（占 0.54%），与国内报道（0.52%）基本一致⑧，低于西方国家的报道（1% ~3%）。在 382 例意外抗体筛查阳性孕妇中，Rh 血型系统意外抗体 184 例（占 48.17%），其中抗 - E 有 81 例、抗 - D 有 43 例、抗 - C 和抗 - c 各有 5 例、抗 - e 有 1 例，Rh 血型系统内联合抗体 46 例、Rh 血型系统抗体与其他血型系统抗体 3 例；MNS 血型系统意外抗体 110 例（占 28.80%），其中抗 - M 有 69 例、抗 - Mur 有 32 例、抗 - Mi^a 有 3 例、抗 - S 有 6 例；Lewis 血型系统意外抗体 21 例（占 5.50%），其中抗 - Le^a 有 17 例、抗 - Le^b 有 4 例；P 血型系统意外抗体 8 例（2.09%）均为抗 - P_1；Duffy 血型系统意外抗体 3 例（占 0.79%），其中抗 - Fy^a 有 2 例、抗 - Fy^b 有 1 例；Kidd 血型系统意外抗体 2 例（占

---

① 沈静、叶珍、王淑平等：《上海地区 14770 名孕妇在不同孕周进行不规则抗体筛查的意义及安全策略探讨》，《诊断学理论与实践》2021 年第 1 期。

② 张蓉、陈丽、蒋学兵：《11169 例孕产妇不规则抗体筛查结果分析》，《转化医学杂志》2021 年第 6 期。

③ 乔静、刘庆生、庞新丰等：《53 例 Rh 血型系统以外不规则抗体分布及新生儿溶血病发生关联分析》，《中国输血杂志》2021 年第 8 期。

④ 金方思、陈通、黄颖等：《"二孩"母婴结局与新生儿 Rh 溶血病的关联》，《临床血液学杂志》2021 年第 6 期。

⑤ 胡静：《孕妇产前红细胞血型不规则抗体筛查及鉴定分析》，《中国现代医药杂志》2021 第 3 期。

⑥ 王丹、苏瑞蕊、陈燕等：《血型抗体检测对孕产妇产前备血及新生儿溶血病预防的回顾性分析》，《北京医学》2021 年第 4 期。

⑦ 邵长峰、韩乐乐、刘政等：《青岛地区孕产妇 Rh 系统血型抗原分布和 Rh 系统新生儿溶血病相关性分析》，《中国输血杂志》2021 年第 10 期。

⑧ 向东：《我国血型参比实验室发展现状与展望》，载骆群主编《中国输血行业发展报告（2021）》，社会科学文献出版社，2021。

0.52%），其中抗 – Jk^a 和抗 – Jk^b 各 1 例；其他血型系统意外抗体 54 例（占 14.14%）。

金方思等研究发现，孕次≥2 次的 512 例孕妇中意外抗体筛查阳性 12 例（占 2.34%），均属于 Rh 血型系统意外抗体，其中 10 例发生新生儿溶血病（占 83.33%）。[①] 符小玲等人研究发现，孕次≥2 次的 500 例孕妇中意外抗体筛查阳性 20 例（占 4.00%），均属于 Rh 血型系统意外抗体，其中 10 例发生新生儿溶血病（占 50.00%）。[②] 李代民等人研究发现，孕次≥2 次的 481 例孕妇中意外抗体筛查阳性 9 例（占 1.87%）。[③]

因此，在孕产妇红细胞血型意外抗体筛查中，以 Rh 血型系统和 MNS 血型系统的意外抗体最多见。然而，导致严重的 HDFN 和溶血性输血反应的红细胞血型意外抗体则以 Rh 血型系统为主，见表 1。

表 1 具有临床意义的红细胞意外抗体

抗体	新生儿溶血病	溶血性输血反应
抗 – D	严重(胎儿和新生儿)	严重
抗 – c	严重(胎儿和新生儿)	严重
抗 – K	严重(胎儿和新生儿)	严重
抗 – c + E	严重(胎儿和新生儿)	严重
抗 – E	是(新生儿)	是
抗 – C	是(新生儿)	是
抗 – e	是(新生儿)	是
抗 – Ce	是(新生儿)	是
抗 – Fy^a	是(新生儿)	是
抗 – Fy^b	是(新生儿)	是
抗 – Fy^3	否	是
抗 – Jk^a	是(新生儿)	是
抗 – Jk^b	否	是

① 金方思、陈通、黄颖等：《"二孩"母婴结局与新生儿 Rh 溶血病的关联》，《临床血液学杂志》2021 年第 6 期。
② 符小玲、赵兴丹、翁艾罕等：《二孩孕妇 Rh 血型抗原及不规则抗体检测的临床意义分析》，《海南医学院学报》2022 年第 8 期。
③ 李代民、黄鑫、李振等：《698 例妊娠妇女 ABO/RhD 血型和不规则抗体特征的研究》，《临床血液学杂志》2021 年第 6 期。

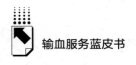

续表

抗体	新生儿溶血病	溶血性输血反应
抗 – S	是(新生儿)	是
抗 – s	是(新生儿)	是
抗 – U	是(新生儿)	是
抗 – M	是(偶尔)	是(如果在37℃有活性)
抗 – N	轻微	是
抗 – H(孟买)	是(新生儿)	是
抗 – G	是(新生儿)	是
抗 – k	是(新生儿)	是
抗 – Kpᵃ	是(新生儿偶见)	否
抗 – Cʷ	是(新生儿偶见)	否
抗 – Vel	否	是

二　孕产妇免疫学血液管理方案

为了有效防止胎儿或新生儿溶血病（HDFN）的发生，确保孕产妇与新生儿（胎儿）安全，降低孕产妇和新生儿（胎儿）死亡率，应严格进行孕产妇免疫血液学管理。

（一）备孕（妊娠前咨询）期

有计划妊娠的夫妇宜前往具有资质的妇保所进行优生优育咨询，对计划妊娠夫妇进行风险评估。必要时可进行体格检查、妊娠相关血型免疫血液学实验检查和影像学检查等，为健康妊娠提供最佳条件。

（二）妊娠早期（妊娠 ＜12周）

医疗机构的医护人员在建立《孕妇健康手册》时，应详细询问孕妇红细胞血型方面的相关问题。如孕妇未知本人红细胞，宜建议尽快进行相关检查；如孕妇已知本人红细胞血型，医护人员须在《孕妇健康手册》进行正确填写。

医疗机构的医护人员在建立《产前检查记录册》时，须查验孕妇红细胞血型相关结果报告单，并进行相应复核。如孕妇 O 型、ABO 亚型或（和）RhD 阴性或（和）意外抗体筛查阳性应做进一步检查及监测。对 O 型孕妇应对胎儿生父进行 ABO 血型鉴定。胎儿生父为非 O 型，应对孕妇进行抗–A 或（和）抗–B 效价测定。ABO 亚型或（和）RhD 阴性孕妇应进行相应的确认实验等。医护人员应及时告知孕妇及丈夫实验结果，提高其就医的依从性。

（三）妊娠中期(妊娠12~27周)

O 型孕妇如抗–A 或（和）抗–B 效价≥128，宜每 8 周随访 1 次；效价≥512，宜每 4 周随访 1 次，进行效价测定和 IgG 类抗体亚型定量检测。ABO 亚型孕妇根据产科情况进行随访。初次妊娠的 D 阴性且抗–D 阴性孕妇至少在孕 18、28、36 周进行血型意外抗体筛查；对妊娠次数≥2 次的孕妇，宜每月监测 1 次。意外抗体筛查阳性孕妇如抗–D 效价≤16 或（和）其他血型意外抗体效价≤2，每 4 周随访 1 次；如抗–D 效价≥32 或（和）其他血型意外抗体效价≥4，至少每 2 周随访 1 次，应密切关注实验结果的动态变化，如发现有逐渐增高趋势，应高度重视，并予以相应诊治。

（四）妊娠晚期（28周~足月）

O 型孕妇如抗–A 或（和）抗–B 效价≥128，宜每 4 周随访 1 次；效价≥512，宜每 2 周随访 1 次。ABO 亚型孕妇宜在孕 28 周再次进行 ABO 亚型类型确认实验，根据产科情况进行随访。RhD 阴性且抗–D 阴性孕妇在条件允许的情况下，孕 28 周时可进行预防性输血相关免疫治疗。意外抗体筛查阳性孕妇伴有效价增高趋势应每周随访 1 次，严密观察其动态变化，实时评估胎儿情况，做好随时终止妊娠准备。

（五）分娩期

O 型孕妇如抗–A 或（和）抗–B 效价未出现进行性增高趋势、ABO

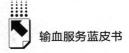

亚型和（或）RhD 阴性且抗 – D 阴性孕妇，以及意外抗体筛查阳性、抗 – D 效价 ≤16 或（和）其他血型意外抗体效价 ≤2 的孕妇，终止妊娠的指征与时机取决于产科指征。抗 – D 效价 ≥32 或（和）其他意外抗体效价 ≥4 的孕妇，在孕 32 周须做好提前分娩的准备和风险性评估，一旦出现风险随时终止妊娠。

（六）产褥期

RhD 阴性且抗 – D 阴性产妇分娩后 72 小时内，在条件允许的情况下，可进行预防性输血相关免疫治疗。另外，除 ABO 亚型外，对 RhD 阴性且抗 – D 阴性和意外抗体筛查阳性产妇宜在产后 30 ~ 60 天进行意外抗体筛查，以便评估本次妊娠全周期对产妇机体的免疫血液学的影响。

三　对孕产妇免疫血液学管理发展的建议

随着国家"多胎"政策的放开和生育期妇女妊娠次数的增加，输血风险与 HDFN 概率会明显增加。因此，必须高度重视孕产妇免疫血液学异常，降低 HDFN 概率和减少延误输血等不良事件的发生。

各级政府应高度重视妇幼健康问题，切实解决孕产妇各种合理诉求。各级各类医疗机构务必做好妇幼保健人员与妇产科医护人员培训并定期进行考核；对孕妇及丈夫进行免疫血液学方面科普知识的培训，适时进行孕妇免疫血液学方面监测，如发现异常应及时告知孕妇及丈夫，使其提高就医的依从性，确保妊娠全周期孕产妇、胎儿或新生儿的生命安全。

抗体筛查细胞标准的现状与展望

陈春霞 秦 莉*

摘 要： 我国抗体筛查细胞要求表达 D、C、E、c、e、M、N、S、s、P_1、Le^a、Le^b、Fy^a、Fy^b、Jk^a 和 Jk^b 抗原，其中 Rh 血型系统抗原必须为纯合子。与欧美抗体筛查细胞标准相比，我国抗体筛查细胞要求中未包含 K 抗原，同时对其他存在剂量效应的抗原如 Fy^a、Fy^b、Jk^a、Jk^b、M、N、S 和 s 未明确要求应为纯合子。结合我国人群意外抗体检出情况的文献回归分析结果，我们认为在当前标准下需要增加 Mur（或 Mi^a）和 Di^a 抗原，同时具有剂量效应的抗原应为纯合子。如果不能满足所有具有剂量效应的抗原为纯合子，则推荐依次满足 M、Jk^b、Jk^a、N、S、Fy^a、s、Fy^b 抗原为纯合子。由于 K 抗原在中国人群中分布频率很低，只需关注分布频率较高的哈萨克族和维吾尔族人群是否漏检抗-K，无须参照欧美抗体筛查细胞标准要求覆盖 K 抗原。

关键词： 意外抗体 抗体筛查细胞标准 输血相容性

抗体筛查细胞是一组已知血型抗原的红细胞，用于检测导致红细胞寿命缩短的意外抗体。意外抗体是指抗-A、抗-B 以外的红细胞血型抗体，常由免疫刺激产生，如输血、妊娠等，可能导致溶血性输血反应、胎儿和新生儿溶血病等。因此要制定抗体筛查细胞标准，规定抗筛试剂红细胞上包含哪

* 陈春霞，博士，四川大学华西医院主管技师；秦莉，四川大学华西医院输血科主任、教授、硕士研究生导师。

些血型抗原，同时对表现为剂量效应的抗体（常见于 Rh、MNS、Duffy 和 Kidd 血型系统）应配置纯合子抗原，这样才能够检出绝大部分有临床意义的抗体，保障输血安全。目前已有许多国家采用电子交叉配血，而电子交叉配血的前提是检出患者及献血者血液中有临床意义的抗体，这就要求抗体筛查细胞上具有相应的抗原，否则可能漏检抗体。由于红细胞血型抗原是基因多态性的产物，在不同地区和民族中出现的频率具有较大差异，因此抗体筛查细胞的标准在不同地区有一定的差异。我国幅员辽阔，民族众多，当前制定的抗体筛查细胞要求是否覆盖了绝大部分有临床意义的抗体？鉴于全球化的发展，我国的抗体筛查细胞标准与国外使用较广的抗体筛查细胞标准存在哪些差异，可能会漏检哪些抗体？本文就世界范围内使用较广的抗体筛查细胞标准进行回顾，同时系统性地回顾我国常见意外抗体及其红细胞抗原分布，为我国抗体筛查细胞标准的制定和发展提供参考。

一 国际上常见的抗体筛查细胞标准

（一）国际输血协会制定的抗体筛查细胞标准

国际输血协会（ISBT）是一家成立于 1935 年，总部位于荷兰阿姆斯特丹的组织，致力于提高全球的输血安全性，拥有超过 100 个会员国。国际输血协会提供的输血技术手册指出，抗体筛查细胞可以商购，也可以由当地实验室制备，它们应包括以下特点：第一，来自 O 型个体（排除自然发生的抗 – A 和/或抗 – B 反应产生的干扰）；第二，包含常见的主要血型系统（如 Rh、Kell、MNS、Duffy、Kidd、Lewis）的大部分抗原；第三，用于筛查患者血清的筛检细胞，最好使 Fy^a、Fy^b、Jk^a、Jk^b、S 和 s 抗原来自纯合子基因的表达，因为这些抗体和纯合子细胞的反应更好。如果用于供者血液的筛查，则无此必要；第四，对在大多数人群中很少见但在特定人群中频率较高的血型抗原，如 GP. Mur（以前也称为 Mi. III）在中国人（7%）和泰国人（10%）中都拥有较高的频率，应额外包含在抗体筛查细胞中。

（二）美国血液和生物治疗促进协会与食品药品监督管理局的抗体筛查细胞标准

美国食品药品监督管理局（Food and Drug Administration，FDA）批准的商品化抗体筛查试剂红细胞要求必须表达 D、C、E、c、e、M、N、S、s、P_1、Le^a、Le^b、K、k、Fy^a、Fy^b、Jk^a 和 Jk^b，同时要求这些抗原中的 D、C、E、c、e、M、N、S、s、Fy^a、Fy^b、Jk^a 和 Jk^b 必须为纯合子。美国血液和生物治疗促进协会（AABB）在其第 19 版技术手册中指出，每个实验室应使用 2 个供者细胞一组或 3 个供者细胞一组的试剂红细胞进行抗体筛查试验，仅检测献血者标本，可采用 2 个不同献血者红细胞混合试剂进行抗体筛查。

（三）英国血液协会的抗体筛查细胞标准

英国血液协会（British Society for Haematology，BSH）在其输血实验室输血前相容性实验操作指南中对抗体筛查红细胞的要求如下：第一，抗体筛查细胞应来自两个及两个以上供者，一个试剂红细胞应是 R2R2，另一个为 R1R1（或者 R1^{w}R1），此外还需包含 K、k、Fy^a、Fy^b、Jk^a、Jk^b、S、s、M、N、P_1、Le^a 和 Le^b；第二，筛查细胞应来自单一供者，不能使用混合细胞；第三，筛查细胞中至少有一个细胞为 Fy^a、Fy^b、Jk^a、Jk^b、S 和 s 的纯合子抗原。该建议是基于英国迟发型溶血性输血反应的高发生率，尤其要求对 Kidd 血型系统抗体有高度敏感的检出能力。

（四）中国抗体筛查细胞标准

《输血相容性检测标准》（WS/T 794—2022）对抗体筛查的试剂细胞要求其来源不少于两个已知表型的 O 型供者（每个试剂细胞来源于单一供者，不能混合使用），其中红细胞抗原表达应当互补，至少包括 R1R1 与 R2R2 表型红细胞，表达 Fy^a、Fy^b、Jk^a、Jk^b、M、N、S、s、P_1、Le^a、Le^b 等抗原，细胞组合中应至少有一个细胞为抗原阳性或阴性（罕见血型系统可除外）。

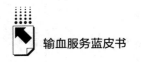
二 中国人群意外抗体的分布

系统性回顾性分析 pubMed（https：//pubmed. ncbi. nlm. nih. gov/）、维普（www. cqvip. com. cn）、万方（www. wanfangdata. com. cn）和中国知网（www. cnki. net）四个数据库，截至 2014 年 3 月 1 日有关中国人意外抗体的文献共有 1228 篇文章，其中个案报道 890 篇，有 165 篇研究对象为患者、141 篇研究对象为有妊娠史/输血史/新生儿溶血病史/RhD 阴性等特定人群、32 篇研究对象为献血者。汇总以上文献结果可知，意外抗体发生的频率约为 0.2%（14095 人/6102361 人），抗体报道总数为 15335 篇，其中与新生儿溶血病或溶血性输血反应相关的抗体报道总数为 2384 篇，明确特异性的意外抗体分布详见表 1。① 中国人群常见的意外抗体主要来自 Rh 血型系统（占 64.3%），其次是 MNS 血型系统（占 11.8%），Lewis、Kidd、Duffy、Diego 和 Kell 血型系统的抗体相对少见。与溶血性输血反应或新生儿溶血病相关的抗体也主要集中在 Rh 血型系统和 MNS 血型系统。中国人群常见的意外抗体分布依次是：抗 – E、抗 – D、抗 – M、抗 – C、抗 – c、抗 – Le^a、抗 – P_1、抗 – e、抗 – JK^a、抗 – Mur、抗 – Le^b、抗 – N、抗 – Jk^b、抗 – Fy^b、抗 – Mi^a、抗 – S、抗 – Di^a、抗 – Fy^a、抗 – K、抗 – s、抗 – Di^b。与西方国家的报道相比，中国人群中抗 – Mur 和抗 – Mi^a 报道的较多，而抗 – K 和抗 – Fy^a 相对少见，此外抗 – Di^a 和抗 – Di^b 也有一定的报道频率。

表 1 中国人群意外抗体的分布

单位：例，%

抗体	例数	百分比[1]	患者中频率[2]	溶血性输血反应[3]	新生儿溶血病[4]
抗 – E	3929	26.40	0.0578	300（12.58）	367（15.39）
抗 – D	2846	19.13	0.0270	119（4.99）	949（39.81）

① Chen C., Tan J., Wang L., Han B., Sun W., Zhao L., Huang C., Tan B, Qin L., "Unexpected red blood cell antibody distributions in Chinese people by a systematic literature review," *Transfusion*, 2016 Apr, 56（4）：975 –9.

续表

抗体	例数	百分比[1]	患者中频率[2]	溶血性输血反应[3]	新生儿溶血病[4]
抗 – M	1441	9.68	0.0285	30(1.26)	49(2.06)
抗 – C	707	4.75	0.0098	53(2.22)	70(2.94)
抗 – c	643	4.32	0.0074	64(2.68)	75(3.15)
抗 – Le[a]	462	3.10	0.0150	18(0.76)	1(0.04)
抗 – P[1]	344	2.31	0.0073	6(0.25)	0
抗 – e	283	1.90	0.0039	34(1.43)	5(0.21)
抗 – JK[a]	203	1.36	0.0056	10(0.42)	3(0.13)
抗 – Mur	143	0.96	0.0008	8(0.34)	9(0.38)
抗 – Le[b]	140	0.94	0.0027	5(0.21)	0
抗 – N	118	0.79	0.0015	5(0.21)	8(0.34)
抗 – Jk[b]	111	0.75	0.0016	18(0.76)	9(0.38)
抗 – Fy[b]	88	0.59	0.0024	0	0
抗 – Mi[a]	48	0.32	0.0004	0	0
抗 – S	38	0.26	0.0003	5(0.21)	4(0.17)
抗 – Di[a]	37	0.25	0.0004	2(0.08)	9(0.38)
抗 – Fy[a]	36	0.24	0.0007	0	2(0.08)
抗 – K	19	0.13	0.0006	2(0.08)	0
抗 – s	14	0.09	0.0005	0	0
抗 – Di[b]	13	0.09	0.0002	0	2(0.08)
抗 – Kp[a]	4	0.03	—	0	0

备注：1. 百分比 = 该抗体例数/15335，即占总抗体数的百分比；2. 该抗体在以患者为研究对象的所有文献中汇总后计算出的频率；3. 与溶血性输血反应相关的抗体例数及其百分比，该百分比 = 例数/2384，即占新生儿溶血病或溶血性输血反应相关的抗体报道总数的百分比。4. 有 1177 例 Rh 复合抗体的报道未列在表中，分别为 815 例抗 – cE，280 例抗 – Ce，40 例抗 – CE，36 例抗 – DC，4 例抗 – DCE，5 例抗 – CcEe 和 1 例 – DCe。

数据来源：Chen C. , Tan J. , Wang L. , Han B. , Sun W. , Zhao L. , Huang C. , Tan B, Qin L. , "Unexpected red blood cell antibody distributions in Chinese people by a systematic literature review," *Transfusion*, 2016 Apr, 56（4）：975 – 9.

三　我国抗体筛查细胞存在的主要问题和对策建议

结合我国人群中意外抗体的分布，可看出我国抗体筛查细胞存在的问题是未要求 Mur（或 Mi[a]）、K、Di[a]抗原；而对存在剂量效应的抗原 Fy[a]、Fy[b]、

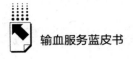

Jk^a、Jk^b、M、N、S 和 s，虽未明确规定需要纯合子，但要求"细胞组合中应至少有一个细胞为抗原阳性或阴性"，这实际上是规定了这些抗原必须有纯合子。

Mur 和 Mi^a 同属 Miltenberger 系列中的表型，是 MNS 系统中的一组变异抗原，这些抗原间的特异性大多具有重叠性。Mur 在白种人中罕见，但在黄种人中常见，在泰国人中的频率为 10%，在我国部分少数民族中报道的频率也较高，《中国输血杂志》的文献显示其在广西壮族为 11.29%（319/2825）、广西侗族为 15.40%（130/844）、云南怒族为 22.66%（29/128）、云南傣族为 23.66%（22/93）、海南黎族甚至高达 57.67%（173/300）。Mur 抗原在汉族人群中的报道频率较低（0.9% ~3.63%），而在部分地区无偿献血者中的频率并不低，比如在广东惠州地区报道频率为 5.76%（1862/32305）、广东番禺地区报道频率达 7.16%（179/2500）。抗 - Mur 能够引起新生儿溶血病和溶血性输血反应，在我们前期的文献回顾中，抗 - Mur 在患者中的检出率高于抗 - S 和抗 - s，与新生儿溶血病和溶血性输血反应相关的报道也较高（参见表 1），因此将 Mur 抗原纳入我国抗体筛查细胞十分必要。

K 抗原的免疫原性仅次于 RhD 抗原，但与欧美人群不同，K 抗原在中国人群中的频率报道极低，《中国输血杂志》中上海血液中心报道 K 抗原在献血人群中的频率为 0.0042%（1/24093）~0.0696%（7/10057），南京血液中心报道的结果为 0（0/2017）~0.0499%（1/2005）。然而，值得注意的是，K 抗原在新疆哈萨克族（1.92%，132/6862）和维吾尔族中（1.98%，15/757）的频率较高。除此外，尚未在中国其他民族人群中见大规模（调查人数 n≥500）的 K 抗原筛查报道。鉴于 K 抗原在中国人群中的低频率分布，我们建议中国人群的抗体筛查细胞可不包含 K 抗原，但对哈萨克族和维吾尔族人群应关注抗 - K 漏检是否造成新生儿溶血病和输血不相容产生的溶血性输血反应，也可考虑在这些少数民族地区抗筛细胞中增加 K 抗原。

Diego 血型系统的 Di^a 主要存在于蒙古人中，印第安人中抗原频率也很高，白人、黑人和澳洲土著人则低于 0.1%，在中国汉族人群中 Di^a 的报道频率为 3% ~ 6%，如陕西 3%（48/1577）、浙江 5%（51/1053）、南京 5%（102/2015）、深圳 6%（169/2990）（数据来源于《中国输血杂志》）。在我们前期的文献回顾中，抗 – Di^a 在患者中的检出率与抗 – S 相当，且抗 – Di^a 与新生儿溶血病和溶血性输血反应相关的报道也较高（参见表 1），因此宜将 Di^a 抗原纳入中国人群抗体筛查细胞中。

国内抗体筛查细胞对存在剂量效应的 Rh 血型系统抗原要求为纯合子，对其他存在剂量效应的抗原如 Fy^a、Fy^b、Jk^a、Jk^b、M、N、S 和 s 虽未明确做出应为纯合子的要求，但实际上要求纯合子，这一点应引起我们注意。我们对文献调查的结果显示，与溶血性输血反应和胎儿/新生儿溶血病相关的上述意外抗体的检出数量分布情况如下：抗 – M（79 例）、抗 – Jk^b（27 例）、抗 – JK^a（13 例）、抗 – N（13 例）、抗 – S（9 例）、抗 – Fy^a（2 例）、抗 – s（0 例）、抗 – Fy^b（0 例）（参见表 1），因此我们推荐依次使 M、Jk^b、Jk^a、N、S、Fy^a、s、Fy^b 抗原为纯合子，以尽可能多地检出有临床意义的抗体。

四 总结

当前我国抗体筛查细胞要求表达 D、C、E、c、e、M、N、S、s、P_1、Le^a、Le^b、Fy^a、Fy^b、Jk^a 和 Jk^b 抗原，其中 Rh 血型系统抗原及 Fy^a、Fy^b、Jk^a、Jk^b、M、N、S 和 s 应为纯合子。结合我国人群意外抗体的检出情况，及其与胎儿/新生儿溶血病和溶血性输血反应的相关性报道，我们推荐在当前标准中增加 MNS 系统中的 Mur（或 Mia）抗原以及 Diego 血型系统中的 Di^a 抗原，同时强调具有剂量效应的 C、E、c、e、M、N、S、s、Fy^a、Fy^b、Jk^a 和 Jk^b 抗原应为纯合子，如果不能满足所有具有剂量效应的抗原为纯合子，则推荐依次满足 M、Jk^b、Jk^a、N、S、Fy^a、s、Fy^b 抗原为纯合子，以尽可能多地检出有临床意义的抗体。由于 K 抗原在中国人群中分布频率极低，只需关注分布频率较高的哈萨克族和维吾尔族人群是否漏检抗 – K，无须参照欧美抗体筛查细胞标准要求覆盖 K 抗原。

B.25
HTLV-1/2血清学抗体检测在
中国献血人群中的应用

姬慧敏　王露楠*

摘　要： 人类嗜 T 淋巴细胞病毒（human T-cell lymphotropic virus，HTLV）是第一个被发现与癌症相关的 RNA 逆转录病毒，尽管感染后发病导致 ATL 或 HAM/TSP 的比例较低，但疾病预后较差，且目前尚无有效的治疗药物，因此阻断病毒传播途径是消灭该病毒的重要措施。HTLV 最主要的传播方式之一为经血传播，包括输血传播和器官移植等。为保证血液安全，我国自 2016 年起在全国血站开展 HTLV 抗体监测工作，至 2021 年，全国血站已进行了 6年的 HTLV 抗体监测，检测超过 2100 万人次，在及时甄别阳性献血者并阻断病毒经血传播的同时，也获得了流行病学的数据。我国平均确认阳性率为 0.032‰，在全世界范围内属于 HTLV 低流行地区，但不同地区的流行率存在一定差异，因此我国各地区的采供血机构应当根据已有数据制定适宜的筛查策略，特别是在确认阳性率较高的地区应开展全面筛查工作，以确保输血安全。通过不断完善筛查策略和改进检测技术，我们相信，HTLV 对人群的威胁将大幅降低。

关键词： 人类嗜 T 淋巴细胞病毒　输血传播　筛查策略

---

* 姬慧敏，博士，国家卫生健康委临床检验中心助理研究员；王露楠，博士，国家卫生健康委临床检验中心研究员。

人类嗜 T 淋巴细胞病毒（HTLV）是人类历史上第一个被发现与癌症相关的 RNA 逆转录病毒，属于逆转录病毒科肿瘤病毒亚科哺乳类 C 型的单正链 RNA 包膜病毒。至今，共有四种 HTLV 亚型被分离出来，即 HTLV - 1 ~ 4。HTLV - 1 在全世界范围内的流行具有区域性，目前大约有 1000 万 ~ 2000 万的 HTLV - 1 感染者，主要分布于日本南部、非洲撒哈拉地区以及加勒比海等地区；而 HTLV - 2 在美国印第安人、非洲俾格米人和高危静脉吸毒者中的流行率较高①。我国是 HTLV 低流行区，在 2016 年之前，我国尚未对全国献血者进行 HTLV 抗体的检测，仅在中国福建、广东等沿海地区报道有局部集中的 HTLV - 1 小流行。2015 年年底，国家卫生健康委下发了《关于血站做好人类嗜 T 淋巴细胞病毒监测工作的通知》（国卫办医函〔2015〕1103 号），我国正式开始了 HTLV 监测工作。② 经过六年多的试点监测，现已发现了一些未报道过的地区，如湖南、江西等也属于 HTLV 流行率较高地区，这些数据为我国采供血机构今后常规开展 HTLV - 1/2 抗体的筛查工作提供了坚实的基础。现将 HTLV 病毒特点、检测方法及抗体筛查在我国献血人群中的应用情况进行归纳和总结。

一　HTLV 的特点

（一）HTLV 的病毒结构

HTLV 是外形为球形的病毒颗粒，直径约为 80 ~ 130nm，内部包含了 RNA 核蛋白以及围绕在核外周的 20 面体蛋白，内核的直径大约为 40 ~ 60nm，而外部的胞膜上镶嵌着糖蛋白。目前，在全球范围内分布和流行最

---

① Willems L., Hasegawa H, Accolla R., et al., "Reducing the global burden of HTLV - 1 infection: An agenda for research and action," *Antiviral Research*, 2017, 137: 41 -48.

② 国家卫生和计划生育委员会：《关于血站做好人类嗜 T 淋巴细胞病毒监测工作的通知》（国卫办医函〔2015〕1103 号），2015 年 12 月 8 日，http://wsjkw. gd. gov. cn/attachements/2019/01/24/1217c1f929b8a31ad64622c5c63da815. pdf。

广的是 HTLV - 1 型和 HTLV - 2 型，它们的基因同源性极高，达到了70%以上，抗原性也高度重叠，90% 的 HTLV - 2 型感染可用 HTLV - 1 型抗原检测出来。HTLV - 1 有典型的逆转录病毒结构，基因组长度约为 9.03kb，从 5'端到 3' 端分别为 LTR、gag、pol、env、pX 和 LTR。gag、pol、env 是编码HLTV 结构蛋白的三个基因，其中 gag 基因首先编码形成核心蛋白的前体，然后通过蛋白酶剪切，最后形成三种成熟的核心蛋白（p19、p24 和 p15）；env 基因编码形成 gp46 和 gp21，二者均为特异性的包膜蛋白；pol 基因编码病毒的逆转录酶、整合酶和核酸酶 H；LTR 区中含有 RNA 转录起始阶段重要的启动子和增强子，该区段有助于维持病毒的结构稳定，在转录复制中有至关重要的作用；pX 是人类逆转录病毒中共有的基因，主要编码 Tax、Rex和 p21 三种非结构蛋白，不但可以调控病毒基因表达，还可促进 HTLV - 1的致病性。

（二）HTLV 的传播途径

HTLV 在体内主要感染 CD4 + T 淋巴细胞，其主要的传播途径为母婴传播、性传播和经血传播。

母婴垂直传播在一段时间内造成了流行区域的持久感染，是 HTLV - 1最重要的传播方式之一，这种传播方式主要是通过母乳喂养将病毒传染给后代，但研究指出极少比例的感染者是通过宫内感染获得。临床研究发现，在感染 HTLV - 1 的母亲中，约10% ~25% 的子女的血清学呈现阳性，但是感染 HTLV - 1 的儿童中，大约92% 的母亲呈现 HTLV - 1 阳性[1]。性传播是 HTLV - 1 另一种主要的传播方式，研究发现，由于女性宫腔黏膜容易破损，因此主要通过男性传染给女性。以上两种传播方式造成了HTLV - 1 在高流行地区呈家族聚集性感染的现象，是 HTLV - 1 感染的一大特点。感染 HTLV - 1 的母亲通过母乳将病毒垂直传播给后代，子代再

---

[1] Percher F., Jeannin P., Martin - Latil S., et al., "Mother-to - Child Transmission of HTLV - 1 Epidemiological Aspects, Mechanisms and Determinants of Mother-to - Child Transmission," *Viruses*, 2016, 8（2）: piiE40.

通过性传播使病毒在同辈中横向传播，之后子代中的母亲再通过母乳喂养方式将病毒传染给下一代，从而出现了 HTLV 代代传播、家庭聚集的现象。

经血液传播是病毒医源性感染的重要途径之一。就 HTLV 而言，输血、异体细胞治疗和器官移植都有可能造成病毒传播。因为 HTLV 是通过细胞到细胞来进行感染的，因此并非所有的血液制品都可以传播病毒，由于全血细胞、未经滤白处理的红细胞或者血小板等血液制品都含有白细胞，因此都具有传播病毒的可能性，没有血细胞的生物制品传播 HTLV 的风险几乎为零。近年来，许多国家都报道了经过心脏、肾和肝移植的受者感染 HTLV - 1 并快速发展成为 HTLV 相关疾病，这些报道引起了研究人员的广泛关注。[1] 目前，实体器官的 HTLV -1/2 抗体的筛查和检测已经相继纳入英国、日本新的移植指南中。

（三）HTLV 主要引起的疾病

HTLV 基因组较为稳定，感染人体后能在体内长期潜伏，可长达 20 年之久。临床研究表明，大约 2% ~5% 的 HTLV - 1 感染者可最终发展成为成年人 T 淋巴细胞白血病（adult T-cell leukemia，ATL）和相关性脊髓病和/或热带痉挛性瘫痪（HTLV - 1 associated myelopathy/ tropical spastic paraparesis，HAM/TSP）。[2] 除此之外，葡萄膜炎、结膜炎、sicca 综合征、间质性角膜炎、感染性皮炎、关节炎、肌炎、Sjogren 综合征、桥本甲状腺炎、Graves 病和多神经病等多种疾病都被报道与 HTLV - 1 有相关性，但由于发病率较低，因此是否与 HTLV - 1 具有紧密的相关性尚需进一步探究。尽管HTLV - 2 与 HTLV -1 高度同源，但它引起的疾病却与 HTLV - 1 有所不同，这可能是因为 HTLV - 2 的致病机理和传播方式与 HTLV - 1 具有差异。HTLV - 2 尚

① Gallo R. C., Willems L., Hasegawa H., "Screening transplant donors for HTLV - 1 and - 2," *Blood*, 2016, 128 (26): 3029 - 3031.

② Verdonck K., González E., Van Dooren S., et al., "Human T-lymphotropic virus 1: recent knowledge about an ancient infection," *the Lancet Infectious Diseases*, 2007, 7 (4): 266 - 281.

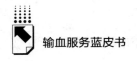
未报道可以引发 ALT，但却可以引起神经系统紊乱以及一些肺部疾病，目前尚未明确其致病机制。此外，还没有报道与另外两种亚型 HTLV - 3 和 HTLV - 4 相关的疾病。

二　HTLV 筛查及确认方法

　　筛查试验和确认试验是两大类主要检测 HTLV 的试验。筛查试验的敏感度较高，大多将病毒裂解物以及合成的多肽作为抗原进行抗体检测，这类实验包括酶联免疫吸附试验、明胶颗粒凝集试验、化学发光免疫分析和电化学发光免疫分析试验等。但是由于筛查实验较低的特异性，以及病毒较低的感染率，使得该试验具有较小的阳性预期值，所以在经过初筛之后，反应性样本都需要通过确认试验进行进一步的确证。

　　蛋白印迹试验（WB）、条带免疫印迹（LIA）、间接免疫荧光试验（IFA）、放射免疫沉淀试验（RIPA）和 PCR 法等是检测 HTLV 主要的确认实验，其中 WB 的应用范围最广。20 世纪 90 年代，在基因重组技术的发展下，合成了 HTLV - 1/2 型共有的包膜蛋白 rgp21（GD21），研究者将其加在免疫条带中进行抗体检测，敏感度和特异度得到了极大的提升。除此之外，特异性重组蛋白 rgp46 - 1 和 rgp46 - 2 以及天然灭活的病毒蛋白均加入了新一代的 WB 检测试剂盒，使得该检测试剂盒可以进一步对 HTLV 进行分型。MP Diagnostics™ HTLV Blot 2.4 试剂盒通过对 GD21 蛋白进行修饰，灵敏度和特异性再次提高，2004 年该试剂盒成为第一个被美国 FDA 批准的 HTLV 确认诊断试剂盒。INNO - LIA™ HTLV I/II Score 检测原理与 WB 大致相同，高度纯化的重组蛋白（rp19、rp24：I/II 和 rgp21：I/II）和合成肽（gp46：I/II 和 p19：I）是其抗原的主要来源。"gag"（p19 和 p24）和"env"（gp46 和 gp21）这两条非特异性条带用于确证是否被 HTLV 感染，p19 gag、gp46 - I-env 和 gp46 - II-env 这些特异性条带则用来对 HTLV - 1 和 HTLV - 2 进行分型。这两种免疫印迹方法的特异性都很高，但也存在缺点，主要是会出现大量不确定结果，不能准确判断患者感染与否。实时荧光 PCR 方法通常用于不确定样本的检测，通过检测样本中是否含有整合入人类基因组中的HTLV前病毒DNA，来判断患者是否被感染。但对于病毒载量较低的样本，该方法可能无法确认，因此最后只能通过跟踪随访的方式，对一段时间后采集的样本进行进一步检测来最终确认。

三　HTLV抗体检测在中国献血人群中应用情况

按照国家卫生健康委办公厅《关于血站做好人类嗜T淋巴细胞病毒监测工作的通知》（国卫办医函〔2015〕1103号）的要求，广东、浙江和福建启动了全省献血人群人类嗜T淋巴细胞病毒（HTLV）抗体监测，其他省份按无偿献血人次的10%进行抽样监测。截至2021年年底，检测超过2125万人次，在及时甄别阳性献血者并阻断病毒经血传播途径的同时，也获得了流行病学的数据。

（一）HTLV抗体筛查及确认流程

监测单位用一种ELISA试剂进行抗-HTLV的ELISA检测，当结果为反应性时，应当进行双孔复检，复检至少一孔为反应性时即判定为HTLV抗体初筛反应性样本，并暂时屏蔽该献血者。反应性样本通过冷链运输送至国家卫生健康委临床检验中心进行确认。临床检验中心在核对样本信息后采用另一种ELISA试剂（与初筛反应性不同）和一种化学发光免疫分析试剂同时进行抗-HTLV检测，当两种试剂均为阴性时，直接判定为阴性；当任意一种试剂呈反应性时，则采用免疫印迹的方法（INNO-LIA™ HTLV I/II Score或MP HTLV Blot 2.4 WESTERN BLOT ASSAY）进行确认。确认结果为阳性时，及时进行反馈，屏蔽该阳性献血者；确认结果为不确定时，将不确定结果反馈后联系献血者在前次献血8周后再次进行采样，直接送样至确认实验室，按照确认流程进行再次确认，确认检测结果阴性时，直接反馈为阴性，献血者解除屏蔽。

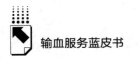

（二）我国 HTLV 抗体监测情况

2016~2021 年，全国共监测献血者 2125.76 万人次，初筛反应性 7655例，确认阳性 686 例，全国平均确认阳性率为 0.032‰（表 1）。该数据表明，中国在全世界范围内属于 HTLV 低流行地区，与美国（约 0.051‰）、加拿大（约 0.082‰）、法国（约 0.048‰）和俄罗斯（约 0.063‰）等低流行区域的献血者中的 HTLV 流行率相当。目前所有确认阳性均为 HTLV-1型，尚未在我国献血者中发现 HTLV-2 型。

福建省献血者中 HTLV 流行率显著高于我国其他地区，达 0.19‰，是全国其他地区平均 HTLV 流行率（0.018‰）的 10 倍以上，稍低于我国台湾地区报道的献血者 HTLV 流行率（约 0.69‰），但显著低于日本（3.0‰）、阿根廷（9.0‰）等高流行地区，属于中等流行区域。

在福建以外的其他地区，HTLV 的流行呈地区性聚集现象，如湖南省共检出 12 例 HTLV 确认阳性，其中 6 例来自郴州，其中 5 人为本地人，1 人为福建人；江西省共检出 14 例 HTLV 确认阳性，其中 6 例来自上饶，5 例来自南昌。从全国 HTLV 整体分布来看，我国东部地区的 HTLV 流行率（0.040‰）显著高于中部地区（0.016‰）和西部地区（0.013‰）。

表 1　2016~2021 年各省、自治区、直辖市 HTLV 监测数据

地区	血站（个）	筛查数量（人次）	初筛阳性（例）	确认阳性（例）	不确定（例）	确认阳性率（‰）
福建[a]	9	1844304	1607	346	0	0.188
广西	6	227604	145	9	6	0.040
湖南	14	333412	145	12	11	0.036
浙江[a]	12	3801798	862	90	0	0.028 *
吉林	2	303384	121	8	6	0.026
海南	1	76216	33	2	3	0.026
河北	11	378879	234	9	9	0.024
江西	6	604703	213	14	14	0.023
黑龙江	4	283317	61	6	8	0.021
四川	11	194334	141	4	9	0.021

续表

地区	血站 （个）	筛查数量 （人次）	初筛阳性 （例）	确认阳性 （例）	不确定 （例）	确认阳性率 （‰）
广东[a]	24	7939203	2408	141	18	0.018
宁夏	2	62479	18	1	0	0.016
北京	2	266274	41	4	4	0.015
江苏	4	610738	103	9	11	0.015
天津	1	145127	47	2	6	0.014
云南	13	221625	146	3	3	0.014
贵州	2	742696	380	10	20	0.013
山东	9	575080	197	6	16	0.010
陕西	4	123835	37	1	0	0.008
湖北	3	273528	92	2	9	0.007
甘肃	5	141271	31	1	4	0.007
新疆	5	160458	77	1	4	0.006
河南	4	561440	201	3	15	0.005
上海	1	193616	31	1	2	0.005
安徽	5	278437	108	1	5	0.004
辽宁	2	212228	60	0	1	0.000
内蒙古	6	59493	39	0	4	0.000
重庆	1	496870	19	0	2	0.000
山西	3	125274	42	0	5	0.000
青海	1	19976	16	0	0	0.000
总计	173	21257599	7655	686	195	0.032

注：a. 2021 年数据仅包含前三季度；＊. 2021 年确认阳性人数未纳入统计。

数据来源：国家卫生健康委临床检验中心 2016～2021 年中国献血人群 HTLV 抗体监测。

（三）我国献血者 HTLV 筛查策略建议

通过对 2016～2021 年六年间 2100 多万献血者 HTLV 抗体的监测，初步明确了我国为 HTLV 低流行地区，但各地的流行率存在一定差异，各地应根据已有数据制定筛查策略，保证血液安全。主要建议如下几点。

一是根据流行率和献血人群特点，进一步进行卫生经济学分析，评估残余风险。流行率较低的区域可根据卫生经济学的数据和残余风险数据制定筛

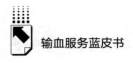

查策略。

二是福建的流行率显著高于其他省市，应完善相应的筛查策略，对献血者进行常规筛查。湖南、江西、广西、贵州应在确认阳性率高的地区开展全面筛查工作。

三是广东、浙江各个地区的流行率存在一定差异，应进一步评估重复献血者和初次献血者的阳性率，可按地区进行流行率分析，进一步制定适宜的检测策略，对初次献血者进行筛查，已筛查结果为阴性的重复献血者可不再进行筛查。

四是已出现确认阳性的人口流动大的地区或城市，例如北京，应加大监测比例以获得确切的流行病学数据，必要时全面开展筛查。其他出现确认阳性的地区或城市，应评估献血者来源，分析可能的风险因素，适当开展筛查或监测。

典型案例篇

Reports of Case Studies

B.26

通过构建血液供求模型解决应急情况下血液供应问题

李小飞　郭贺龙　张 潇*

摘　要： 血液资源珍贵稀有，来自健康适龄人群无偿献血，具有时效性，需要特殊保存。血液作为生命的源泉，若无法及时获取，直接危及生命安全，因此采供血应急保障和安全输血在应对突发公共应急事件时发挥着重要的作用。全球范围内突发事件时有发生，如新冠肺炎疫情发生时，血液的供应和需求面临巨大的挑战，存在很大的盲目性和不确定性。随着信息化管理的普及，我国的输血管理体系正向科学化、规范化、系统化发展。合理使用血液资源，最大限度保护患者的生命健康成为输血管理体系的总要求。人工计算预测用血量具有一定的主观性，容易导致血液产品的短缺或浪费。为了提高血液需求的准确性，保障

---

* 李小飞，博士，首都医科大学附属北京友谊医院输血科副主任、副主任技师；郭贺龙，北京市通州区中心血站党支部书记兼站长、主治医师；张潇，博士，北京工业大学讲师。

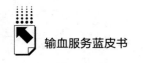

临床患者有足够的血液抢救生命，同时不至于因血液采集过多而过期造成浪费，我们构建模型预测用血量，用科学、精准的信息技术为临床血液产品的使用保驾护航，这也是未来采供血事业发展的方向。

关键词： 血液供求　无偿献血　输血

近年来全球范围内突发事件时有发生，如 2003 年东南亚地区 SARS 蔓延，2003 年伊朗 Aamd 大地震，2008 年汶川大地震，2020 年新冠肺炎疫情的暴发，2022 年 2 月 "俄乌冲突"，等等。突发事件发生时，救治伤员和重大传染病感染患者等均需要大量的必需品，血液是重要而特殊的应急物资，确保各级医院充足的血液产品，是抢救伤员和患者的重要保障。

血液是一种特殊的资源，充足的血液供应是挽救生命和保护健康的重要保障。采供血应急保障在突发事件发生时，对及时抢救生命发挥着重要的作用。由于血液特别是红细胞和单采血小板受保存时间的限制，若血液采集过多会造成血液资源的报废，打击献血者的积极性，造成不良社会影响。

随着信息化管理的普及，我国的输血管理体系正向科学化、规范化、系统化发展。合理使用血液资源，最大限度地保护患者的生命健康成为输血管理体系的总要求。然而，每日用血量容易受到当地天气、突发卫生公共事件、每日住院人数等影响，人工计算预测用血量具有一定的主观性，容易导致血量的缺失与浪费。为了提高对输血量预测的准确性，使更多的患者得到积极有效的治疗，越来越多的学者尝试构建模型，对未来的用血量进行预测。本文对中国应急情况下血液供应、采供血模型构建方法以及模型的临床应用和发展前景进行了概述。

一 应急情况下血液供应

突发事件是可危及公共安全，需要立即处理的紧急事件。突发事件主要分为自然灾害、事故灾害、公共卫生事件、社会安全事件等。这些应急情况影响20%~100%的社区，估计有10%~85%的伤者需要输血。突发事件发生时，一方面要有应对血液紧缺的应急预案，应尽可能了解本地血液的供需情况，有能力及时、清晰、一致地发布血液需求信息，应急采供血保障患者生命安全；另一方面可能引发献血者聚集或血液过度采集，应及时预测临床血液需求，估算血液采集量，避免血液采集过少或过度采集造成血液供不应求或供过于求。

采供血应急保障不是单一的紧急血液供应，需要一个完整的应急保障体系，包含献血者的招募，血液的采集、制备、检测、运输和供应的全过程。当前的应急供血重点是通过公共和社交媒体加大无偿献血宣传、增加流动采血车、使用紧急或战略血液储备以及来自邻近城市和省份血液中心的支持。[①] 2020年新冠肺炎疫情发生以来，各血液中心使用的策略包括扩大献血者招募，各种媒体宣传，使用移动采血车；将医院作为采血点，提高采集效率；应急情况下使用冰冻红细胞和冰冻血小板等特殊成分血，还有低效价的O型红细胞的储备，A型血浆作为通用血浆等；临床医院加大自体输血力度，扩大医院内的无偿献血宣传和招募等。

二 应急血液供求模型构建

（一）血液需求常用的预测模型

建立数学模型有助于总结供求规律，预测未来临床用血量，指导血站制

---

① Abdella Y., Hajjeh R., Sibinga C. T. S., "Availability and safety of blood transfusion during humanitarian emergencies," *East Mediterr Health J.*, 2018 Oct 10；24（8）：778-788..

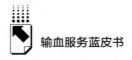
定献血者招募、血液采集计划和临床血液库存管理，保障临床用血，解决血液供需矛盾，减少血液过期浪费。目前，常用的模型主要有两类，时间序列模型和机器学习预测模型。时间序列模型包括自回归移动平均模型（Autoregressive Integrated Moving Average model，ARIMA）、指数平滑模型（Exponential Smoothing Model，ESM）和结构模型（Structural Equation Model，SEM）。其中，ARIMA 模型被证明相对快速，计算量小，具有较高的可靠性和准确性，已被广泛使用。机器学习预测模型主要有支持向量机（Support Vector Machine，SVM）和长短期记忆人工神经网络（Long – Short Term Memory，LSTM）。神经网络需要较大的数据量，尤其是深度神经网络。不同时序预测的模型拥有不同优点，在对不同用血量数据预测时，需要对数据进行分析后选择适合的模型来进行预测。

将血液的历史数据输入模型，差分部分会将数据预处理为平滑序列，通过自回归部分学习总结历史数据的变化规律，同时滑动平均部分调整历史数据与预测结果之间的误差。台湾供血基金会收集了 2013～2017 年 5 年间每日的供血量，该数据呈现出 7 天的周期性，在周一达到供血量的峰值，周末的供血量出现明显下降。在建立多种季节性时间序列模型进行对比预测时，在所有模型当中，季节性的 ARIMA 模型对 7 天的预测拥有最低的平均绝对百分误差，能更加接近当日供血量的实际值[①]。ARIMA 在短期预测上拥有足够精准度，能有利于供血工作的规划。

（二）应急血液供求模型构建

基于用血单位内与血液使用相关的历史数据进行学习，建立血液需求量预测模型，预测模型中融合对血液需求量产生影响的多种因子，即疫情因子、天气因子、节假日因子，在以一星期为周期的基础上进一步融合多种因素对血液需求量的综合影响。节假日因子在血液需求量预测模型中反映节假日引起

---

① Shih H., Rajendran S., "Comparison of Time Series Methods and Machine Learning Algorithms for Forecasting Taiwan Blood Services Foundation's Blood Supply," *Journal of Healthcare Engineering*, 2019（2）：1 – 6.

的献血行为发生概率的变化对相应日期的血液需求量的影响；疫情因子具体受到与疫情发生区域与所述用血单位所在区域之间的距离、疫情感染人数和疫情感染人数增长速度这些具体因素的影响。

选择合适的预测模型并设置合理的周期性参数与多因子的融合，能够获得高准确率的血液需求量预测，从而基于该模型能够获得准确的血液需求量预测值。以红细胞悬液的需求量预测为例，采用了基于季节性参数为 7 天的季节性 ARIMA 模型生成的血液需求量预测模型，使用 2021 年 11 月 17～30日共 14 天的数据进行预测，图 1 显示了该模型的平均相对误差为 7.87%。通过设置合理的周期性参数与多因子融合的方式获得的血液需求量预测模型，能够达到更高的预测准确率。

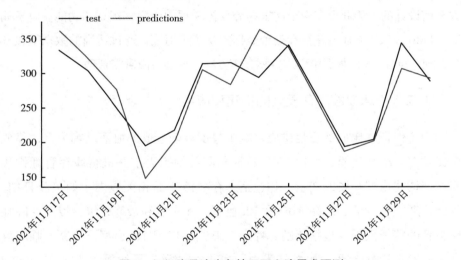

图 1　红细胞悬液应急情况下血液需求预测

三　模型构建在临床输血方面的应用

（一）临床输血库存管理的现状

临床血液安全库存是保障临床医疗安全的基础条件之一。安全的血液库存量受多方面的影响，如单日血液成分用血量、用血频次、库存血液效期、血液成分的补充及时情况、补充血液的成分和有效期、季节和节假日等。目前各个临床医院在制定血液库存和订购血液的决策时主要靠经验，无法预测精确的数据和近期（如一周、一个月等更长时间）的需求，大部分的预测是基于过去一个月或往年同期一个月的需求，往往不够科学和准确。遇到突发事件，如新冠肺炎疫情，血液成分的预定存在很多的不确定性。因此，血液产品的订购决策是根据经验做出的，而人的经验不能自适应外部因素的变化，常常为了确保需求得到满足而导致频繁的超额订购和超额库存，容易造成血液产品的浪费。

目前，大部分医院输血科或血库都有血液管理信息系统，主要是为了血液产品的订购或者血液产品的发放、入库和出库管理，不是为库存管理解决方案而设计的，因此没有用于需求趋势分析和预测或库存规划的功能。电子病历（EMR）系统使血液库存和处置数据实现了可追溯，通过适当的数据链接和预处理，可在 EMR 数据中引入数据分析方法，改善血液供需管理。

（二）临床血液库存模型的构建和应用

为了保证临床血液充足供应，减少过度订购造成的血液过剩浪费，集成机器学习、统计建模，使用 EMR 数据预测红细胞需求并进行库存管理优化库存。构建模型需要的变量，如包括库存血液产品相关数据，如接收日期、发血日期、有效期、产品 ABO 和 Rh 血型、库存量和最终处置；以及在院临床患者的特征数据，包括年龄、性别、患者 ABO 和 Rh 血型、诊断、临床科室、实验室检测结果（如血红蛋白、血小板计数、平均血小板体积、红细胞分布宽度、免疫球蛋白、国际标准化比值、凝血酶原时间、部分活化凝血酶原时间等）以及外科手术级别等，作为需求预测模型发展的临床预测因子。通过系统的数据处理模型对数据进行预处理，形成包含每日需求、库存水平、浪费和不同临床特征的患者数量的每日汇总数据集[①]。

---

① Li N., Arnold D. M., Down D. G., et al., "From demand forecasting to inventory ordering decisions for red blood cells through integrating machine learning, statistical modeling, and inventory optimization," *Transfusion*, 2022, 62（1）：87–99.

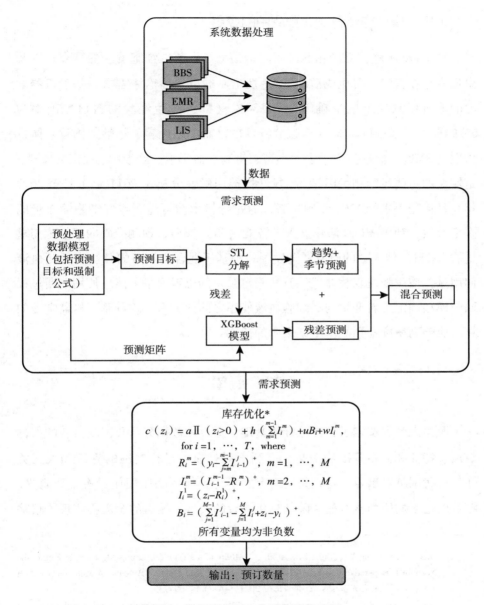

图 2　数据处理和库存预测优化流程

注：BBS，血液中心；EMR，电子病历；LIS，实验室信息管理系统；STL，Loess 模型的季节和趋势分解；XGBoost，eXtreme 梯度推进模型。

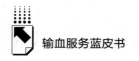

（三）模型构建在输血预测中的应用

XGBoost 模型捕获的预测因子间接预测了术前红细胞输注的需求，以及出现或存在炎症、贫血或活动性/急性出血的患者的输注需求。基于机器学习的输血预测模型的准确率为 83. 34%（外科医生经验的备血准确率为65. 94%）[1]。采用 CatBoost 模型分析发现，血细胞比容、年龄、体重、体重指数（BMI）、血红蛋白、手术类型、身高、血小板、红细胞、性别（女性）是输血的主要风险相关因素。[2] 封彦楠等回顾性分析了 2011 年 1 月至 2017年 6 月接受手术的 130996 例患者，通过分析术前可能影响红细胞输血量的多个参数，利用 ML 算法建立人工智能（AI）模型，预测准确的红细胞需求量。[3] 来自犹他大学的研究者开发了一种基于混合机学习的算法来预测血液使用量，使用随机森林非线性算法确定重要的患者变量，然后使用高斯过程回归模型确定患者变量与红细胞血液使用之间的关系，这种基于机器学习的算法能够高精度地预测术中红细胞的使用。

四　展望

医学大数据奠定了精准医疗的基础，通过大数据分析我国献血者的人群数量、特征和分布等准确信息，有利于对献血者进行精准的管理和人文关怀，对我国献血事业，特别是应对突发事件、保障临床用血量有重要意义。随着以电子病历为核心的医院信息化建设的发展，输血的全流程实现了跟踪

---

[1] Huang X. , Wang Y. , Chen B. , et al. , "Ability of a Machine Learning Algorithm to Predict the Need for Perioperative Red Blood Cells Transfusion in Pelvic Fracture Patients: A Multicenter Cohort Study in China," *Frontiers in Medicine*, 2021, 16（8）: 694733.

[2] Liu S. , Zhou R. , Xia X. Q. , et al. , "Machine learning models to predict red blood cell transfusion in patients undergoing mitral valve surgery," *Annals of Translation Medicine*, 2021, 9（7）: 530.

[3] Feng Yannan, Xu Zhenhua, Sun Xiaolin et al. , "Machine learning for predicting preoperative red blood cell demand," *Transfusion Medicine*, 2021, 31: 262 –270.

与闭环管理，并依据知识库实现全流程实时数据核查与管控。临床输血软件系统的不断发展更新，贮备和积累的信息越来越多，为血液需求和预测分析奠定了基础，血液的精准库存管理和需求预测分析指日可待。相信不久的将来，采供血和临床输血软件系统中会有预测和预警模块，信息系统将逐渐取代人工进行用血量分析和库存量管理，人工智能也将越来越深入地应用于采供血。

B.27
上海市血浆置换治疗的临床应用情况

朱鑫方 夏荣*

摘 要: 血浆置换作为一些疾病的重要治疗手段,临床应用越来越广泛。血浆置换治疗在上海市各级医院中的应用情况总体参差不齐,不同模式血浆置换的临床应用也有所区别。本文通过分析离心式及膜式血浆置换的适应证及相关并发症,总结了上海市血浆置换治疗的临床应用情况,并进一步调研了在上海市应用较多的离心式血浆置换近3年的工作量及治疗效果等,发现上海市近3年离心式血浆置换治疗量呈逐年增加的态势,增长率为60%~100%。2021年上海市血浆置换总治疗量累计约1800人次,适应证涉及多种系统疾病,除作为一线或二线治疗手段外,血浆置换治疗还在临床危重症、疑难病、罕见病等治疗中逐渐开展,并通过优化治疗模式,突破离心式血浆置换的治疗禁区,使得更多的患者获益。上海市各家医院逐步形成各自特色的血浆置换治疗模式,本报告以期为该项技术在临床上的进一步推广、使更多重症患者获益提供参考。

关键词: 血浆置换 适应证 临床应用

1959年,Skoog等专家首次使用血浆置换技术成功治疗原发性巨球蛋白

---

* 朱鑫方,复旦大学附属华山医院主治医师;夏荣,博士,复旦大学附属华山医院输血科主任主任医师、教授、博士研究生导师。

血症，此后血浆置换逐渐成为临床治疗或辅助治疗的重要技术，目前已经成为某些重症疾病的一线治疗手段，对于快速缓解临床症状，挽救危重症患者的生命具有重要意义。该技术已在国内外广泛开展，上海市目前血浆置换治疗的临床应用情况参差不齐，本文将对血浆置换治疗在上海的临床应用情况做简要汇总分析。

一　血浆置换治疗概述

血浆置换治疗是对患者血液离体后进行处理，将病理性血浆与血液中的其他成分分离，清除患者体内病理性抗体、大分子毒素、免疫复合物、炎性因子等，并将置换液及患者正常的血液成分回输患者。血浆置换过程中血浆和血细胞分离方式有以下两种，适应证无明显区别，但并发症有所区别。

（一）离心式血浆置换

该方法利用的是人体全血中各类血液成分的比重不同，离心后患者血液中的血浆与其他有形成分分离，弃去患者血浆后，其余血液成分联合置换液回输给患者。血浆蛋白和病理分子去除方式是非选择性的。血细胞分离过程又可分为连续式分离和间断式分离两种，其中连续式血细胞分离需要双血管通路，采血和回血同时进行，治疗时间缩短。间断式血细胞分离仅需要一根血管通路，将血浆分离去除后再进行血细胞和置换液的回输，治疗时间比连续式分离相对更长。同时，因采血和回血共用一根血管通路，对血管条件要求较高，往往需要深静脉置管。

离心式血浆置换血浆分离效率较高，可达80%。采用局部体外枸橼酸抗凝，除血浆外还可分离血液中的血小板、白细胞、淋巴细胞、干细胞、红细胞，因此该方法在上海市主要在输血科置换治疗或血液科采干使用。

（二）膜式血浆置换

该方法利用的是血液各成分体积大小不同，全血通过膜式血浆滤器

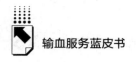

（孔径0.3～0.5μm）时，血液中的中、大分子物质从血浆中分离，剩余血液成分回输，同时补充等量置换液。

膜式血浆置换主要采用肝素抗凝，有出血风险，需严格监测患者凝血功能。膜式血浆置换也可进行无肝素化操作，但发生滤器堵塞或滤膜破损的概率升高（0.4%～7.7%）[1]，局部体外枸橼酸抗凝也逐渐用于膜式血浆置换，但相比全血流速较低（30～50ml/min）的离心式血浆置换，高流速的膜式血浆置换（全血流速＞100ml/min）需要更多的枸橼酸才能达到抗凝效果，不良反应发生率也相应增加。

膜式血浆置换血浆分离效率较低，仅20%～30%，目前多在肾内科及重症监护室开展，适合持续进行血液净化的患者。

（三）血浆置换的不良反应

1. 离心式血浆置换

离心式血浆置换引起的不良反应主要是低钙血症，主要因体外循环以及血浆中的抗凝剂枸橼酸蓄积引起，表现为畏寒、口唇发麻、心律不齐，对于肝功能不全或肝衰竭的患者，可引起代谢性碱中毒，诱发肝性脑病；其次是血浆引起的各类变态反应，严重时可引起变态反应性休克。其他不良反应有低血压、感染等。

离心式血浆置换治疗期间通过置换回路输注葡萄糖酸钙或氯化钙，可有效降低低钙反应发生率；治疗开始前半小时预防性口服抗过敏药可减少轻型变态反应，对于有严重过敏史的患者，应慎用血浆作为置换液，目前行之有效的办法是选择胶体或白蛋白作为置换液。

2. 膜式血浆置换

膜式血浆置换引起的并发症主要有以下几个方面：中心静脉置管引起的静脉血栓、感染、置管处出血或血肿等；滤膜因使用时间较久或抗凝不足引

---

① Khandelwal P., Thomas C. C., Rathi B. S., et al., "Membrance-filtration based plasma exchanges for atypical hemolytic uremic syndrome: audit of efficacy and safety," *Journal of Clinical Apheresis*, 2019, 34 (5): 555-562.

起的堵塞和破裂；肝素抗凝引起的凝血功能紊乱；使用血浆作为置换液引起的变态反应等。

低钙血症以及变态反应处理措施同离心式血浆置换，严格中心静脉置管护理，可减少置管引起的感染、血栓等不良反应；调整滤膜跨膜压及抗凝剂浓度，可有效延长滤膜使用时间。越来越多临床实践证明，局部枸橼酸抗凝明显延长连续性肾脏替代治疗（Continuous Renal Replacement Therapy, CRRT）滤器的使用时间，对于肝功能异常的患者也较为安全[①]，该方法为局部枸橼酸抗凝在膜式血浆置换的应用提供了重要参考，可能是降低出血风险、延长滤器使用时间的重要契机。

二 上海市血浆置换治疗的临床应用现状

离心式血浆置换和膜式血浆置换目前在上海市均有开展，以离心式血浆置换为主。

（一）离心式血浆置换

目前主要由输血科医师操作完成，以连续式血细胞分离为主，间断式血细胞分离应用较少。

随着血浆置换治疗的不断发展，上海市各家医院输血科的治疗量逐年递增，2019 年总治疗量约为 560 人次，2020 年增长 60.7%，约为 900 人次；2021 年与 2020 年相比增长 100%，约 1800 人次。涉及多个系统性疾病，以神经系统疾病和感染系统疾病为主，约占总治疗量的 90%，其他有风湿系统疾病、血液系统疾病、泌尿系统疾病等，约占总治疗量的 10%。

---

① Zhang et al., "Safety and efficacy of regional citrate anticoagulation for continuous renal replacement therapy in liver failure patients: a systematic review and meta - analysis," *Critical Care*, 2019: 23: 22.

　　上海市各系统疾病进行血浆置换治疗的适应证及其在治疗量中的所占比例主要如下：（1）神经系统疾病约占65％，主要为急性炎症性脱髓鞘性多发性神经病、慢性炎性脱髓鞘性多发性神经根神经病、重症肌无力、抗N－甲基－D－天冬氨酸受体脑炎、多发性硬化、视神经脊髓炎谱系病、神经系统副肿瘤综合征等；（2）感染系统疾病约占25％，主要为急性肝衰竭、慢加急性肝衰竭、高胆红素血症（化疗后）、肝移植后排斥反应等；（3）风湿系统疾病约占5％，主要为风湿性关节炎、重度系统性红斑狼疮等；（4）血液系统疾病约占5％，主要为单克隆免疫球蛋白血症相关的高黏滞血症、血栓性血小板减少性紫癜、血栓性微血管病、供受者血型不合的骨髓移植等；（5）泌尿系统疾病约占3％，主要为抗肾小球基底膜病；（6）其他约占2％，主要为毒蘑菇中毒、药物过量/中毒等。以上各系统疾病与笔者2020年执笔撰写的《〈治疗性血液成分单采技术标准〉专家共识〉（第2版）》中提到的血浆置换在中国人群疾病发病率中的适应证相符[1]。

　　笔者所在输血科结合神经内科和感染科的学科优势，与临床科室形成稳定的合作治疗平台，血浆置换在一些适应证患者的救治中已经成为一线或二线治疗的重要手段，并且仍在不断探索新的适应证进行血浆置换治疗。从会诊到治疗结束都制定了规范的操作流程[2]，为血浆置换治疗的推广提供了重要支撑。对各型肝衰竭及肝移植围手术期患者，通过改良离心式血浆置换操作模式，打破了局部枸橼酸钠在肝功能不全及肝衰竭患者应用的禁区，结合内科治疗减少了枸橼酸蓄积对肝衰竭患者的并发症。通过积极改善血管通路，努力争取零置管，减少中心静脉置管引起的各种并发症。在外周血管通路及局部枸橼酸钠抗凝的基础上，对肝衰竭患者通过离心式血细胞分离实施血浆置换与胆红素吸附续贯治疗，使该类患者的救治

---

① 《治疗性血液成分单采技术标准》编写专家：《〈治疗性血液成分单采技术标准〉专家共识（第2版）》，《国际输血及血液学杂志》2020年第5期。
② 朱鑫方、俞海、夏荣等：《输血科在神经系统疾病实施治疗性血浆置换的应用流程》，《中国输血杂志》2021年第11期。

取得了良好效果。

离心式血浆置换因其血管通路及局部枸橼酸抗凝的优势，可能逐渐成为主流血浆置换模式

（二）膜式血浆置换

膜式血浆置换主要由肾内科或重症监护室具有血液净化资质的护士或医师操作完成，膜式血浆置换对血浆蛋白及病理分子的清除效率与离心式血浆置换接近，适应证与离心式血浆置换相同。此外，也可以联合血液净化模式如胆红素吸附、炎性因子吸附等，更适用于重症患者。

三　上海市血浆置换治疗的临床应用展望

近几年来，血浆置换治疗在上海市临床应用快速发展，各家医院结合本院的特色优势科室，除治疗效果佳的适应证外，不断探索新的可进行血浆置换治疗的适应证，协助临床开拓新的治疗思路。

复旦大学附属华山医院从 2018 年起治疗量逐年增长，从 2018 年的 200人次增长到 2021 年的 1500 余人次。治疗的病种从最常见的神经免疫性疾病，扩展到各类型肝衰竭及肝移植围手术，且逐渐在离心式血细胞分离机上开展血浆置换与血液净化联合治疗模式，取得了很好的效果。对于急危重症患者，如肝移植后移植物失能合并肾功能衰竭，在膜式血液净化 CRRT 基础上，建立独立血管通路，进行续贯或并联式离心式血浆置换，取得显著疗效，为患者恢复争取了宝贵的时机。

上海市海军军医大学第一附属医院输血科进行血浆置换的病种也较为丰富，主要有骨髓移植前阳性抗体去除、肝衰竭、血栓性微血管病、自身免疫性溶血性贫血、重症系统性红斑狼疮等，对纯红再生障碍性贫血也取得了很好的治疗效果。

综合国内外及上述上海市血浆置换病种，我们坚信血浆置换治疗除

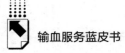

已经应用成熟的疾病和适应证外①，在危重症、疑难病及罕见病领域，如多脏器衰竭、银屑病、抑郁症、部分精神分裂、棘形红细胞增多症、血卟啉病等疾病中也可以广泛应用，使更多的患者从血浆置换治疗中受益。

---

① Padmanabhan A., Connelly – Smith L., Aqui N., et al., "Guidelines in the use of therapeutic apheresis in clinical practice – evidence – based approach from the Writing Committee of the Ametican Society for Apheresis: the eighth specia issue," *Journal of Clinical Apheresis*, 2019, 34 (3): 171 – 354.

B.28
儿科临床输血中若干问题及应对措施

马曙轩　付晓艳　王笑欢*

摘　要： 儿科患者年龄跨度大、组织器官功能发育不成熟，在输血前检测和输血治疗方面与成人存在较大差异。笔者对临床 4 个典型儿科病例进行了梳理：1 例 2 月龄 AB 型 RhD 阴性伴免疫缺陷患儿，输注辐照小包装血液成分；1 例受母体 IgG 抗 – B 干扰的 B 型新生儿溶血病患儿，输注 O 型洗涤红细胞治疗贫血；1 例黑色素痣患儿，通过术中应用异体血小板胶覆盖创面，促进术后创面修复；1 例先心病患儿，通过肝素酶血栓弹力图监测围术期出凝血及指导成分输血。针对儿科患者对血液规格和种类要求复杂、新生儿输血治疗受母体抗体影响、新型治疗方法在儿科应用及儿科患者围术期血液管理四个方面进行了总结，分析了儿科临床输血工作中面临的问题，提出了本院应对措施及建议，以期为儿科输血治疗提供新思路。

关键词： 儿科输血　血栓弹力图　异体血小板胶

儿童时期是一个不断生长发育的过程，年龄越小的儿童与成人差别越大，不能把儿童单纯看作成人的"缩小版"。与成人输血相比，儿科输血决策的影响因素更多、输血不良反应更常见，比如新生儿输血易受母亲血型抗

---

* 马曙轩，首都医科大学附属北京儿童医院主任、主任技师；付晓艳，首都医科大学附属北京儿童医院主管技师；王笑欢，首都医科大学附属北京儿童医院主管技师。

体影响、儿童心肺功能不健全易引起循环超负荷、儿童免疫功能不成熟易引起巨细胞病毒感染和输血相关移植物抗宿主病等，因此儿童对小包装、辐照和洗涤等特殊血液需求更大。此外，一些新型治疗技术广泛应用于成人，比如自体血小板胶用于外科创伤和炎症等治疗，但儿童患者年龄小、体重轻，不适宜采集自体血小板，北京儿童医院将献血者血小板制成异体血小板胶，为黑色素痣及其他大创面手术患儿术后创面恢复提供了新治疗手段。儿童围术期血液管理与成人亦有不同，比如成人心脏体外循环手术几乎全部实现无血预充，但婴幼儿由于体重小、血容量低等生理原因，进行体外循环时需用异体红细胞作预充液。相较常规凝血检测手段，肝素酶血栓弹力图在儿童先心病手术中能更好地反映患儿凝血功能，提示肝素残留情况，为止凝血药物及血液成分的使用提供可靠依据。

一　AB 型 RhD 阴性 WAS 综合征输血治疗

Wiskott – Aldrich（WAS）综合征是一种罕见的 X 连锁隐性遗传性疾病，又称湿疹 – 血小板减少伴免疫缺陷综合征[①]，该病好发于男婴，主要特征为持续性血小板减少、以消化道出血为主的出血倾向、湿疹和反复感染等。造血干细胞移植是目前 WAS 患者唯一根本治疗方案，但由于相合供者少，移植前的抗感染、成分输血和应用免疫球蛋白等常规支持治疗对患者生存至关重要。

（一）简要病史

患儿，男，1 月 23 天，入院前 1 月余无明显诱因出现黄绿色稀糊便，表面带黏液血丝，每日 7 ~ 8 次，未予治疗。入院前 3 周，黏液血丝较前增多就诊于外院，血常规示 Plt $24 \times 10^9/L$，Hb 68g/L，WBC $14.86 \times 10^9/L$；

---

① 田宇：《Wiskott – Aldrich 综合征基因治疗研究进展》，《中华实用儿科临床杂志》2020 年第 13 期。

便常规示脓细胞 30~40（个/HP），红细胞 15~22（个/HP），考虑感染性肠炎。对症治疗后便血改善不明显，现就诊我院，以"便血原因待查"收住。

（二）诊疗过程

1. 查体

贫血面容，颜面部散在出血点。

2. 实验室检查

（1）血常规（入院）：CRP 15mg/L，WBC 14.29×10^9/L，Hb 98g/L，Plt 35×10^9/L。

（2）血型：AB 型、RhD（－）。

（3）骨髓学检查：增生活跃，巨核细胞 39 个，产生减少可能。

（4）腹部超声：患儿消化道积气。

3. 诊疗经过

明确诊断前给予抗感染、止血和申请输注血小板、红细胞及丙球冲击等对症支持治疗。入院后积极完善相关检查，根据患儿年龄小、为男婴、存在颜面部少许皮疹、多次查血小板均减低且检测到 WAS 基因 1 个半合子变异，最终 WAS 综合征诊断明确。与家长沟通病情并签字同意后，加用沙利度胺免疫调节治疗，但家长因经济及患儿病情过重最终放弃治疗。

（三）案例分析

罕见的 WAS 综合征碰上罕见的 AB 型 Rh D（－）血，且患儿年龄不足 2 月伴便血不止，入院后 Hb 低至 69g/L，Plt 最低降至 14×10^9/L，输注血小板和红细胞迫在眉睫。阴性血、辐照血、小包装血（0.5U/治疗量）是临床备血的三项需求，这对输血科无疑是三大挑战。尽管困难，但我科依旧在最短时间内实现"精准输血"，现将经验介绍如下。

（1）阴性血：除紧急向血站订血外，利用本市用血医院微信群发布用血需求，申请当天即从外院调剂到 1U AB 型 Rh D（－）悬浮红细胞。

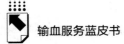

（2）辐照血：患儿年龄小且存在免疫缺陷，输注普通悬浮红细胞可能会增加巨细胞病毒感染、移植物抗宿主病等输血不良反应。调剂获得的悬浮红细胞必须经过辐照才能给患儿输注。由于我院并无辐照仪，我科积极联系外院为患儿提供辐照服务。

（3）小包装血：患儿年龄小且具有多次输注血液的需求，我科通过开展血液成分分袋及滤白技术，成功将 1U/治疗量的血液分为 0.5U/治疗量的血液。获取的小包装联袋血液不仅能满足多次输注需求、减少血液浪费和献血者暴露，还能降低非溶血性发热反应和循环超负荷等输血不良反应的发生。

二 ABO 新生儿溶血病输血治疗

新生儿溶血病（Hemolytic Disease of Newborn，HDN）是因母婴血型不合导致的新生儿免疫性溶血性疾病。我国 ABO 血型不合引起的 HDN 高达 85.3%[1]，常见于 O 型产妇分娩的 A 型或 B 型新生儿。临床表现为溶血性贫血及黄疸，严重者出现水肿、高胆红素脑病等后遗症。除少数胆红素过高或并发胆红素脑病者需要换血治疗外，绝大多数患儿症状一般较轻，经光照和药物治疗后预后良好，部分溶血严重伴中重度贫血者，需补充铁剂或输血治疗。

（一）简要病史

患儿，女，27 天，主因"皮肤黄染 27 天，发现血色素低 1 天"入院。患儿出生当日无明显诱因出现颜面、躯干皮肤黄染，经皮胆红素 14mg/dL，于当地医院静点白蛋白、光疗 5 天后出院。出院后黄疸消退不佳，未予重视。入院前 1 天皮肤黄染仍未消退，外院查经皮胆红素 16.5mg/dL，Hb

---

① Huijuan Cao et al.，"Oral administration of Chinese herbal medicine during gestation period for preventing hemolytic disease of the newborn due to ABO incompatibility：A systematic review of randomized controlled trials，" *PLoS ONE*，2017，12（7）：e0180746.

65g/L，现为进一步治疗就诊我院。患儿系第 3 胎第 1 产，孕 39^{+1} 周，自然分娩，出生体重 2845g。

（二）诊疗过程

1. 查体

精神反应稍弱，颜面、躯干、四肢、手足心苍黄，唇色淡。

2. 既往史

否认肝炎史、输血史和药物过敏史，否认贫血、黄疸家族史。

3. 实验室检查

（1）血常规：RBC 1.65×10^{12}/L，Hb 59g/L，网织红细胞计数 18%。

（2）血生化：总胆红素 259.8umol/L，间接胆红素 255.41umol/L。

（3）血型：患儿 B 型 RhD（+），母亲 O 型 RhD（+）。

（4）溶血三项：直接抗人球蛋白试验（DAT）、游离抗体试验均阴性、抗体释放试验（未做）。

（5）6-磷酸葡萄糖脱氢酶：阴性。

（6）影像学检查：颅脑、消化系统和腹部超声未见明显异常。

4. 诊疗经过

患儿总胆红素 259.8umol/L（>220.6umol/L），以间胆升高为主，存在母 O 子 B 血型不合溶血条件，虽然 DAT 阴性，仍不排除 HDN 可能，考虑与患儿病史长、抗体消耗有关。患儿贫血严重（Hb59g/L），与同型红细胞交叉配血主侧（2+），其不规则抗体筛查阴性，考虑来自母体 IgG 抗 B 干扰，与洗涤 O 型红细胞配血相合，于入院当日和第二日分别输注洗涤 O 型 RhD（+）红细胞 0.5U，输注效果良好，出院前查血常规未见异常，无贫血貌。

（三）案例分析

ABO-HDN 诊断主要依靠溶血三项试验，本患儿 DAT 和游离试验均阴性，理论上不支持 HDN。但结合病史及相关检查，基本排除失血、红细胞

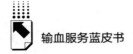

生成减少和酶缺陷导致贫血的可能。研究报道，ABO‐HDN 确诊率与就诊日龄有关，日龄越大，确诊率越低。① 本患儿病史长达 1 月，DAT 及游离试验阴性与抗体消耗有关。

在国家鼓励三孩政策背景下，HDN 患儿数量将不断增加。笔者建议临床对可疑 ABO‐HDN 者及时检测溶血三项，早诊断早干预。受来自母体的 IgG 抗体干扰，ABO‐HDN 患儿通常不能输注与自身同型的红细胞，建议输血科常规备 0.5/1U 洗涤 O 型红细胞，以满足患儿需求，减少不良后果发生。

三　异体血小板胶在儿童先天性黑色素痣围术期的应用

先天性黑素细胞痣（Congenital Melanocytic Nevi，CMV）是黑色素细胞的良性增生，依据组织病理学可分为皮内痣、混合痣及交界痣。② 治疗包括非手术治疗和手术治疗。病变直径小于 5mm 者可选用激光治疗，但对于直径 5mm 以上或存在恶变倾向的应首选手术治疗③，且手术治疗是目前公认治疗黑色素痣的最有效方式。而术后创面治疗是创伤愈合的关键。近年来，临床除对血小板进行常规输注外，还逐渐开发出血小板衍生品，如血小板胶（Platelet Rich Gel，PG）。研究发现其含多种生长因子，在创伤修复中具有增强细胞趋化、促进增殖和血管生成等作用，对于治疗外科创伤和炎症等有显著的效果。④ 异体富血小板凝胶（Allogeneic Rich Platelet Gel，APG）是采

---

① 徐文莹等：《ABO 新生儿溶血病患儿溶血三项试验和就诊日龄与血清总胆红素水平的关系研究》，《临床输血与检验》2021 年第 3 期。

② Machiko, Tomita Hiroshi, Goto Ryuji, et al., "Treatment of Large Conjunctival Nevus by Resection and Reconstruction Using Amniotic Membrane," *Albrecht von GraesArchivfür Ophthalmologie*, 2016, 244 (6): 761 – 764.

③ 张行涛、彭友林：《面部色素痣 3 种治疗方法比较》，《咸宁学院学报》（医学版）2012 年第 2 期。

④ Rainys D., Cepas A., Dambrauskaite K., et al., "Effectiveness of autologous platelet – rich plasma gel in the treatment of hard – to – heal leg ulcers: a randomised control trial," *Journal of Prescribing Practice*, 2020, 2 (S8): 32 – 42.

集同血型健康献血者血液制备的富血小板凝胶，用于不宜采集自体血小板患儿的创面修复。本文主要观察 1 例 CMV 患儿术中使用 APG 进行创面修复的治疗效果。

（一）简要病史

患儿，女，9 月 18 天。出生后发现头面部、肩部、四肢、颈部、胸部、背部、臀部出现黑色素痣，最大者背部，直径约 $10 \times 10cm$，未予任何治疗。随年龄增长，上述部位黑色素痣逐渐增多、增大，尤以背部巨痣为最大，大约 $27 \times 23cm$，范围前至肩下，双侧至腋前线，下至腰背部，可见黑色毛发，中部可见多处凸起，黑痣边缘可见小卫星痣。诊断考虑"背部巨大黑色素痣"，现进行进一步手术治疗。

（二）手术操作

全麻下行背部巨痣部分切除 + 异体真皮联合自体表皮移植术 + APG 注射 + 头皮取皮术。

APG 制备及使用：取 0.5 治疗量异体同型单采血小板（红十字血液中心提供），约 125ml，计数约 1.2×10^{11} 个，转移至三联袋中的母袋（弃去抗凝剂），经过离心（2000g，15min）分离去除上层多余血浆，剩留 10～15ml 左右的 PRP 用于 APG 的制备。按凝血酶 + 10% 葡萄糖酸钙和 PRP 以 1 : 10 的比例混合，活化血小板，制备 APG。

手术中见背部大范围黑色素痣，全身其他部位可见多处大小不等的色素痣，沿标记线切开直至正常组织，然后将其予以完整切除。止血后，将制备好的 APG 予以创面基底多点注射，然后将异体真皮铺在创面表面缝合固定并在其表面均匀涂抹 APG。头皮取刃厚头皮植于异体真皮表面，与创缘对位缝合后打包包扎，取皮区与后背术区包扎固定。术后，患儿头部、背部敷料始终干洁，于术后第 10 天查体显示：伤口无明显渗出，愈合良好且无感染出现，快速 C - 反应蛋白 < 8mg/L，WBC $11.73 \times 10^9/L$，RBC $4.36 \times 10^{12}/L$，Hb112g/L，Plt510 $\times 10^9/L$。预全麻下行拆除缝线术。

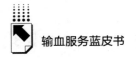
（三）案例分析

研究报道，切除痣手术较小的，伤口愈合时间通常在 7 天左右，如果痣生长面积较大，一般需要 10～14 天才能愈合。[①] 本例患儿使用血小板胶后，创面始终干洁且出血明显减少，并在创面较大的情况下，仍在第 10 天愈合良好并可拆线。自体 PG 已在成人医院广泛使用[②]，异体 APG 的使用还相对较少，但异体 PRP 可来源于健康献血者，不损伤患者自身健康，还可避免患者个体间的差异。临床上，对于因疾病导致血小板减少或功能异常而无法采集自身血小板者，可选用异体 PRP。儿童患者年龄偏小，体重偏轻，不适宜自体血小板的采集。采用异体血小板胶后，止血明显，创面恢复良好，痊愈时间短，这为小儿黑色素痣及其他大创面手术术后创口处理提供了新的治疗手段和技术。

四　血栓弹力图对小儿先天性心脏病术后凝血功能监测及输血指导

小儿先天性心脏病目前主要通过外科手术干预来挽救患儿的生命，而对小于 1 岁以内的婴儿施行心内直视手术所采取的体外循环技术（Cardiopulmonary Bypass，CPB）是治疗先天性心脏病的重要技术手段。然而，CPB 中应用大剂量肝素抗凝（肝素化），以及体外循环装置对管道中血液成分的机械挤压，可导致患儿血液成分破坏、血小板和凝血因子活化与消耗，使患儿出现异常出血、凝血功能紊乱等术后并发症，影

① BanuFarabi，BenguNisaAkay，MohamadGoldust et al.，"Congenital melanocytic naevi：An up - to - date overview，" *The Australasian journal of dermatology*，2021 May；62（2）：e178 - e191.

② PicardiA.，A. S. Ferraro，M. Miranda，et al.，"Therapeutic efficiency of platelet gel for the treatment of oral ulcers related to chronic graft versus host disease after allogeneic haematopoietic stem cell transplantation，" *ORAL &implantology*，2017 Oct - Dec；10（4）：398 -405.

响预后[1]。血栓弹力图（Thrombelastography，TEG）是一种能反应凝血和纤溶全过程的动态监测手段。结合肝素酶杯的血栓弹力图（heparinase Thrombelastography，hep－TEG）能辅助监测肝素残留情况和评价鱼精蛋白对肝素的中和效果，预测术后凝血功能并指导输血。[2]

（一）简要病史

患儿，男，1月26天。以"发现心脏杂音一月余"入院。

（二）诊疗过程

1. 临床诊断

经过体格检查和心脏彩超，诊断为先天性心脏病，室间隔缺损，房间隔缺损，动脉导管未闭，肺动脉高压。

2. 手术操作

由于患儿体重低，血容量较少，体外循环开始前，使用异体悬浮红细胞2U，进行体外循环管路的部分填充。手术开始，胸骨正中切口，心内注射肝素，体外循环开始。机器降温，阻断循环，自升主动脉根部灌注冷停跳液，开始主要的手术操作。手术完成后，停体外循环，超滤输血。CPB总转流时间 83 分钟，术后心率 148 次/分，血压 86/52mmHg，Hb135g/L，Hct37.8%。

3. 术后凝血监测

术后鱼精蛋白中和肝素后查 hep－TEG，高岭土杯/肝素酶杯结果对比如下。R：24/19.6min，K：5.3/5.9min，Angle：32.2/30.7°，MA：44.5/41.5mm，CI：－17.6/－15.4，两种杯子 R 值相差大于 2min，提示有肝素

① MEESTERS M. I., VEERHOEK D., DE LANGE F., et al., "Effect of high or low protamine dosing on postoperative bleeding following heparin anticoagulation in cardiac surgery. A randomised clinical trial," *Thrombosis and Haemostasis*, 2016, 116 (2): 251–261.

② Lachlan F. Miles, Christiana Burt, Joseph Arrowsmith, et al., "Optimal protamine dosing after cardiopulmonary bypass: The PRODOSE adaptive randomised controlled trial," *PLoS medicine*, 2021 06; 18 (6): e1003658.

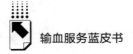
残留。同时，TEG 检测结果显示凝血因子、纤维蛋白原及血小板水平及功能低，结合 Plt 计数（$57 \times 10^9/L$）显著减低，评估有出血风险。输注凝血酶原复合物 200iu、纤维蛋白原 0.5g、单采血小板 0.5 治疗量。患者术后机械通气 4 天，术后 11 天康复出院，出院时心率 120 次/分，血压 89/52mmHg，Hb172g/L，Hct48.7%，Plt288 $\times 10^9/L$。

（三）案例分析

在小儿心脏病行体外循环中，一般需 1~2U 的异体红细胞用于机器转流，这是与成人心脏病手术的不同之处。患儿在术中鱼精蛋白中和肝素后 hep－TEG 检测结果显示仍有肝素残留，另外 MA 值只有 44.5mm，综合提示有出血风险。临床医师加用鱼精蛋白并在 hep－TEG 指导下及时输注血小板、纤维蛋白原及凝血酶原复合物，避免了术后严重出血。此案例再次表明，及时的 hep－TEG 检测可以准确反映患儿凝血功能状态，提示肝素残留情况，为止凝血药物及血液成分的使用提供可靠依据。国内外也有研究报道，相比常规凝血检测手段，TEG 能更好地预测术中及术后出血风险，判断导致出血的具体原因，指导输注正确的血液成分，在体外循环手术中的出、凝血管理和输血治疗中已广泛应用。[1]

---

① Benjamin R. Rezny, Aaron Tyagi, Jennifer P. Crumley, et al., "Saddle Up: Anticoagulation for Extracorporeal Membrane Oxygenation in a Pulmonary Embolism and Ischemic Stroke – A Case Report," *A&A practice*, 2020 Aug; 14（10）: e01277.

B.29
产后出血的输血管理和治疗方案

陈 剑 凤 婧 王海娟*

摘　要： 输血治疗是保障产后出血严重病例救治成功的重要措施，但国内暂无相关的指南和规范，各地区及各医院在具体实施过程中存在较大的差异。四川大学华西第二医院为西南地区妇女儿童危急重症转诊中心，每年承接大量危重孕产妇的救治工作，在产后出血患者的输血治疗领域累积了多年的临床经验。本文对四川大学华西第二医院产后出血输血管理和治疗的经验进行系统阐述，内容涵盖产后出血救治的多学科协作、孕产妇的备血时机及备血方案、异体输血的通用原则、特殊情况的输血、大量出血的输血管理、自体输血相关经验等。本文旨在针对产后出血输血治疗的临床应用，为业内同行提供实践参考，以期未来业内在这一治疗领域更加规范化和同质化，进一步保障孕产妇的安全与健康。

关键词： 产后出血　输血管理　输血治疗

产后出血（Postpartum Hemorrhage，PPH）是危害孕产妇健康的严重并发症，同时也是造成其死亡的主要原因之一。通过早发现、早诊断并配以积极有效的治疗，绝大多数产后出血所致的死亡是可避免的。本文以四川大学华西第二医院为例，介绍产后出血输血管理和治疗的经验。

＊ 陈剑，四川大学华西第二医院副主任技师；凤婧，四川大学华西第二医院主管技师；王海娟，四川大学华西第二医院主管技师。

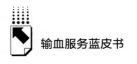

一　产后出血管理

（一）定义

产后出血通常定义为胎儿娩出后 24 小时内，经阴道分娩的产妇出血量≥500 ml、剖宫产分娩的产妇出血量≥1 000 ml[1]。产后出血的诊断除了正确的测量和估计出血量以外，还应注意合并一种或多种高危因素，如高血压、贫血、胎盘早剥、脱水或身材矮小等的孕妇，即使出血量未达到诊断产后出血的标准，也可能因失血出现严重病理生理改变。对此类孕产妇应根据具体临床情况，制定个体化的治疗方案。

（二）病因和高危因素

产后出血主要病因分别为凝血功能障碍、宫缩乏力、产道损伤和胎盘因素。应注意，其他基础疾病或并发症均可成为产后出血的高危因素。临床工作中应将所有孕产妇都视为产后出血的潜在发生人群。

（三）产后出血的管理

各级医疗机构应建立产后出血多学科救治团队，成员包括医院输血管理委员会、医务部、法务部、产科、麻醉科、护理团队、输血科、检验科、超声科、放射科、外科、血液科等。

各医疗机构制定产后出血管理预案时，需结合自身实际情况，切实用于指导救治流程并定期（根据情况每半年/每年）进行应急演练，以提高应急救治能力。

---

[1]　中华医学会妇产科学分会产科学组：《产后出血预防与处理指南（2014）》，《中华妇产科杂志》2014 年第 9 期。

二 产后出血的产前备血

应将每一个孕产妇都视为产后大出血的潜在发生者，并做好相应输血前准备工作。产前做好 ABO + RhD 血型鉴定和抗体筛查实验，明确孕妇血浆中是否存在有临床意义的抗体，交叉配血时遵循"抗原抗体不碰面"的原则，选择相应抗原阴性的红细胞进行配血，避免紧急用血时因抗体筛查阳性，导致交叉配血不相合，延误抢救时机。

建议拟行剖宫产手术分娩者，术前常规准备红细胞悬液 2U；高危孕妇尤其是凶险性前置胎盘、胎盘植入者应酌情增加备血量至 4～6U 及以上，同时备血浆制剂；预计出血超过一个自身血容量、血小板减少的，可增加备单采血小板 1 个治疗量；不规则抗体阳性或稀有血型者，建议分娩前或手术前提前 1～3 天备血，条件允许时采用自体输血等血液保护技术，或分娩前转诊到有输血和抢救条件的医院。阴道试产者，如合并 PPH 高危因素，备血同剖宫产。

三 产后出血的异体输血

（一）通用原则

血液的使用，应遵循不可替代、最小剂量、个体化、安全合理和有效性输注原则。虽然经过严密的检测，但血液由于窗口期等原因仍然存在输血传播感染性疾病的风险。而且每一次输血都相当于一次小的移植，存在异体免疫、输血反应的风险，因此所有输血决策均应充分权衡利弊，各类血液成分的应用建议如下。

1. 红细胞成分

通常输注 2U 红细胞悬液可使 60kg 成年人血红蛋白（Hemoglobin，Hb）

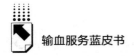

提高 10g/L①，HCT 提高 0.03～0.06。

对不可控制的活动性出血，结合出血量、出血速度、止血效果、患者的基础血红蛋白、组织缺氧状况确定是否输注红细胞悬液和输注速度、输注量。产后出血患者由于术中可能采用宫腔球囊填塞和子宫动脉上肢结扎等治疗手段，后续面临继续出血风险，建议对产后大出血患者 Hb 维持的目标值为≥80g/L，在血液动力学稳定或出血已经控制的情况下可考虑维持 Hb <80g/L，在排除后续出血风险的情况下可将输血指征设定为 Hb <70g/L，但对于出血尚未控制或者继续出血风险大的患者，可根据出血情况及止血效果决定是否输注红细胞，可以采取更高的 Hb 水平②。

需注意刚开始大量出血，血液为等容性丢失，液体从细胞间隙进入血管内进行补偿需要时间，Hb 水平不能准确反映失血状态，但最初的 Hb 检测有助于确定 Hb 基线水平。由于产后出血常常具有不可预测性和致命性，不可控制的严重出血如果严格按照输血指征启动输血往往会错过最佳抢救时机，短时间内不可控制的活动性出血量达到、超过 1000ml，持续出血并伴有生命体征异常时（心动过速或低血压）应尽快准备启动输血治疗，Hb 不应作为唯一的输血评估指标。

2. 血浆成分

凝血功能障碍的产妇，尤其是发生 DIC 者，应迅速补充相应的凝血因子，可使用新鲜冰冻血浆（Fresh Frozen Plasma，FFP）、冷沉淀、纤维蛋白原、血小板等。

凝血功能的监测宜根据实验室凝血功能检查（PT、APTT、INR、Plt、Fib）、血栓弹力图试验 TEG（R、MA）或血栓黏弹性试验结果 ROTEM（CT），用来指导对严重 PPH 患者实行以止血为目的的成分血输注、液体管理和止血药物治疗。产妇大量、快速出血时，实验室结果常常延迟 20～30

---

① 中华人民共和国国家卫生健康委员会：《全血和成分血使用》（WS/T623—2018），2018 年 9 月 26 日，http://www.nhc.gov.cn/wjw/s9493/201810/9b96b65aaa824ffcac7d3e023da205ad.shtml。

② 严海雅、〔美〕陶为科、曹云飞主编《产科输血学》，世界图书出版公司，2020。

分钟甚至更久，仅仅以单次实验室检测结果作为输注依据是不够的，建议连续进行实验室检测。对于胎盘早剥、羊水栓塞、出血诊断延迟的患者可考虑尽早输注 FFP。具体细则及注意事项如下：（1）可根据患者出血量、出血速度和临床止凝血状况决定 FFP 的输注，PT、APTT 延长且持续出血或 ROTEM 中 CT 值延长或 TEG 中 R 值延长的患者，根据临床情况输注 FFP（10~20）ml/kg；（2）如果未能获得实验室检查结果，且在输注红细胞 6~8U 后仍继续出血，建议输注 FFP（10~20）ml/kg，直至临床止血或获得凝血试验结果；（3）输注目标是维持 PT、APTT < 正常 1.5 倍，达到临床止血效果；（4）输注 FFP 和冷沉淀的 ABO 血型与受血者同型或者相容性输注，异常紧急抢救时可考虑不含高效价抗 – A 或抗 – B 的不同型 FFP 输注；（5）持续出血且 Fib 小于 2~2.5g/L 可输注冷沉淀。

3.血小板成分

急性出血时宜维持 $PLT > 75 \times 10^9$ 个/L，对于出血已控制且后续出血风险小的患者可维持 $PLT \geqslant 50 \times 10^9$ 个/L。

（二）特殊情况输血

1.急诊输血

各医院应根据实际情况制定急诊输血的启动标准及时限。血型未明确时，在挽救生命的情况下，通常选用 ABO 同型或 O 型的 RhD 阳性/阴性红细胞成分、ABO 同型或 AB 型 RhD 阳性/阴性血浆成分，需警惕异型输血导致溶血性输血反应的风险。

2.RhD 阴性孕妇

有 RhD 阴性红细胞成分时，首选 ABO 同型、次选 ABO 主侧相合的红细胞。RhD 抗原阴性红细胞不能满足供应时，为紧急挽救患者生命，可选择 ABO 同型或相容性的 RhD 阳性红细胞，输血前应充分告知相关风险，如发生溶血性输血反应、育龄期妇女后续妊娠发生胎儿/新生儿溶血病风险增大等。输注前宜应用静脉注射免疫球蛋白、大剂量肾上腺皮质激素，输注全程严密监测。

在 ABO 同型或配合的情况下，血浆、冷沉淀和血小板成分首选 RhD 阴

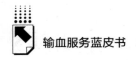
性、次选 RhD 阳性。RhD 阴性产妇输注 RhD 阳性 FFP 或者冷沉淀时，不需要抗 – D 免疫球蛋白预防。如果输注 RhD 阳性手工血小板（RBC $\leq 10 \times 10^9$ 个/袋，12 个单位相当于 1 治疗量），输注风险及预防同输注 RhD 阳性红细胞。

3. 不相合输血方案

不规则抗体筛查阳性孕产妇，如抗体鉴定无法完成或抗体性质不明确时，在紧急情况下可采取相容性输注。在挽救生命的情况下，可根据情况输注不规则抗体对应抗原阳性红细胞成分。输注过程应严密观察，并提前做好充分知情告知。

四　产科大量出血的输血管理

产科大量出血的救治原则，首先要恢复正常的血容量，然后是保障充足的红细胞以维持组织氧供，再是正常的凝血功能和稳定的内环境。输血方案为大量出血标准化方案（Massive Transfusion Protocol，MTP）和目标导向的输血方案（Targeted Transfusion Protocol，TTP）。

（一）大量出血标准化方案

MTP 的主要益处是减少延误，及时输血和纠正凝血病，不足之处是易导致不合理输注、血液浪费等问题。目前国际上的 MTP 指南多是针对创伤患者的，尚无针对产科患者的 MTP。大多数方案推荐红细胞、血浆、血小板达到一个类似全血的比例，最常用的比例为 1∶1∶1，如 10U RBC、1000ml FFP 、1U PLT。[1][2] 国际血栓和止血学会最近发布的指南不推荐采用红细胞∶FFP∶血小板 = 1∶1∶1，而是建议在输注红细胞和 FFP 各 8 U 后，如果

---

① Thomas D. , Wee M. , Shewry L. , et al. , "Blood transfusion and the anaesthetist: management of massive haemorrhage," *Anaesthesia*, 2010, 65 (11): 1153 –61.

② Hunt B. J. , Allard S. , Keeling D. , et al. , "A practical guideline for the haematological management of major haemorrhage," *British Journal of Haematology*, 2015, 170 (6): 788 – 803.

仍未能获得止凝血试验结果，宜考虑输注纤维蛋白原和血小板。[①] 目前国内外不同的医院有不同的 MTP，各医院需根据医院的具体情况制定适合的 MTP 并进行应急演习。孕产妇出血的救治需要依靠多学科协作，产科、麻醉科、输血科、检验科等科室进行有效的协调，一旦启动 MTP，各科室均能紧急配合。随着床旁检测技术的发展和应用，MTP 逐渐转向更精准的目标导向输血方案，根据患者具体情况来补充相应血液。

（二）目标导向的输血方案

相对于 MTP，TTP 按照"缺什么补什么"的输血原则，更精准并可以减少不必要的红细胞、血浆、血小板输注量。随着床旁检测如 TEG、ROTEM 等的使用，可在 10~20 分钟内获得有助于临床输血的关键指标，为临床实施 TTP 提供了依据。

五 自体输血

自体输血可以减少输血相关差错事故的发生，降低输血传播疾病的风险，减少同种免疫的发生，且可减少异体血的使用，并在一定程度上缓解血源紧张的状况。自体输血分为如下三种。

（一）储存式自体输血

储存式自体输血是指术前或分娩前采集患者全血或血液成分储存在输血科（血库），当患者需要时，再回输给患者本人的输血方法。储存式自体输血适用于血液供应紧张时或为稀有血型患者（如 RhD 阴性等）供血，是一项安全、有效的应对措施。

---

① Collins P., Abdul - Kadir R., Thachil J., "Management of coagulopathy associated with postpartum hemorrhage: guidance from the SSC of the ISTH," *Journal of Thrombosisand Haemostatics*, 2016, 14 (1): 205 - 210.

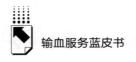

（二）稀释式自体输血

因孕妇孕期存在高血容量和稀释性贫血，故不推荐稀释式自体输血在产科的应用。

（三）回收式自体输血

回收式自体输血是指将患者术中出血或者术后创口引流的血液经过回收和处理后，再回输给患者本人的输血方法。目前大量的研究证明，产科患者术中使用自体血液回输技术是安全有效的，被多个指南推荐用于产后出血的高危产妇，对预期出血量较大（可能超过自身血容量20%或＞1000mL）或存在出血危险因素的孕产妇，如果术前Hb水平低、血型罕见、存在多种抗体、拒绝输注异体血液但是同意回输自体血细胞，应考虑采用回收式自体输血。我院自2016年6月开始实施回收式自体输血，主要应用于潜在出血风险较大的产妇，如中央型前置胎盘、胎盘植入等。截止到2021年年底，5年多的时间，回收式自体输血已成功实施600余人次，共回输了3040U的自体红细胞，占产科红细胞总用血量的38%，产科大出血患者异体输血（红细胞）占产科总异体输血（红细胞）的比例从2016年的42%降至2021年的20%，极大地降低了大出血产妇的血源供给困难和异体输血的风险，值得推广。

需要注意，原则上自体血的输注时间应符合回收装置推荐的时间要求，通常血液在室温环境下的放置时间不超过4小时，如果预计无法在4小时内完成回输，应将血液保存在专用的红细胞储存箱内，并应在24小时内完成输注。

对于RhD阴性的孕产妇，在产时自体血回输后，需检测抗RhD抗体效价，以评估新生儿发生溶血病的风险。对抗体筛查阴性者，若胎儿脐带血无法明确为RhD阴性，需注射抗RhD免疫球蛋白（推荐剂量不低于1500U）[1]。

---

[1] Green L., Connolly C., Cooper T. K., et al., "Blood Transfusion in Obstetrics," *BJOG*, 2015.

六　结语

我国于 2016 年 10 月 25 日印发并实施了《"健康中国 2030"规划纲要》，并相继出台了《"十三五"卫生与健康规划》《"十三五"深化医药卫生体制改革规划》《"健康中国"行动计划（2019—2030）》等一系列政策措施，旨在提高人民健康水平，其中妇幼健康领域的目标为孕产妇死亡率（1/10 万）从 2015 年的 20.1 逐步下降至 2020 年的 18.0，最终达到 2030 年的 12.0；孕产妇系统管理率 > 90%。2021 年 8 月 20 日，三孩政策正式落地，随之而来的是具有产后出血高危因素的育龄期妇女生育需求进一步增加，给孕产妇健康管理带来巨大挑战。

我们期待未来中国在产后出血的输血治疗领域更加规范化和同质化，为孕产妇的安全与健康保驾护航。

B.30
浙江省浆站云平台的应用

刘晋辉 沈荣杰 洪 霜*

摘 要： 近年来，浙江省严格开展单采血浆站（简称浆站）规范化管理，
强化质量管理与控制，保障献血浆者健康与安全，提供优质献浆
服务，降低血液和血液制品的安全风险。多重举措重点推进浆站
标准化、信息化建设及实验室建设与管理等，取得明显成效。我
省在 2020 年统一建立了浙江省的浆站云平台，实现了区域内浆
站管理信息系统与血站、医疗机构、血液制品生产单位及各级卫
生健康行政部门信息系统互联互通。通过制定行业标准、统一数
据标准、规划设计、开发功能和推行应用等，进一步完善全省各
浆站管理信息系统的功能。利用浙江省浆站云平台，率先在全国
实现全省献血和献血浆信息的互联互通，首创了献血和献血浆的
联合屏蔽机制，提高各级卫生管理部门对单采血浆站的管理和监
督效率。本报告总结了浙江省浆站云平台建设实践和实际应用成
效，旨在为浆站与血站联网信息系统的建设提供模式参考和示范
应用。

关键词： 云平台 单采血浆 信息化

随着信息化管理和网络技术的普及应用，卫生健康行政部门提出了采供

---

* 刘晋辉，浙江省血液中心副主任、副主任技师；沈荣杰，浙江海康生物制品有限责任公司总
经理、主管技师；洪霜，浙江省输血协会秘书处秘书。

血机构之间联网管理的要求。① 国内部分省份采供血机构也建立了较为完善的信息互联系统。2017 年，浙江省建立省级血液管理云平台，实现区域内血站、医疗机构的互联互通。②

欧美等发达国家和地区均建立了成熟完善的采浆信息化管理网络，如美国制定严格的质量管理标准，并建立国家级的监控网络和信息数据库。国内浆站虽已普遍采用信息管理软件，但都由血液制品企业分别开发，"信息孤岛"现象较为普遍，存在整体信息化水平低、采集数据不完整、质量管理功能不完善等问题。③ 因此，国家卫健委要求有条件的地区在完善浆站业务管理信息系统的同时，浆站信息监管系统纳入区域内血液管理信息系统，统筹规划实施。在省卫生健康委领导下，浙江省先行先试，省血液质量管理委员会组织在全省各浆站统一配置了"浙江省单采血浆站信息管理系统"，建立浙江省浆站云平台；在此基础上实现了献血献浆屏蔽机制、"供血浆证"在线审批、血浆核酸集中化检测等多项应用。充分利用信息化技术手段，依托省级、地市级、县级三级人口健康信息化平台，对原料血浆采集、检测和供应等过程的质量关键控制点加强监督管理。浙江省浆站标准化和信息化建设保障了献血浆者健康安全和原料血浆质量，提升了献血浆者服务。④

一 全面铺建浆站云平台

（一）以业务需求为指引，标准化先行

在浙江省卫生健康委员会领导下，由省血液质量管理委员会牵头开展浙

---

① 孟庆丽、张磊、叶萍等：《我国输血领域信息化管理和网络化建设的现状与展望》，《中国输血杂志》2013 年第 1 期。

② 王翠娥、陈江天、孔长虹等：《区域血站与医院联网信息系统的建立与应用》，《中国输血杂志》2019 年第 9 期。

③ 黄晓倩、刘欣欣、何勖等：《我国单采血浆站信息化管理现状及思考》，《中国输血杂志》2016 年第 10 期。

④ 《卫生计生委关于促进单采血浆站健康发展的意见》（国卫医发〔2016〕66 号），中国政府网，2016 年 12 月 15 日，http：//www. gov. cn/xinwen/2016 - 12/15/content_ 5148391. htm。

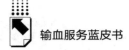

江省浆站云平台建设工作，通过前期需求调研、多省现场考察、书面征询、修改论证，2021年3月出台浙江省地方标准《血液信息系统基本建设规范第5部分：单采血浆站管理信息系统基本功能规范》①《血液信息系统基本建设规范第6部分：血站与单采血浆站信息共享基本数据集》②。2021年8月，国家卫生健康委出台国家卫生行业标准《单采血浆信息系统基本功能标准》。③ 这些信息规范和标准涵盖了浆站的设置和审批，献血浆者的宣传招募和管理，血浆采集、检测、储存、运输等业务管理过程，以及质量管理、卫生行政监督等管理过程。

（二）以信息标准化为指导，精巧规划设计

由浙江省采供血领域专家、血液制品生产单位、软件技术开发公司等组成设计开发团队，同步建设浆站云平台和升级浆站的业务信息系统。

1. 整合模块功能

整个系统模块为三层，见图1。基础数据层，主要包括各单采血浆站管理信息系统、集中化检测实验室管理信息系统、视频采集的硬件和软件；集中监管层，主要是省单采血浆信息平台、血液制品公司血浆检疫期管理信息平台；跨平台应用层，是省血液管理信息平台。

2. 优化拓扑结构

采用中心专线实现浆站管理信息系统和浙江省血液管理云平台的链接，各浆站业务管理信息系统同浆站信息监管平台通过VPN进行链接。网络内不同厂家的设备和接口按信息规范要求实现互联互通。网络中的硬件和网络

① 《血液信息系统基本建设规范第5部分：单采血浆站管理信息系统基本功能规范》（DB33/T 918.5—2021），浙江省市场监督管理局网站，2021年2月7日，http：//zjamr. zj. gov. cn/art/2021/2/7/art_ 1229047334_ 58999375. html。

② 《血液信息系统基本建设规范第6部分：血站与单采血浆站信息共享基本数据集》（DB33/T 918.6—2021），浙江省市场监督管理局网站，2021年2月7日，http：//zjamr. zj. gov. cn/art/2021/2/7/art_ 1229047334_ 58999380. html。

③ 《单采血浆信息系统基本功能标准》（WS/T 786—2021），国家卫健委网站，2021年8月9日，http：//www. nhc. gov. cn/cms - search/downFiles/5c3083b82a7e499fbe847f876164f791. pdf。

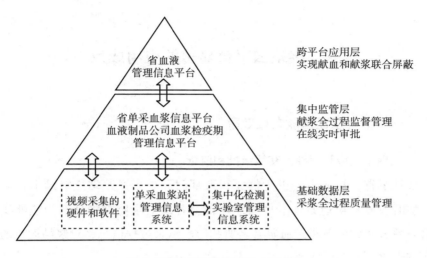

图1　单采血浆信息系统功能模块

协议采用与国际标准兼容的开放协议。网络建立在可扩展的平台上，网络随业务的发展不断扩大。

3.统一数据标准

不同模块间的数据交互采用标准、统一、开放和可扩展的接口，包括浆站业务信息系统与浙江省浆站信息监管平台接口数据集，血站和浆站共享基本数据集，单采血浆 PCR 集中化检测实验室与浆站接口数据集等。

（三）以质量监管为抓手，完善浆站云平台建设

浙江省血液质量管理委员会联合生物制品公司、浆站、软件开发公司等，匠心设计不断完善浆站云平台功能，2020 年 10 月投入使用。目前具有浆站概况、献浆者管理、质量管理、监督管理、信息统计、国家数据上报、综合管理等七大功能模块，对献血浆者档案、献浆登记发证、样品检测、血浆采集、血浆入库、血浆出库等全过程进行信息追溯。实现了监控、员工资质、物料管理、仪器设备管理、质量控制等全过程监督管理。

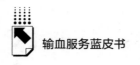
二 浆站云平台显著的应用成效

（一）提升了监管能力和效率

1. 实现了上级管理部门在线审批和监管

实现了省、县（市）卫生健康行政部门和单采血浆站三级网上查验审批，实时发放"供血浆证"的管理功能。各级卫生监督管理部门能够实时监管查看各浆站的各类献血浆者名册和历次献浆过程信息，对浆站运行的关键控制点进行实时监管。

2. 实现了核酸集中化检测过程质量监督

基于云平台，实现了全省单采血浆标本的采集、运输、核酸检测、结果发布等关键信息数据的采集、分析和共享；同时实现14天完成核酸检测，并将结果反馈至各浆站。2020年核酸集中化检测标本反应率为0.07%，2021年反应率为0.02%，标本反应率同比降低0.05个百分点（见图2）。总计拦截597袋相关联血浆，为确保献血浆者健康安全和血液制品质量又增加了一道安全保障。

3. 实现了全国首个单采血浆关键过程的远程视频监控

通过在各浆站的关键环节安装监控摄像探头，使管理人员能够实时调取和查看各浆站关键环节的业务工作情况，及时发现、纠正、追溯浆站员工的违规操作现象。卫生监督部门将现场执法检查变为在线检查，以数据为依据，检查问题更简单、更彻底、更及时，对问题项可通过在线方式跟进改进结果。

4. 实现了全省浆站数据自动统计和统一上报

通过云平台数据自动统计，为行政管理部门的决策提供依据，如当月采浆数量、献浆员发展分析、献浆反应分析、血浆采集分析、献浆检测分析、库存情况分析、不合格血浆查询等。同时，每日直接从省云平台自动抓取浆站关键数据，经审核后上传至全国浆站联网系统，确保关键数据上传的实时

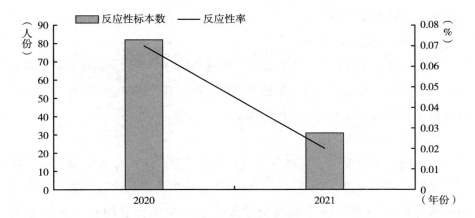

图2　2020~2021年核酸集中化检测标本反应性情况

数据来源：浙江省单采血浆站管理信息系统（浆站云平台）。

性、准确性和安全性，符合国家各项要求，我省浆站覆盖率达到100%，完成率达到了100%。

（二）实现了质量管理关键环节的自动监控

云平台的建设实现了献血浆者档案、献浆登记发证、样品检测、血浆采集、血浆入库、血浆出库等全过程信息追溯，实现过程监控、员工资质、物料管理、仪器设备管理、质量控制等全过程管理。

1.加强了人员资质管理

加强各个浆站员工档案基本信息、采供血上岗证类型、员工类型和体检情况等管理，实现了员工年度培训累计学时完成情况、培训内容、学时、培训形式、讲师等培训明细，更详细、深入地对各浆站员工实现在线培训过程的监管。

2.强化了献血浆过程管理

通过人脸识别技术，监控冒名顶替献浆。通过视频监控和采浆机分配，严控一个采浆护士最多只能同时采集两位献血浆者。实现每个献血浆者每次献浆从献浆登记到血浆出库的全过程跟踪查询。能够监管到每个环节具体操作人、使用物料、检测试剂、检测试剂批号、是否在控等详细信息，便于监

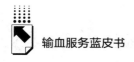

管理部门远程在线监管。

3. 优化了血浆库存管理

设置待检库、合格库、不合格库，实现血浆分类管理。避免未检测的血浆进入合格库，实现不合格血浆处置情况管理，有效控制血浆质量。同时实现合格库血浆出库及运输的全程管理。

4. 规范了实验室管理

通过统一编码规则，实现一码到底全程监管。统一标本运输规范，统一检验结果利用规则，具备血浆酶免和核酸检测结果双确认功能，实现每袋血浆每个检测项目的详细检测过程信息和标本信息的自动识别追溯功能。

（三）"最多跑一次"在献浆服务中的应用

2021年启用新献血浆者的"供血浆证在线审核"程序和新献血浆者献血浆前快速检测方法，为深化扩展医疗卫生服务领域"最多跑一次"改革提供了浆站智慧。

1. 实现了线上线下申领供血浆证

优化了传统线下办理先递交各种纸质的材料、再由卫生健康管理部门审批的流程，实现了浆站与各级卫生健康管理部门的审核、检索、确认实时完成，系统自动形成申请合格者的供血浆证，自动屏蔽不合格申请者；将新献血浆者的等待时间从4~5小时缩减至仅1小时，极大地减少了申请办证者的等待时间，做到当日申请当日就可以献浆（见表1）。

2. 实现了365天在线办理

云平台系统"全天候"运行，全年365天在线，实现了新献血浆者随时随地上网注册申请，解决了节假日无法申请办理新"供血浆证"的难题。

3. 提升满意度，降低流失率

多措并举，持续提升献血浆者的满意度。2021年合格新献血浆成功率达98.2%，相比2017年（86.6%）提高了11.6个百分点，显著降低了合格新献血浆者流失率。

表 1   "供血浆证在线审核"程序启用前后服务比对

年份	办理方式	办理时间	申办材料	耗时	成效
2017 年	卫生行政窗口审批	仅限行政工作时间（节假日不办理）	献血浆者身份证复印件、献血浆知情同意书、血液检测纸张报告、健康检查纸张报告、卫生行政审批表	4～5小时	献血相关信息不可查看，不适宜献血浆者无法拦截
2021 年	线上 PC/App审批	每个献浆日	线上查看电子化记录	1小时	联网核查献血相关信息，可拦截不适宜献血浆者

（四）实现了献血献浆联合屏蔽和融合发展

1.建立联合屏蔽机制

在实现全省采供血机构和浆站信息管理系统互联互通的基础上，2020 年 10 月，首创全国献血献浆屏蔽管理机制，并建立相应的不适宜献血献浆名库（该数据库相当于美国 NDDR 和 CDCS 信息系统），实现献血献浆间隔期屏蔽、献血献浆者暂拒和永久屏蔽、供血浆证检索三大功能。

2.联合屏蔽成效初显

2020 年 9 月之前，永久屏蔽献血者到浆站献血浆比例为 0.20%。2020 年 10 月至 2021 年 12 月，共拦截不适宜献血者到浆站申请献浆 622 人次；其中拦截献血永久屏蔽 174 人次；拦截献血后间隔期未满 448 人次（见图 3）。

3.实现了献血献浆融合发展

2020 年 10 月至 2021 年末，全省单采血浆站共有 19406 名献血浆者参与献血浆，其中有 704 人在满足献血献浆间隔期要求下，既到单采血浆站献血浆又到血站参与献血，实现了有机的融合发展。该机制保障了献血献浆者健康安全，提升了原料血浆质量。

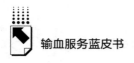

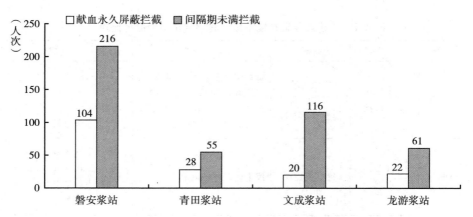

图 3　2020 年 10 月至 2021 年 12 月不适宜献血浆者拦截情况

数据来源：浙江省单采血浆站管理信息系统（浆站云平台）。

（五）关键质量控制点管理

根据《浙江省单采血浆站关键控制点信息设置规范（试行版）》的要求，对浆站关键质量控制点进行日常监控（见表 2）。目前，云平台能够对浆站执业资质、采浆区域、献血浆者名册、供血浆证审批、献血浆者身份识别和健康检查、采浆控制和不良反应、酶免和核酸检测、实验室室内质控、血浆标识和出库入库管理、血浆报废、关键环节视频监控、关键仪器设备和关键物料等 24 个质控点，80 余项质量指标进行管理。采用自动抓取的方式，通过定期、实时等方式采集单采血浆站的关键质量控制点数据和信息，经统计汇总、分析评估，为浆站运行、行政管理决策提供可靠的数据支撑。

表 2　2021 年全省单采血浆站主要关键控制点监控情况

单位：%

序号	关键指标	磐安浆站	文成浆站	青田浆站	龙游浆站	均值
1	供血浆证审批符合率	99.7	99.8	100	99.5	99.75
2	献血浆者身份识别率	100	100	100	100	100
3	献血献浆屏蔽率	100	100	100	100	100
4	献浆不良反应率	0.16	0.22	0.19	0.04	0.15

序号	关键指标	磐安浆站	文成浆站	青田浆站	龙游浆站	均值
5	酶免检测反应率	0.27	0.11	0.20	0.22	0.20
6	核酸集中化检测反应率	0.022	0.022	0.022	0.022	0.02
7	采浆控制符合率	100	100	100	100	100
8	浆站销毁血浆数量	61	21	13	21	29

数据来源：浙江省单采血浆站管理信息系统（浆站云平台）。

三 思考展望

（一）进一步完善浆站云平台管理

继续做好系统安全管理、维护、等保工作，确保系统安全运行，在此基础上完成信息系统安全等级保护测评。做好平台管理，以及数据上报、分析、评价和利用。

（二）进一步加强浆站标准化建设

根据卫生行业标准《单采血浆信息系统基本功能标准》、浙江省地方标准《单采血浆站管理信息系统基本功能规范》，结合新版《中华人民共和国药典》《单采血浆站信息系统基本功能标准》《单采血浆站基本标准（2021 年版）》《单采血浆站质量管理规范》《单采血浆站实验室质量管理规范》等法律法规的要求，完善关键控制点管理体系文件标准化建设，提高成果的应用转化能力。

（三）进一步推进智慧浆站建设

以"智慧血液"建设为引领，坚持数字赋能和整体智治，以"5G + 国家创新项目"为切点，按照国家要求推动试点工作，做好血液管理数字化工作。如使用超高射频技术（RFID）加强单采血浆站血浆管理和库存管理，更好地保障原料血浆质量安全。建设大数据决策支持分析系统，对各单采血浆站所产生的业务数据进行分析，辅助管理层决策。

输血人物志

Chinese Blood Transfusion Biography

B.31
中国免疫血液学的开拓者——史明真

赵桐茂　向东*

摘　要： 史明真（1926～2014）是原上海市血液中心血型组组长，师从
我国免疫血液学奠基人严眉男（1907～1968）。她在 34 年的职
业生涯中，不断开拓新的研究领域，填补国家空白，屡做贡献。
20 世纪 60 年代研制成功鉴定 Rh 血型的标准抗血清；1970 年建
立检测白细胞和血小板抗体技术；1973 年开展大规模少数民族
血型分布调查；1974 年率先开展人类白细胞抗原（HLA）分型
研究，参与筹建《上海市白细胞分型协作组》，在与国际交流完
全隔离的情况下，独立自主地建立了中国人 HLA 系统；20 世纪
80 年代她转向研制单克隆抗体，建立了抗－A 和抗－B 单克隆
细胞株。终其一生，史明真追随免疫血液学前进的脚步，在三位
诺贝尔奖获得者的研究领域里默默耕耘，她的研究方向影响了中

---

　* 赵桐茂，原上海市立医学化验所血型组成员，上海市输血研究所前副所长、HLA 分型实验室
　　主任，美国国立卫生研究院（NIH）研究员；向东，上海市血液中心，血型参比实验室负责
　　人、主任技师。

国免疫血液学的发展格局。她不仅播下科研种子，还培育了后来人。她主编出版了专著《血型与血库》，创办了"血型培训班"，她的学生遍布全国医院和血站。在中国免疫血液学的历史上，史明真是一位名副其实的开拓者。

关键词： 史明真 免疫血液学 人物

上海市血液中心的前身是 1954 年 1 月成立的上海市立医学化验所，它坐落在上海繁华地段南京西路。在南京西路 479 弄同益里的一幢花园洋房的侧楼亭子间里，有一个部门被称为血型组，这个小组专门鉴定来自全国各地的输血反应和疑难血型样品，向临床提供特殊血型的血液。虽然这个小组只有五六个人，但名声不小，当年我国免疫血液学奠基人严眉男就在这个小组工作。尽管后来血型组的主管单位几经变更，但是血型组被保留下来。史明真后来担任了血型组的组长，虽然她是主任技师，但是大家都亲切地称呼她为史组长。史明真祖籍浙江余姚，生于 1926 年 11 月 2 日，1953 年进入即将成立的上海市立医学化验所血型组工作，有幸与严眉男前辈共事。史组长待人和蔼，做人低调不张扬，以至于"史组长"的知名度远胜"史明真"。

师从严眉男

严眉男是《天演论》译者、北京大学首任校长严复（1854～1921）的小女儿，终生从事人类血型研究。由于出身的缘故，她有机会通过海外关系直接获得国际输血医学最新资料。在撰写此文时，我们查阅了严眉男在 60 年前撰写的《免疫血液学讲义》，油印的纸张已经发黄，但文字记载和现代描述竟然毫无二致，无不感叹前辈学术造诣之深。史明真在名师身旁耳濡目染，积累了丰富的免疫血液学研究经验。早在 1959 年，严眉男和

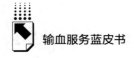

史明真就开展重症 Rh 新生儿溶血病换血治疗，可谓里程碑式的进展；1964 年他们发表了中国 Rh 新生儿溶血病的研究报告①。不幸的是，1968 年严眉男在她 61 岁生日那天去世，她从事的免疫血液学研究戛然而止，留下了大片空白。

自力更生，填补空白

史组长做到第一件大事是研制鉴定 Rh 血型的标准抗血清。1930 年诺贝尔生理学或医学奖得主、拥有"血型之父"誉称的 Karl Landsteiner（1868 ～ 1943）在 1939 年发现 Rh 血型系统，它含有 5 个常见的抗原，是仅次于 ABO 的最重要、也是最复杂的临床血型系统。Rh 抗体可以造成危及生命的溶血性输血反应，以及致死性 Rh 新生儿溶血病。在 20 世纪 60 年代，我国临床输血还处于 ABO 配型水平，对 Rh 血型的认识非常有限。那时血型组经常接待一些经产妇，有的连续 5 ～ 6 胎发生新生儿黄疸、流产、胎儿水肿或死胎，基本上都是由于胎儿和母亲 Rh 血型不匹配妊娠所致。全面推广 Rh 血型检测刻不容缓，但是需要整套 Rh 标准抗血清。当时国产 Rh 标准抗血清尚属空白，也不能完全依赖进口，史明真决定自主研发。根据血型组组务会议记录，在 1967 年 10 月 26 日的组务会议上，史组长提出采用人体免疫方法定向制备 Rh 标准抗血清的研究方案。他们精心挑选特定 Rh 血型的供者和受者，挑选携带 Rh 抗体、不再生育的经产妇，签订同意协定书后，定期接受供者少量红细胞，通过同种免疫作用获得高效价的 Rh 抗体。通过两年的努力，1969 年成功制备了检测 Rh 血型 D、C、c、E、e 等 5 种常见抗原的标准抗血清，填补了空白。与此同时，他们通过免疫动物，成功制备了用于检测 Rh 不完全抗体的抗人球蛋白试剂。从那时起，他们开始向全国提供 Rh 血型检测试剂，这个举措不仅将临床输血配型提升到 ABO 和 Rh 水平，极大地提高了临床输血的安全性，而且挽救了无数的 Rh 新生儿溶血病

---

① 严眉男、史明真：《三年来所见的新生儿溶血病》，《中华妇产科杂志》1964 年第 4 期。

患儿的生命。

血型组在研发 Rh 标准抗血清的同时，还通过免疫动物制备了鉴定 MN 和 P 血型的抗血清，这些试剂奠定了开展大规模血型分布群体调查的基础。1973 年秋天，史明真和中国医学科学院陈稚勇组成"血型调查组"，带队赴云南省，和当地的医学院、军区总医院、血站等单位组成"云南兄弟民族血型调查组"。在将近 4 个月的时间里，调查组在楚雄、大理、芒市、沧源等地，调查了 ABO、MN、P、Rh 血型，以及 ABH 物质分泌能力在彝族、白族、傣族和佤族中的分布。此后血型调查组又陆续调查其他少数民族的血型分布，1980～1981 年连续在《中华血液学杂志》上发表 3 篇文章，报告了我国 16 个民族的血型调查报告。此后国内掀起调查不同民族血型分布的热潮，其中大部分资料被收集在《人类血型遗传学》一书中[①]。

迈出前瞻性的一步

在免疫血液学发展史中，有几个堪称里程碑的发现，包括 1956 年 Dausset 发现第一个人类白细胞抗原（HLA），1959 年 van Loghem 检测出第一个人类血小板抗原（HPA），以及 1960 年 Lalezari 发现第一个人类中性粒细胞抗原（HNA）。这些发现彻底改变了人们对于血型的定义，认识到白细胞、血小板和粒细胞也具有各自的血型系统。史明真深知这些发现的分量，她决定开启一扇新的大门，转向研究白细胞和血小板血型。由于所有的血型抗原都必须由相应抗体来鉴定，因此建立恰当的检测抗体技术，对于血型研究至关重要。翻开 1970 年血型组印发的《血型检定》讲义，我们看到那时已经建立了检测白细胞凝集抗体、白细胞毒素抗体、血小板凝集抗体以及血小板交叉配型等技术，这些技术也被列入血型组常规检测项目。此后的发展表明，史明真这一步关键的转向，直接影响了我国免疫血

---

① 赵桐茂：《人类血型遗传学》，科学出版社，1987。

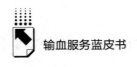

液学学科的发展格局。

1956 年 Jean Dausset（1916~2009）检测出第一个人类白细胞抗原 HLA-A2，获得 1980 年诺贝尔生理学或医学奖。最初 HLA 被认为只是一个白细胞血型抗原，但是人们很快发现 HLA 是人类主要组织相容性复合物，在人体免疫识别和免疫应答中扮演关键角色，于是 HLA 被纳入免疫遗传学研究范畴。从 1964 年开始，国际上掀起研究 HLA 的热潮，到 1974 年，全球已经召开了 5 次"国际组织相容性专题讨论会"，对白细胞抗原做了统一命名。早在 1965 年，严眉男就引进"国际组织相容性专题讨论会"的资料，翻译成中文并着手准备开展白细胞分型研究，后来由于"文革"而搁置。根据血型组组务会议记录，在 1974 年 2 月 7 日的组务会议上，史明真提出启动白细胞分型研究，并着手制订 3 年规划。所谓无巧不成书，在此后的 1974 年 4 月，上海第二医学院生物学教研组老师访问血型组，他们根据当时卫生部科教司陈海峰司长提出的要求，要解决移植配型问题，也在计划开展白细胞分型研究，希望得到血型组的支持。7 月 6 日，史明真和二医老师再次交流，双方决定发挥各自所长，联手合作。不久后，上海市卫生局科研处召集双方会议，听取汇报后表示同意立题，并建议组建课题协作组。会上史明真建议吸收上海妇产科医院参与，二医提请史明真担任协作组正组长，二医任副组长，实验室地点定在血站。1974 年 7 月，在上海市卫生局领导下，"上海市白细胞分型协作组"正式成立，由上海市血站、上海第二医学院以及国际和平妇幼保健院等 18 家医院组成。实验室设在上海市血站花园洋房的顶层（见图 1）。

协作组成员充分发挥大协作精神，用了将近 3 年时间，筛选了 11130 例孕妇和 20745 例非孕经产妇血液样本，在与国际交流隔离的情况下，建立了中国人白细胞抗原 HLA（C）-RS 系统[1]。1978 年卫生部在上海召开并通过了《中国人白细胞抗原 RS 系统研究》成果鉴定，填补了国家空白。1979

---

① 上海市白细胞分型协作组：《中国人白细胞抗原系统的研究——I. 淋巴细胞毒抗血清的筛选》，《上海医学》1978 年第 12 期。

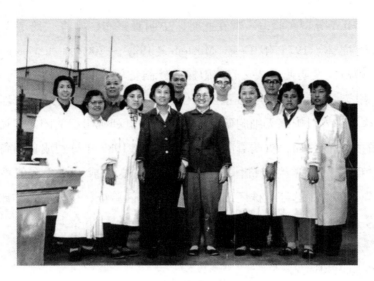

图 1　史明真与同事合影

注：照片摄于 1974 年 7 月。前排左起徐静娟、姚芳娟、周云霞（上海血站站长）、范英（上海市卫生局科研处处长）、史明真（上海市血站血型组组）、顾文娟、何士芹；后排左起范丽安、范允中（上海市卫生局科研处处长）、陈仁彪、步坤巨、赵桐茂（本文作者）。

年改革开放后，HLA（C）－RS 系统的命名很快和国际 HLA 命名接轨[1][2]，自此以后中国 HLA 走向世界。HLA 分型被广泛应用到肾脏等器官移植配型、HLA 与疾病易感性研究、亲子关系鉴定、中华民族遗传多态性研究[3]、血小板输注，以及造血干细胞移植配型[4]等多个方面。

跨界发展，桃李满天下

到了 20 世纪 80 年代，HLA 研究进入蓬勃发展期，国内许多血液中心

① 赵桐茂：《72 份淋巴细胞毒抗血清 HLA－ABC 特异性鉴定》，《中华血液学杂志》1980 年第 3 期。
② 徐静娟、丁惠娟、范丽安、姚芳娟：《R 和 S 系列白细胞抗原的 HLA 相应命名》，《遗传学报》1982 年第 2 期。
③ 赵桐茂：《HLA 分型原理和应用》，上海科学技术出版社，1984。
④ 赵桐茂：《骨髓移植 HLA 配型》，上海科学技术出版社，2015。

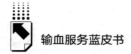
纷纷建立 HLA 分型实验室。就在此时，史明真宣布，她将"跨界"研究血型单克隆抗体。1975 年 Cesar Milstein（1927～2002）和 George Köhler（1946～1995）发明使用杂交瘤细胞株体外制备单克隆抗体的技术，被认为是 20 世纪 70 年代生物医学最重要的创新，获得 1984 年诺贝尔生理学及医学奖。这个跨界对于毫无细胞研究经验的史明真和她组织的团队来说，无疑是巨大的挑战。然而，史明真团队在 1986 年和 1987 年分别成功制备了分泌抗－A①和抗－B②单克隆抗体的杂交瘤细胞株，完成了这个看似不可能完成的任务，其中有的细胞株还通过国家监管部门验证，用于商品临床检测试剂。如今，在国际上，无论是检测 ABO 血型，还是 Rh 等其他血型，无不采用单克隆抗体检测试剂。再回头看一下 40 年前史明真的跨界决定，不得不佩服她的胆识和远见。

史明真职业生涯中的另一大特点，是她非常注重对后来者的培养。1973 年她曾参与撰写《血型工作手册》③，1977 年主编出版《血型与血库》④。血型组早期以师父带徒弟的方式培养新员工和进修生，而后随着要求进修人员的增加，从 1976 年开始创建"血型培训班"。1976 年 3 月 2 日的组务会议记录显示，那时候的培训班为期 4 个月，上课内容包括 ABO 和 Rh 血型的理论加操作、新生儿溶血病、临床应用和动物免疫。在实习阶段，进修人员可以参与常规标本检测工作。几年下来，"血型培训班"培训了数十位来自国内医院和血站的学员，他们回去后很多都创建了血型实验室，许多学员成为实验室领导或学科带头人。在此过程中，血型组获得"中国血型工作者摇篮"的誉称，1979 年史明真被评为全国"三八红旗手"。1980 年 4 月，卫生部委托上海市血站举办"血型学习班"，卫生部医政司和上海市卫生局科研处领导也参与指导（见图2）。

---

① 史明真、卢月香、姚潞：《抗人 A 型红细胞单克隆抗体的杂交瘤细胞建株》，《上海医学》1986 年第 11 期。

② 卢月香、姚潞、史明真：《抗人 B 型红细胞单克隆杂交瘤细胞株建立》，《上海医学》1987 年第 5 期。

③ 中国医学科学院分院《血型工作手册》编写组编《血型工作手册》，人民卫生出版社，1973。

④ 上海生物制品研究所血型组编《血型与血库》，上海人民出版社，1977。

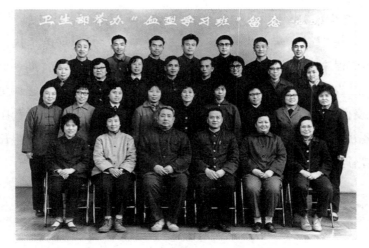

图2 卫生部委托上海血站举办的"血型学习班"合影

注：照片摄于1980年4月，第三排左一为史明真。

因应输血医学的发展，1981年4月"血型培训班"更名为"免疫血液学学习班"（见图3）。至2022年，学习班已经举办163期，学员共计1470人，遍布香港和台湾以外所有省、直辖市、自治区。涉及中心血站196家、血液中心33家、各级医院440余家。

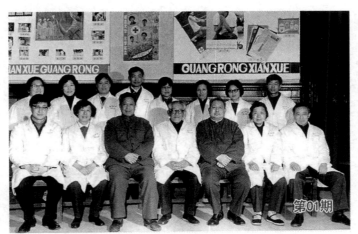

图3 第一期"免疫血液学学习班"合影

注：照片摄于1981年4月，前排右二为史明真。

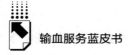

1987 年史明真退休，离开了工作 34 年的血型组。2014 年 1 月 26 日因病去世，终年 87 岁。纵观史组长的一生，她紧跟学科发展的步伐，跨越三位诺贝尔奖得主的研究领域，追求开拓创新和填补国家空白。如今史组长的时代已然过去，经典免疫血液学也已越过了它的巅峰，然而由它衍生出来的"分子免疫血液学"和"血型基因组学"正在茁壮成长。当今活跃在这些领域的中坚分子，正是史明真的第一代和第二代学生，他们正在史组长开辟的道路上谱写新的历史。

大事记

Chronicle of Events

B.32

2021年度中国输血服务行业大事记

刘青宁　孔　野＊

摘　要： 行业大事记对我国输血行业过去一年发生的有全局性、延续性的重要工作进行了梳理。大事记的收集整理按照时间顺序，概括汇总了政府相关部门发布的重要通知、行业内的重大事件和重点工作。通过对行业大事记的整理，梳理发展脉络、总结经验、推动输血事业发展。

关键词： 输血服务　采供血　大事记

1.2018~2019年度无偿献血表彰电视电话会议召开

2021年1月8日，由国家卫生健康委、中国红十字会总会、中央军委后勤保障部卫生局联合召开的2018~2019年度无偿献血表彰会议以电视电

＊ 刘青宁，中国输血协会副秘书长；孔野，徐州市红十字血液中心血源科科员、主管技师。

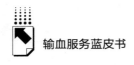

话方式在北京召开，会议表彰了无偿献血先进集体和个人，通报了无偿献血工作进展。

2.《2020年度血液舆情系统年报》发布

2021年1月，深圳雪莲花网络公司和乐慕大数据公司发布了《2020年度血液舆情年报》。年报的资料来自血液舆情大数据监测系统，自动分析和收集了2020年全年互联网上血液相关的新闻报道、政府公告、新浪微博、知乎以及微信公众号文章共84734篇。

3.中国输血协会发布分支机构履职情况报告（2020）、理事履职情况报告（2020）

中国输血协会组织分支机构、全体理事，分别就2020年分支机构履行职责和完成年度工作、理事履职情况进行自我评估。履职报告经协会秘书处核实后，于2021年2月8日在协会官网发布。此项工作自2017年开始，历年均有开展。

4.中国输血协会被民政部评为4A级全国性社会团体

2019年底，中国输血协会首次申报参加全国性社会组织评估。2020年10月22日，民政部委托第三方机构组织专家组对协会进行了全面、细致的现场评估。2021年3月4日，民政部发布了"2019年度全国性社会组织评估等级公告"，中国输血协会被评为4A级全国性社会团体。

5.《关于印发〈血站新冠肺炎疫情常态化防控工作指引〉的通知》发布

2021年3月25日，为落实常态化疫情防控工作要求，指导血站做好常态化疫情防控工作，持续提升服务质量、保障血液安全，国家卫生健康委、中央军委后勤保障部卫生局组织专家对《血站秋冬季新冠肺炎疫情防控工作指引》（国卫办医函〔2020〕930号）进行修订，形成《血站新冠肺炎疫情常态化防控工作指引》。单采血浆站参照执行。

6.中国输血协会组织翻译WHO发布的两项《指南》文件

2021年WHO发布了《血液集中化检测和制备指南》和《低中收入国家通过国内血浆制备提升血浆衍生医药制品供应的指南》。协会分别委托血液质量专业委员会、血液制品专业委员会牵头组织翻译工作；委托上海市血液中心/WHO 输血合作中心向 WHO 申请中文版翻译和出版的授权。目前 2 部文件中文版已经在世卫组织官网发布。

7. "智慧血液管理最新应用研讨会"在青岛召开

2021 年 4 月 16 日会议召开。由中国医学装备协会输血医学装备技术专业委员会主办、青岛市中心血站和青岛大学附属医院协办。围绕血液物联网智慧管理、最新自动化冷库技术和智能血液配送和发放模式、人工智能 AI、RFID 新应用、血液安全与协作等新技术的发展和应用进行了广泛的学术交流。来自全国采供血、医疗行业的 112 个单位、260 多名代表参加。

8.《关于组织开展2021年世界献血者日宣传活动的通知》发布

2021 年 4 月 30 日，为了颂扬无偿献血者通过献血拯救他人生命、改善他人健康的奉献行为，呼吁更多人、特别是青年人定期参加无偿献血，为提升全球健康水平做出贡献，国家卫生健康委、中国红十字会总会、中央军委后勤保障部卫生局联合发布此通知。2021 年的全国主会场设在广东省深圳市，由广东省相关部门和军队有关单位承办。

9. "2021年全国临床输血学术年会"在厦门召开

2021 年 5 月 20 ~ 21 日，由中国输血协会主办，协会临床输血学专业委员会承办，华中科技大学协和医院、福建省立医院协办的 "2021 年全国临床输血学术年会"（国家级继续医学教育项目）在福建省厦门市举办。年会以输血科管理、输血新业务新技术、学科建设、科研发展等方面进行报告和探讨，全国近 30 个省市区 400 余名参会代表到会。

10. 中国输血协会举办两期"2021走基层精准扶贫临床输血培训班"

2021 年，由中国输血协会主办、协会临床输血学专业委员会承办，开展了两期 "走基层精准扶贫临床输血培训班"。2021 年 5 月 22 日在福建省举办的第八期培训班，全免费培训了福建省 50 名基层医疗机构输血科（血库）业务骨干；12 月 24 日在贵州医科大学附属医院举办的第九期培训班，全免费培训了贵州省 50 名基层医疗机构输血科（血库）业务骨干。

11. 中国输血协会举办两期"三区三州定点支持计划"培训班

2021 年 5 月 27 ~ 28 日，由中国输血协会主办、甘肃省红十字血液中心承办，临夏回族自治州中心血站协办的"临夏州血站实验室能力建设及临床科学合理用血培训班"举办，共计50多人参加培训。2021年6月，由中国输血协会主办、乌鲁木齐市血液中心承办的"无偿献血和安全输血"培训班通过线上培训形式，在新疆医学教育网举办，免费培训来自南疆四地州的指定学员。

12. 国家卫生健康委发布2021年世界献血者日活动海报、宣传片

2021年5~6月，国家卫生健康委、中国红十字会总会和中央军委后勤保障部卫生局共同发布了5张2021年世界献血者日宣传海报和2021年世界献血者日宣传片，旨在致敬广大无偿献血者，指导各地落实好世界献血者日的宣传工作，营造有利于无偿献血健康发展的良好社会氛围。

13. "第三届全国血站后勤管理论坛"在长沙市举办

2021年6月2~5日，由中国输血协会后勤、血站建设、装备三个专业委员会和长沙血液中心联合举办的"第三届全国血站后勤管理论坛"在长沙成功举行。三个专业委员会的委员及相关采供血同仁，共计140余人参会。论坛广泛凝聚业内经验智慧，共同探讨和推动采供血后勤、装备及血站建设管理工作的科学、系统和长远发展。

14. 中国输血协会开展第二届"世界献血者日灯光秀"活动

2021年6月14日晚20点，中国输血协会与中央广播电视总台5G新媒体平台"央视频"共同主办、深圳雪莲花网络有限公司协办的第二届"世界献血者日灯光秀"活动成功开展，并在中国输血协会"央视频号"中进行直播。来自全国25个省市区的57家单位参加"灯光秀"活动，点亮了50座城市的千栋建筑、百座地标，向无偿献血者表达敬意。

15. "《中华输血学（第2版）》发布暨输血医学前沿论坛"大会在浙江省嘉兴市举行

2021年6月17~20日，由人民卫生出版社、中国医学科学院输血研究所、《中华输血学》编委会、浙江省血液中心、中国生物医学工程学会血液疗法与工程分会共同主办，浙江大学医学院附属第一医院承办的论坛大会在嘉兴举办。在发布《中华输血学（第2版）》新书的同时，论坛关注国际输血医学领域发展中最受关注的方向性、引领性课题，以及国内输血医学发展与输血制品产业升级换代等大家关切的主题，特邀国内外领域权威知名专家做了24个专题学术报告。

16.通辽市中心血站荣获"全国先进基层党组织"荣誉称号

2021年6月28日，在庆祝中国共产党成立100周年之际，全国"两优一先"表彰大会在北京人民大会堂举行。通辽市中心血站被授予"全国先进基层党组织"荣誉称号。

17.《健康必读》杂志纪念建党100周年"我心向党献热血"主题征文活动成功举办

2021年7月1日，由中国输血协会支持、《健康必读》杂志主办，面向全国征集了近100位献血者的感人故事。通过征文活动，感谢多年来无数爱心志愿者为无偿献血所做的积极贡献，鼓励、动员更多的民众支持、参与无偿献血，促进我国无偿献血事业更加健康有力发展。

18.朱永明研究员当选为WHO专家咨询组成员

2021年7月22日，世界卫生组织宣布成立"血液规则、可获得性和安全性专家咨询小组（AG－BRAS）"，并召开了小组成立会议（线上），朱永明研究员被任命为小组成员。9月2日，小组召开第一次工作会议（线上），朱永明被选举为副主委（Co－Chair）。

19.《全国血液安全监测报告》发布

2021年8月20日，中国输血协会血液安全监测专业委员会编撰并发布了2020年《全国血液安全监测报告》。本报告为我国第一份反映国内血液安全现状的全国性血液安全监测报告，旨在通过监测数据的分析初步反映我国血液安全现状，总结监测工作中的问题并提出改进建议，为下一步在全国更广范围内开展血液安全监测工作提供参考和依据。

20.《国家卫生健康委办公厅关于印发〈献血浆者须知（2021年版）〉通知》发布

2021年9月2日，为进一步贯彻落实《血液制品管理条例》，加强单采血浆站管理，保障献血浆者身体健康，保证原料血浆质量，根据《单采血

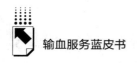
浆站管理办法》《单采血浆站技术操作规程》《中华人民共和国药典》等有关规定，国家卫生健康委办公厅组织专家修订形成《献血浆者须知（2021年版)》并发布。

21. 一批公益项目获中国输血协会验收或授牌

2021 年 9 月 16 日，重庆市血液中心荣获"中国输血协会全国无偿献血科普教育基地（2021 年度伙伴计划)"证书，并被授予铜牌。9 月 28 日，江苏省血液中心"血液的奥秘"科普教育基地通过了协会专家组的现场验收；青岛市无偿献血健康科普基地通过了协会专家组线上评审验收。

22. "输血服务蓝皮书"《中国输血行业发展报告（2021）》发布并赠送全体会员单位

2021 年 10 月，由中国输血协会组织编撰的《中国输血服务行业发展报告（2021)》发布。本报告主编骆群，执行主编耿鸿武，副主编宫济武，并由众多输血医学领域专家参与编撰，对我国 2020 年度输血服务行业的发展状况进行了论述。

此书由协会赠阅全体会员单位与"三区三州"采供血机构（非会员单位)。

23. 国家卫生健康委发布《关于印发〈新冠肺炎康复者恢复期血浆临床治疗方案（试行第三版)〉的通知》

2021 年 10 月 22 日，为进一步做好新冠肺炎康复者恢复期血浆临床治疗工作，保障献血浆者和采浆工作人员安全，国务院应对新冠肺炎疫情联防联控机制医疗救治组组织专家在总结前期采集治疗工作经验的基础上，结合疫情形势变化及研究进展，对治疗方案进行修订，形成了此版方案。

24. 国家卫生健康委发布两项输血相关性行业标准

2021 年 8 月 3 日，由浙江省血液中心作为承担单位组织起草编制的卫生行业标准《单采血浆信息系统基本功能标准》正式发布并实施。10 月 27 日，由中国医学科学院输血研究所承担起草编制的《血液产品标签与标识代码标准》正式发布，该行业标准自 2022 年 4 月 1 日起实施。

25. 第六届"全国血站站长论坛"在深圳举办

2021年10月27~28日,第六届"全国血站站长论坛"的主题是"血站建设与发展、改革与创新"。论坛就"各级政府支持血液工作""血站建设与发展""绩效分配、改革与创新"三大主题进行了22篇精彩的报告。虽因疫情反复,论坛紧急改为线上直播,仍有全国输血界2000余人实名注册参会,线上参会超过13000人次。

26. 国家卫生健康委办公厅发布《关于通报表扬2019—2020年度全国血站系统表现突出采血班组的通知》

2021年10月29日,为了鼓励在2019~2020年度中工作表现突出的血站一线采血人员,弘扬开拓进取、爱岗敬业的职业美德,从而激励血站广大干部职工更加积极主动投身无偿献血事业,国家卫生健康委决定对北京市红十字血液中心北京站采血班组等300个血站系统一线采血班组予以通报表扬。

27. 中国输血协会召开第七届六次、七次、八次理事会议

2021年2月,协会召开了第七届六次理事会议(腾讯会议),并在会前召开了第七届八次常务理事会议(视频会议)。理事会议审议、表决通过了《协会2020年工作总结》、《协会2021年工作计划》、《2020年财务决算报告》、《2021年财务预算报告》及《新会员入会申请》等议案,补选5名新理事;审议、表决通过了《第八届理事会换届、第八次全国会员代表大会方案》和《换届工作领导小组组成及名单》;选举增补刘嘉馨为第七届理事会负责人(副理事长);对2020年度10家优秀会员单位、5个优秀分支机构进行了表扬;通报了协会理事、分支机构2020年的履职情况;对协会领导班子、秘书处进行了测评。4月8日,协会召开第七届七次理事会议(腾讯会议),由理事用无记名表决的方式,对协会负责人产生办法中的关键事项进行了明确。11月1日,协会召开第七届八次理事会议(腾讯会议);审议、表决通过了《关于建议协会理事会延期换届的报告》、《中国输血协会换届方案》、《中国输血协会负责人产生办法》、《理事候选人名额分配原则》、《常务理事候选人名额分配及推荐原则》、《中国输血协会章程》(修

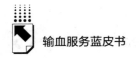
订稿）和《新会员入会申请》七项提案。

28."新发、再发经输血传播病原体的研究进展"培训班以线上方式举办

2021年11月3日~5日，由中国输血协会主办，协会输血传播疾病专业委员会、教育工作委员会承办，南宁中心血站（南宁输血医学研究所）、中国医学科学院输血研究所协办的2021年"新发、再发经输血传播病原体的研究进展"培训成功在线上举办，近3000名学员在线学习。

29."2021年中国（广西）－东盟血液安全暨输血（蚊媒）传播病原体研讨会"以线上方式举办

2021年11月3~5日，由中国医学科学院输血研究所、南宁市中心血站共同举办的"2021年中国（广西）－东盟血液安全暨输血（蚊媒）传播病原体研讨会"顺利在线上召开。国内1380人在线学习，老挝1500余人参加学习。

30.中国输血协会正式发布两项团体标准

协会按照国家标准体系分层管理权限的相关要求，根据行业发展需要，依托协会各分支机构和行业专业人士，经广泛征求意见，按照《中国输血协会团体标准管理办法》（2019），制定了《红细胞血型基因分型技术指南》和《血小板配合性输注的献血者资料库建设规范》两项团体标准，并于2021年11月10起正式公布实施。

31.江苏省血液中心丁文艺主任应邀在第30届法国输血大会做主旨报告

2021年11月26日，第30届法国输血大会在法国马赛举行，江苏省血液中心党委书记、主任，江苏省输血协会理事长丁文艺通过视频参加了大会，并应邀在大会国际合作分会场上做了题为《中国输血及血液制品策略：昨天和今天》的主旨报告。

32.《关于做好医疗机构临床用血数据上传工作的通知》发布

2021年12月7日，为了进一步落实《医疗机构临床用血管理办法》，推动临床科学合理用血，提升患者血液管理和输血规范化水平，国家卫生健康委发布《关于做好医疗机构临床用血数据上传工作的通知》。决定将医院质量监测系统（HQMS）和中医医疗服务监测平台（TCMMS）的《绩效考核与医院质量管理附加指标项数据采集质量与接口标准》中临床用血数据采集项由选填项调整为必填项，并需按时完成数据报送工作。

33.国家卫生健康委发布《单采血浆站基本标准（2021年版）》

2021年12月10日，为进一步加强单采血浆站管理，提升单采血浆站质量标准及要求，从而确保血浆质量和献血浆者安全；国家卫生健康委对原卫生部2000年印发的《单采血浆站基本标准》（卫医发〔2000〕424号）进行了修订，形成了《单采血浆站基本标准（2021年版)》，新标准自印发之日起施行。

34.中国输血协会启动第八届理事会理事（常务理事）推荐工作

2021年11月召开的第七届八次理事会议表决通过了《关于建议协会理事会延期换届的报告》；同月，经中央和国家机关工作委员会审核、同意，国家民政部审查、批准，协会第七届理事会换届延期，最迟不超过2022年11月；12月13日，协会组织召开了5个分区会议，讲解、布置各省、系统理事（常务理事）推荐工作的要求，并启动了推荐协会第八届理事会理事（常务理事）候选人的工作。

35.国家卫生健康委印发《全国血站服务体系建设发展规划（2021—2025年）》

2021年12月25日，为了加强全国血站服务体系能力建设，进一步提升我国血液安全供应水平，根据《中华人民共和国献血法》、《血站管理办法》、《"健康中国2030"规划纲要》和《"十四五"优质高效医疗卫生服务体系建设实施方案》等要求，国家卫生健康委编制、印发了《全国血站服务体系建设发展规划（2021—2025年)》。

36.2021年度中国输血协会威高科研基金、圣湘输血医学发展基金资助项目公布

2021年12月15日，2021年度协会威高科研基金资助项目公布，经基金学术委员会推荐、基金管理委员会批准，基金资助重点项目1项，面上项目7项。12月27日，2021年度中国输血协会圣湘输血医学发展基金资助项目公布，经评审专家组推荐、基金管理委员会批准，基金资助3项。

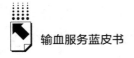

37．"2021年度中国输血行业十大新闻"排名揭晓

2022年1月31日，"2021年度中国输血行业十大新闻"通过协会理事投票正式产生，排名是：（1）国家卫健委发布《全国血站服务体系建设发展规划（2021—2025年）》；中国输血协会被民政部评为4A级全国性社会团体；（2）国家卫健委发布2021年世界献血者日活动海报、宣传片；（3）国家卫健委发布《血站新冠肺炎疫情常态化防控工作指引》；（4）国家卫健委办公厅发布《关于通报表扬2019—2020年度全国血站系统表现突出采血班组》的通知；（5）2018～2019年度无偿献血表彰电视电话会议召开；2021年"世界献血者日灯光秀"活动成功举办；（6）朱永明研究员当选为WHO专家咨询组成员；（7）"输血服务蓝皮书"《中国输血行业发展报告（2021）》发布并赠送全体会员单位；（8）国家卫生健康委发布《新冠肺炎康复者恢复期血浆临床治疗方案（试行第三版）》；（9）WHO发布2021年世界献血者日活动口号、宣传视频和海报；（10）第六届"全国血站站长论坛"成功举办。

38．"2021年度中国输血行业十大人气新闻"排名揭晓

2021年2月6日，通过读者网络投票评选出的"2021年度中国输血行业十大人气新闻"，排名是：（1）江苏省血液中心丁文艺主任应邀在第30届法国输血大会做主旨报告；（2）国家卫健委发布《全国血站服务体系建设发展规划（2021—2025年）》；（3）"输血服务蓝皮书"《中国输血行业发展报告（2021）》发布并赠送全体会员单位；（4）中国输血协会发布两项团体标准；（5）2021年"世界献血者日"灯光秀活动成功举办；（6）国家卫生健康委发布《关于做好医疗机构临床用血数据上传工作的通知》；（7）国家卫健委发布2021年世界献血者日活动海报、宣传片；（8）国家卫生健康委发布《血站新冠肺炎疫情常态化防控工作指引》；（9）中国输血协会被民政部评为4A级全国性社会团体；（10）国家卫生健康委发布《单采血浆站基本标准（2021年版）》。

后　记

《中国输血行业发展报告（2022）》即将和广大读者见面，心情非常忐忑，前六册成功高质量发行对本册的编撰既是动力也是压力。

衷心感谢"输血服务蓝皮书"项目组成员，特别是朱永明理事长悉心指导和上部主编、本部副主编骆群主任无私相助，全体成员在抗击新冠肺炎疫情的形势下，百忙之中抽出宝贵的时间在 2022 版的大纲、主要内容和作者推荐等方面提出宝贵的意见和建议，才使本书在前几部成功经验的基础上，快速高效组稿和编撰成册。

感谢所有参与文稿编写的专家及同仁，正是你们辛勤的付出，才使本书汇集了业内专业人士的观点、经验和研究心得，为我国输血行业可持续性发展贡献力量。

输血行业的发展离不开行业专家及全体同仁的共同努力和各方面的大力支持，期望借助"输血服务蓝皮书"这一载体，促进业内外人员积极交流，协同输血行业共同发展。同时，预祝后续"输血服务蓝皮书"《中国输血行业发展报告》更上一层楼。

主　　编：宫济武

执行主编：耿鸿武

2022 年 6 月 30 日

《中国输血行业发展报告（2023）》征稿函

尊敬的读者：

您好。"皮书"是中国社科院社会科学文献出版社推出的大型系列图书，它由一系列权威研究报告组成，对每一年度有关中国与世界的经济、社会等各个领域的现状和发展态势进行分析和预测。皮书的作者一般是由著名学者和权威研究机构所组成的团队完成，从而凸显研究者的群体智慧。皮书的作者中不乏政府部门的官员、学术机构的专家，但皮书并不代表官方的观点，作者们主要是从专业研究的立场出发，表达个人的研究心得，也正是这一点保证和增强了皮书的权威性。成为各界人士参考和借鉴的重要资料。

为及时回顾、总结输血行业的发展、成绩和经验，为行业从业者和研究者提供指导和参考，"输血服务蓝皮书"《中国输血行业发展报告》（2016、2017、2018、2019、2020、2021、2022）已连续出版七年，影响深远，成为业内外研究行业的重要参考。现《中国输血行业发展报告（2023）》筹备工作业已开始，仍将延续之前各版的结构，包括：总报告；省级采供血报告篇；地市采供血报告篇；临床输血报告篇；专题报告篇；典型案例篇；输血人物志篇；大事记等。

"输血服务蓝皮书编委会"热忱地欢迎热爱输血行业、自愿为行业奉献知识、有一定专业水平的各级政府机构、协会、院校，尤其是企业的行业研究者，能够撰写署名专题报告，报告的题目和内容可以自行申报，也可以按照编委会的命题进行。

蓝皮书报告要求：（1）应是对行业年度热点焦点问题，进行较深入的研究后形成的专项学术研究报告。通过借鉴国内外理论研究成果和对比研究，以一定的理论高度和全面的视角，对相关决策、行动提出观点、思考和建议。请注意报告的知识性、资料性、借鉴性；（2）文章的观点、思考和建议等要有依据（有理论或数据支持）、全面（尚无定论或倾向性结论的问题要尽量顾及各方面甚至是相反的观点，或与作者主张不一致的立场，以利于读者全面了解）、有前瞻性或指导性；（3）文章引用的数据资料，要力求可靠和合法，一般宜引用已公开（如文章、公报、会议、讲义等）或可以公开的内容，尽量回避敏感或可能不宜公布的数据。

有意参与的投稿者或有疑问，请发邮件（sxfwlps2017@163.com）或扫描以下二维码，与编委会联系。

输血服务蓝皮书编委会

2022 年 7 月

Abstract

This report jointly written by professionals in the field of blood transfusion medicine, discussed the development of blood collection and supply and clinical blood use industry in China in 2021, and presented the experience, ideas, research contents and prospects of the industry experts. The report was divided into eight parts. The general report analyzed and prospected the national blood transfusion industry development in 2021. It also summarized the development of blood collection and supply business and clinical transfusion business in China, and sorted out the release of standard and consensus and academic and educational exchange activities of the blood transfusion industry in 2021. In accordance with the plan of one region per year, the status quo, work and future development trend of blood collection and supply in three provinces and one autonomous region in the northwest of China were selected in 2021. The blood collection and supply reports of cities were selected from six blood banks including Quzhou City from Zhejiang Province, Pu'er City from Yunnan Province, Chenzhou City from Hunan Province, Chengde City from Hebei Province, Tongzhou District from Beijing City and Anshan City from Liaoning Province. Reports of clinical transfusion were selected from Heilongjiang, Jilin and Liaoning provinces in the northeast of China and Shanxi and Inner Mongolia Autonomous Region in the North of China. We invited the head of theses provincial blood transfusion quality control center to summarize and analyze the related work of clinical blood transfusion management. Special reports, a total of nine papers, including gene detection technology development of blood group, information system of clinical blood transfusion management, the development of blood screening automation, the quality indicators of the blood screening laboratory, the management of maternal immunity hematology, blood compatibility test reagents, RBC blood group antibody identification and standardization of cell antibody screening, and HTLV – 1/2 serological detection in Chinese blood donors. There were also five typical case papers, including solving the problem of emergency cases blood supply via building blood supply and demand model, the clinical application of plasma exchange treatment in Shanghai, plasma collection stations cloud platform in Zhejiang province, postpartum hemorrhage blood transfusion treatment and the countermeasures to several problems in pediatric clinical blood transfusion were discussed in this section; The history of professor Shi Mingzhen, the pioneer of immunohematology in China, was reviewed in the annals of Blood Transfusion. The major events of Chinese blood transfusion industry in 2021 were recorded. The publication of this report will enable readers to have a comprehensive, deepgoing, multi-angled and more intuitive understanding of the blood transfusion industry, and is instructive to promote the sustainable and healthy development of the blood transfusion industry.

Keywords: Blood Collection and Supply Industry; Transfusion Medicine; Blood Security

Contents

I General Report

Abstract: This report summarized and analyzed the development of China's
blood transfusion industry in 2021, accurately discussed and analyzed the
development characteristics and trends of the industry in the future, and put
forward constructive suggestions for the high-quality development of the industry in
the future. For this report, documents related to the blood transfusion industry
were collected by browsing the official websites of national and local governments,
National Health Commission and Chinese Blood Transfusion Association. Meanwhile,
scientific research and literature related to blood transfusion medicine were retrieved
from the official website of National Natural Science Foundation and WANFANG
Medical Network respectively. This report focused on the special period of the
normalized prevention and control of COVID − 19 epidemic in China, and
comprehensively summarized the development status of the blood transfusion

industry in China from four aspects: clinical blood use, blood security, blood transfusion related regulations and guidelines, as well as transfusion medical education, scientific research and international cooperation and exchange.

Keywords: Blood Collection and Supply Industry; Transfusion Medicine; Blood Security

II   Provincial Reports

B.2   Development Report of Blood Collection and Supply in Shaanxi Province in 2021

Shaan Xi Blood Centre: Wang Jin, Cao Xiaoli / 019

Abstract: This report comprehensively analyzes the work of blood collection and supply in Shaanxi Province in 2021, and summarizes the personnel of blood collection and supply institutions, blood donation sites, blood collection, preparation, inspection, supply and blood transfusion research in Shaanxi Province. In 2021, despitetheimpact of COVID - 19, the number of blood donors increased by 7.28% and the total amount of blood collected increased by 7.83% compared with the previous year. Continuous progress has been made in blood transfusion research in the provincial blood center. The blood typing laboratory has carried out blood transfusion personnel training, established rare blood type entity database and database, and set up a remote consultation platform with hospitals. The tissue matching laboratory provides laboratory support for bone marrow transplantation in many medical institutions in our province and adjacent provinces. This report summarizes the characteristic practices of voluntary blood donation in the whole province: establish a blood allocation mechanism in the whole province to strengthen blood emergency support, the blood donation sites are used by the blood stations built by the government, and the blood information in the province is interconnected. This paper puts forward the current difficulties in seasonal blood shortage and the development of blood collection and supply in the

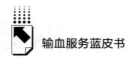

next step, the establishments of long-term mechanism of voluntary blood donation and formulation of local regulations on voluntary blood donation.

Keywords: Shaanxi Province; Blood Collection and Supply; Blood Donation

B.3 2021 Development Report on Blood Collection and Supply in Gansu

Gansu Red Cross Blood Center: Wang Changhong, Pan Deng / 029

Abstract: Based on the survey data of blood collection and supply institutions in Gansu Province in 2021, this report carriesoutstatisticalanalysison the establishment of blood collection and supply institutions, human resources, infrastructure, blood collection, blood supply, component preparation, testing, blood transfusion research and clinicalscientificrationaluseofblood in the province. It summarizes the establishment of a long-term mechanism for voluntary blood donation, the normalization of blood collection and supply work in response to epidemic prevention and control, the promotion of voluntary blood donation publicity measures and methods, the improvement of clinical scientific and rational use of blood and the strengthening of the quality supervision of blood collection and supply. Combined with the actual analysis of blood collection and supply and the current outstanding problems found at present, this report puts forward targeted suggestions to further improve the long-term mechanism of blood stations, increase blood station investment, and continuously to improve the emergency guarantee mechanism ofbloodcollectionandsupply, so as to promote the sustainable and healthy development of the province's voluntary blood donation.

Keywords: Gansu Province; Blood Collection and Supply; Blood Donation

Contents 区分

B . 4 Development Report on Blood Collection and Supply in Qinghai Province in 2021

Qinghai Blood Center: *Zhao Wei*, *Chu Yifan*, *Li Xiangguo* / 040

Abstract: Taking 10 blood collection and supply institutions in Qinghai Province as the research object, this report comprehensively summarizes the development of blood collection and supply in Qinghai Province from 2019 −2021 by questionnaire survey, data collection and analysis. It analyses the provincial cities (state) of the blood services infrastructure construction in 2021, composition of collect and supply blood practitioners, blood collection and blood supply, blood test, blood transfusion research situation and summarizes the characteristics of the practice and achievements. In view of the main problems existing in the province, such as the low blood donation rate in all cities and states, the imperfect emergency system of blood collection and supply, and the unimpeded information data resource service of blood management. Countermeasures and suggestions are put forward in terms of improving the command platform of blood emergency guarantee, building the blood donation publicity brand in ethnic areas, and enhancing the interconnection of blood management information in the province.

Keywords: Qinghai; Blood Collection and Supply ; Blood Donation

B . 5 Blood Service Report of Ningxia Hui Autonomous Region in 2021

Ningxia Province Blood Center: *Zhao Shengyin*, *Li Kejin*, *Li Qin* / 051

Abstract: This report summarizes the effectiveness of the special practices of centralized testing of blood infectious disease factors, centralized sampling of blood quality, and technical verification of blood safety in the whole region by collecting the basic information of blood stations in Ningxia in the past three years and then statistical analyzes the blood collection, blood component preparation, blood

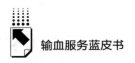
testing, and other blood collection and supply business processes. By comparing the differences between Ningxia Blood Center and four municipal blood stations in platelet collection and the ethnic composition of blood donors, and combining with the situation of platelet collection and the demand for blood in medical institutions in Ningxia in recent years, this study evaluates the guarantee mechanism of clinical blood supply in Ningxia. It also analyzes the practical puzzles such as the imperfect mechanism of blood donation, the lack of a strong atmosphere of blood donation in society, the lack of information technology construction, the shortage of key personnel and other realistic confusions, and put forward the direction to solve the problems. Through the analysis and summary of the development of blood collection in the whole region of Ningxia Hui Autonomous Region in 2021, it provides data support to further promote the development of blood collection in Ningxia, and provides reference for ethnic areas and economically undeveloped regions.

Keywords: Ningxia; Blood Collection and Supply; Smart Blood Station

Ⅲ   Prefecture-level City Reports

B.6   Development Report of Blood Collection and Supply in Quzhou City of Zhejiang Province in 2021

Quzhou Central Blood Station: Jiang Sujun, Zheng Qingqing,

Fu Guoying / 064

Abstract: This report mainly introduces the blood collection and supply of Quzhou 2021 in Zhejiang Province and the collection and analysis of related data. The 2021 is the first year of the implementation of the 14th five-year plan. As a marginal city of four provinces, Quzhou has set a long-term goal of building a "Bridgehead" of marginal medical care in four provinces around the health field of our city, and its blood collection and supply has developed rapidly. A total of 30955 blood donors were collected in the year, with a total of 47842. 45 U of blood collected, the blood donation rate was 13. 6‰, which is a record high in the history of voluntary blood donation in Quzhou. The report summarizes the development of blood collection and supply in Quzhou around the theme of "Sustainable Development, service capacity enhancement, blood donation fashion city building", such as government-led establishment of high-standard organizational structure, the development of diversified voluntary blood donation publicity and evaluation incentive mechanism; digital empowerment that break the information island to realize the linkage and sharing information by blood institutions and hospital; scientific and standardized management of clinical blood use, and full coverage of organizational network. At the same time, the report analyzes the shortcomings of service capacity and the insufficient information construction ability in the current blood collection and supply, and puts forward suggestions and measures for the establishment and improvement of long-term mechanism of voluntary blood donation.

Keywords: Quzhou City; Blood Collection and Supply; Blood Donation

B.7 Report on the Development of Blood Collection and

Supply in Pu'er City, Yunnan Province in 2021

Pu'er Central Blood Station: *Hu Haixia*, *Fang Chengjiang*,

Wu Yu / 074

Abstract: This report presents the basic situation of blood banks and medical resources in Pu'er City, Yunnan Province, and makes a statistical analysis on the classification of unpaid blood donors, blood collection and supply, blood components preparation and blood test in 2021. Learn from the current situation of blood collection and supply, the Blood Center of Pu'er City are broadening ideas, constantly optimizing the internal management system and mechanism, and seeking high-quality development of blood collection and supply. Combing with the unique geographical location and distribution characteristics of ethnic minorities in border

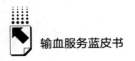

areas, the Blood Center of Pu'er City innovates the publicity model of voluntary blood donation, and carrys out the investigation of blood type distribution and rare blood type of local ethnic minorities. During the period of prevention and control of COVID − 19 epidemic at the border, the Blood Center of Pu'er City has strengthened the construction of emergency disposal mechanism, stabilized the source of blood supply, ensured blood supply, explored new modes of blood collection and supply, created a new dimension in blood collection and supply, and promoted the sustained and healthy development of voluntary blood donation in border minority areas.

Keywords: Pu'er City; Blood Collection and Supply; Blood Donation

B. 8   Development Report of Blood Collection and Supply in Chenzhou city, Hunan Province, 2021

Chenzhou Central Blood station: Tan Mingke, Luo Yongfen, Shi Aijuan / 085

Abstract: This report introduces the general situation and related data of blood collection and supply in Chenzhou city in 2021. Under the period of the normalized prevention and control of novel COVID − 19 epidemic in 2021, which is the centenary of the founding of the Communist Party of China, Chenzhou has made great progress in voluntary blood donation publicity, blood donation network construction, blood collection and supply service, quality management and other aspects by improving blood collection and supply mechanism, optimizing blood donation service and innovating recruitment methods. Chenzhou has realized the standardization and scientization of clinical blood use and effectively guaranteed the demand for clinical blood use and the safety of blood transfusion. By analyzing the achievements and existing problems of blood collection and supply in Chenzhou in 2021, it will effectively improve the existing shortcomings and provide reference for further promoting the construction of healthy Chenzhou and creating a new situation of blood collection and supply.

Keywords: Chenzhou City; Blood Collection and Supply; Blood Donation

B. 9　Development Report of Blood Collection and Supply in Chengde City, Hebei Province in 2021

Chengde Central Blood Station: *Ma Qingjie*, *Yang Jiajia* / 095

Abstract: This report summarizes the situation of blood collection and supply in Chengde Central Blood station in 2021, and makes statistics on the recruitment of unpaid blood donors, blood collection, blood testing, component preparation, blood supply and research transfusion, and makes comparative analysis on the data of blood collection and supply from 2017 to 2021. During the prevention and control of COVID −19, Chengde Central Blood Station ensured clinical blood use within its jurisdiction by adjusting the working mode of blood collection vans, innovating the publicity mode, strengthening quality safety and implementing blood coordination and linkage among Beijing, Tianjin and Hebei, while providing assistance to surrounding cities. By analyzing the shortcomings of blood collection and supply in Chengde city, the report puts forward countermeasures and suggestions to clarify the development direction of blood donation in Chengde central blood station.

Keywords: Chengde City; Blood Collection and supply; Blood Donation

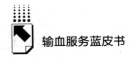
B.10　Blood Service Report of Tongzhou District of Beijing
　　　in 2021

Tong Zhou Central Blood Station of Beijing：*Guo Helong*，*Zhang Wei*，

Zhong Sicheng ∕ 103

Abstract：Beijing Municipal Administrative Center is located in Tongzhou District of Beijing，In order to match the high-quality development pattern，it is necessary to build a blood collection and supply service system with perfect mechanism，safety，high quality and sustainable development. This report introduces the basic situation，blood collection and supply resources，staffing and setting of blood donation sites of Tongzhou Central Blood Station in Beijing，and focuses on the achievements and deficiencies of blood collection and supply in 2021. This report summarizes and analyzes the data of blood collection and supply，blood components preparation，blood screening，clinical blood transfusion services and blood transfusion research，and introduces the characteristic methods from the aspects of government supports，blood collection and supply services，blood donation recruitment，standardizing the blood transfusion in medical institution and so on. In view of the prominent contradiction between blood supply and demand，the difficulty of blood station operation guarantee caused by the increase of blood collection cost，and the restriction of blood station development by operation mechanism，this report puts forward opinions and suggestions on breaking the restriction of blood collection area，fully developing blood collection resources，adjusting blood prices and promoting the reform of blood station operation mechanism. Relevant practices and solutions provide reference for the construction of other small and medium-sized blood stations.

Keywords：Tongzhou District of Beijing；Blood Collection and Supply；Blood Donation

B. 11　Development Report of Blood Collection and Supply in
　　　Anshan City of Liaoning Province in 2021

Anshan Red Cross Central Blood Station：*Xing Hongyan*，*Yuan Yue*，

Yao Shuwen ／ 113

Abstract：This report mainly introduces the basic situation of the blood services, the unpaid blood donor recruitment, the blood collection, the clinical blood supply, the blood composition preparation, the blood testing, the characteristic practices, the existing major problems and recommendations in Anshan City, Liaoning Province. It analyzes the data of blood collection and supply and preparation of component blood, the positive rate of the test items and the use rate of reagents in 2021, and then elaborates and demonstrates the characteristic practices and existing problems, and finally draws conclusions. On the one hand, the lessons and practices inthisreportcanbeusedforreferenceby partial blood services to play a positive role in promoting learning from each other, and on the other hand, we summarize the bottleneck issues facing the development of current small and medium-sized blood services and the breakthrough improvements that need to be made. This report provides a reference for further advancing the sustainable development of the blood collection and supply in Anshan City, and also to play a role in spotting positive energy as a small microcosm of the national blood services.

Keywords：Anshan City；Blood Collection and Supply；Blood Donation

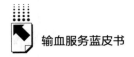

IV Clinical Blood Transfusion Reports

B.12 Current Situation and Prospect of Clinical Blood Use in Heilongjiang Province in 2021

Heilongjiang Clinical Blood Transfusion Medical quality Control Center:

Liu Fenghua, Cao Rongyi, Zhao Linlin / 122

Abstract: By investigating the basic information of clinical blood transfusion in medical institutions in Heilongjiang Province, we can master the current situation of clinical blood transfusion development in our province, so as to promote the healthy development of clinical blood transfusion work in our province. The Heilongjiang Clinical Blood Transfusion Medical quality Control Center, entrusted by the Medical Administration and Management Department of the Heilongjiang Provincial Health and Health Commission, was led by the First Affiliated Hospital of Harbin Medical University in March 2022. A retrospective investigation was conducted on the completion of clinical blood quality control indexes, the basic construction of blood transfusion department and the basic information of staff in 326 hospitals from January to December 2021. Results: Conclusions: the data objectively reflects the current situation of clinical blood use in medical institutions in our province and the development and construction of blood transfusion department (blood bank), which provides a scientific basis for our province to further solve the problems restricting the construction of blood transfusion department (blood bank) and even the development of the industry in the future.

Keywords: Heilongjiang; Clinical Blood Transfusion; Present Situation and propect of Blood Transfusion

B. 13　Current Situation and Prospect of Clinical Blood Transfusion
in Jilin Province in 2021

China – Japan Union Hospital of Jilin University: *Liu Tiemei*,

Li Hongyang / 133

Abstract: In order to understand the development status of clinical blood transfusion in Jilin Province, this paper investigated the details of blood transfusion departments (blood banks) in 299 medical institutions in Jilin Province. Including the distribution of medical institutions, the qualification of blood transfusion practitioners, quality control participation, quality control indicators related to clinical blood transfusion and the annual blood consumption. At present, the overall situation of blood transfusion in our province is good under the supervision and management of the provincial blood transfusion quality control center and the health administrative department. We carry out academic activities actively, promote the construction of talent echelon and broaden the business scope. Although some departments still have deficiencies in autologous blood transfusion, blood treatment and blood transfusion information management, which need to be gradually improved. However, each blood transfusion department (blood bank) uses blood reasonably and scientifically in accordance with the requirements to fully ensure the safety of blood transfusion.

Keywords: Jilin Province; Clinical Blood Transfusion; Transfusion Safety

B. 14　Current Situation and Prospect of Clinical Blood Use
Management in Liaoning Province in 2021

The First Hospital of China Medical University: *Jin Jingchun*,

Cheng Daye, *Hao Yiwen* / 143

Abstract: This paper summarizes the work and development of Liaoning Province Clinical Blood Quality Control Center, and highlights the progress in

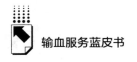

promoting internal quality control, external quality assessment, and training for various rank hospitals by provincial and municipal clinical blood quality control centers. Under the situation of continuous COVID – 19 epidemic in China, an innovative inspection mode combining online case tracking and inquiry with on-site inspection has been established. In addition, according to the investigation results of national clinical blood quality control indicators of various rank hospitals and the results of provincial blood safety technology inspection in 2021, this paper summarizes the advantages and common problems in the department management and clinical blood use management of the primary hospitals in Liaoning province, and further puts forward the working key points and improving plans for provincial and municipal clinical blood use quality control centers in the future.

Keywords: Clinical Blood Quality Control; Clinical Blood Transfusion; Blood Transfusion Management

B.15　Current Situation and Prospect of Clinical blood Transfusion

in Shanxi Province in 2021

Department of Blood Transfusion, The Second Hospital of Shanxi Medical

University, Taiyuan, China: *Jia Caihong,*

Yan Hong, Liu Peixian / 152

Abstract: In order to understand the situation of clinical blood transfusion in medical institutions in Shanxi Province, the Center for Medical Quality Control of Clinical Blood Management of Shanxi Provincial Health Committee conducted a multi-dimensional investigation and analysis on the situation of clinical blood use, clinical blood use management and the construction of blood transfusion department (blood bank) in 207 medical institutions (53 tertiary hospitals and 154 secondary hospitals) in Shanxi Province. The result shows that it has made great progress in the aspects of quality control, blood safety, new technology popularization, and talent introduction, and the condition of clinical blood use was generally well in Shanxi Province. There are still big gaps in the department setting, staffing, improvement of blood transfusion technology, promotion of blood transfusion treatment projects, blood protection, and standardized management of informatization. This requires the health administration department and the medical institution to pay more attention to clinical blood transfusion, further strengthen the management of clinical blood use and the construction of the blood transfusion department (blood bank), continuously improve the level of clinical blood transfusion and ensure the safety of blood transfusion.

Keywords: Shanxi Province; Construction of Blood Transfusion Department; Management of Clinical Blood Use

B. 16   Current Situation and Prospect of Clinical Blood Transfusion in Inner Mongolia Autonomous Region in 2021

Inner Mongolia People's Hospital: *Chen Feng*, *Li Zepeng*, *Li Dan* / 162

Abstract: In recent years, "Transfusion Medicine" has developed rapidly, and its role in clinical emergency treatment, especially postpartum hemorrhage, has become more prominent. As establishment of the secondary discipline, "Transfusion Medicine" has brought to a new level in terms of connotation. In order to further understand the current situation of clinical transfusion in Inner Mongolia and its development in recent years, the Inner Mongolia Clinical Transfusion Quality Management and Control Center (Inner Mongolia Clinical Blood Transfusion Quality Control Center) and the Inner Mongolia Autonomous Region Health Commission jointly investigated and summarized the "clinical transfusion quality control indicators" and the basic construction of the Department of Transfusion Medicine (blood bank) in Inner Mongolia during 2018 − 2020, and objectively analyzed the current situation of clinical transfusion medical services and quality safety in Inner Mongolia. The Inner Mongolia Autonomous Region has

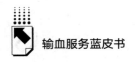
a vast territory, and the clinical transfusion business started relatively late compared to other medical technologies, but it has developed rapidly. The development progress of medical institutions in cities is not balanced, mainly due to the inability of some Departments of Transfusion Medicine (blood banks) to work independently, the incomplete and non-standard "Clinical Transfusion Information Management System", and incomplete information feedback. Although the clinical transfusion-related data in Inner Mongolia are insufficient compared with the national average level, the development trend in recent years is generally positive.

Keywords: Inner Mongolia Autonomous Region; Clinical Transfusion Quality Control Indicators; Current Situation of Clinical Transfusion

V Special Reports

B.17 Development Status and Prospect of Blood Group
Genotyping Technologies in China

Beijing Hospital, National Center of Gerontology,
Institute of Geriatric Medicine, Chinese Academy of
Medical Sciences: Hu Junhua; JiangSu ZoJiWat
Bio – Pharmaceutical LTD: Gao Hongjun; Jiangsu Nobel
Laureate Tim Hunt Institute: Chen Fangfang. / 173

Abstract: Blood group research has entered the era of molecular biology since the 1980s. At present, most of the genes of blood group system have been cloned and sequenced. Many complex blood group serological problems have been explained at the gene level, such as point mutation, unequal exchange, gene conversion and RNA selective splicing. Blood group gene detection can be used to assist in the detection of serological interference samples (direct antibody or self-control positive), multiple transfusion interference, subtype sample detection, antigen detection which is expensive or no correspondingmonoclonal antibody reagent, and it is effective for multi antigen matching blood transfusion mode. Its clinical application is gradually increasing. This paper comprehensively introduces the development status of blood group genotyping technologies in China by analyzing the tests and assays, R&D projects, published articles, patents and products carried out by blood collection and supply institutions,, departments of blood transfusion, scientific research institutes and related enterprises in the field of blood transfusion medicine. The content covers the applications of various genotyping techniques, experimental equipment and software systems, as well as relevant technical standards. Finally, the achievements of some new applications are listed. Thinking of the current investment and international level, the future of blood group genotyping technology in China is prospected.

Keywords: Blood Group; Genotyping; Polymerase Chain Reaction

B. 18   Current Situation and Prospect of Clinical Blood Transfusion Management Information System in China

Department of Blood Transfusion, Beijing Hospital,
National Center of Gerontology, Institute of Geriatric
Medicine, Chinese Academy of Medical Sciences:
Zhang Peng; Department of Blood Transfusion,
Chinese – Japan Friendship Hospital: Lu Hongkai / 183

Abstract: The clinical blood transfusion management information system plays an important role as an auxiliary tool to realize the standardization of clinical blood transfusion. With the development of the medical level and the improvement of hardware and software technology, the concept of clinical blood transfusion management information system has been continuously extended, from a single blood transfusion department information record preservation, it has gradually become a multidisciplinary interdisciplinary technology, and serves the whole process of clinical blood transfusion diagnosis and treatment. The main functional modules are divided into: blood inventory management, clinical blood

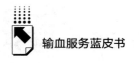
management, blood transfusion laboratory management and comprehensive management. The paper introduces the application elements of various functional modules and the development advantages and disadvantages of some functions in the clinical blood transfusion management information system of domestic medical institutions, and prospects the impact of environmental conditions, personnel structure and policy norms.

Keywords: Clinical Blood Transfusion; Management Information System; Blood Transfusion Management

B. 19　Development History and Future Prospect of Automated Blood Screening

Shenzhen Blood Center: *Ning Li*, *Huang Liqin*, *Zeng Jinfeng* / 190

Abstract: Blood screening is an important measure to ensure the safety of blood. With the improvement of blood safety awareness and the rapid development of testing technology, blood screening is constantly advancing and changing. We reviewed the development of blood screening technology and instruments in the past decades, our testing method has developed from manual detection to semi-automated detection, and some instruments have been fully automated. At present, one of the biggest differences between blood screening and clinical testing automation is the application of total laboratory automation (TLA). Since the improvement of testing efficiency and quality, reduction of dependence on the number of staff and reduction of the overall operating cost of laboratories, the TLA has been widely used in clinical laboratory after decades of rapid development. But it is still in its infancy in the field of blood screening. This paper reviewed the development of automated blood screening in China and prospects the application of TLA system in blood screening in the future.

Keywords: Blood Screening; Automation; Total Laboratory Automation

B. 20   The Current Situation and Future Prospects of Transfusion

Compatibility Testing Reagents in China

Libo Nobel Prize winner Tim Hunter Research Institute: *Gao Ming*,

Chen Yuping, *Wang Gengyin* / 198

Abstract: This paper summarizes the current situation and future prospects of blood transfusion compatibility testing reagents in China. Four parts are included: blood group antigen test reagent, blood group specific antibody test reagent, blood transfusion compatibility quality control reagent, problems and prospects. The blood group antigen test reagentincludeantibody reagent, microcolumn gel test reagent, solid phase adsorption test reagent and other blood group antigen typing reagents. The part of blood group specific antibody reagents include cell reagents and other transfusion compatibility test ingreagents. At the end of the paper, the problems of blood transfusion compatibility testing reagents in China are described from four aspects, and the future development is forecasted from three aspects. Compared with the advanced level of foreign countries, blood transfusion compatibility detection reagent in China is still at a lower level. Although micro column gel reagents manufacturers have serialized reagents, the core raw material dextran and antibodies are dependent on imports, and the quality of reagents is uneven, the automation equipment related to blood transfusion is far from the advanced level of foreign countries. Independent production of antibodies in China is a task of top priority. At the same time, we should focus on the cutting-edge technologies of immunohematology and molecular biology, and apply the new technology to the pre-transfusion reagents development and production as soon as possible.

Keywords: Transfusion; Compatibility; Reagent

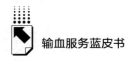
B.21　Current Situation and Prospect of Quality Indicator
　　　Monitoring of Blood Screening Laboratories in China

National Center for Clinical Laboratories：*Chang Le*，*Wang Lunan* / 207

Abstract：Quality indicators are a set of indicators to measure the degree to which the internal characteristics meet the requirements. After being introduced into clinical laboratory, it has become an effective means to improve laboratory quality. Since the year of 2011, some blood screening laboratories in China have established their own quality monitoring indicators, but they have not yet established a unified quality indicator system. Since 2018, the National Center for Clinical Laboratories have built a quality evaluation platform for quality indicators of blood screening laboratories. This study analyzed and discussed the data of quality indicators of blood screening laboratories from 2019 to 2021. The quality indicators mainly included：the rate of IQC or the rate of EQA, the number of tested donations, the unqualified rate of donations, the rate of NAT yield donations, the invalid batch rate of NAT, the turnover time in the whole blood / platelet testing, the equipment failure rate, and the reagent utilization rate.

Keywords：Blood Screening Laboratory；Quality Indicator；External Quality Assessment

B.22　Status and Perspective of Identification of Antibodies to
　　　Red Blood Cell Antigens

National Cancer Center/National Clinical Research Center for Cancer /
Cancer Hospital，*Chinese Academy of Medical Sciences and Peking*
Union Medical College：*Cai Juan*，*Zhao Guohua*，*Li Xiying* / 218

Abstract：Antibodies to RBC antigens except anti－A and anti－B are called unexpected antibodies. Unexpected RBC antibodies may be alloantibodies reacting against foreign antigens or autoantibodies reacting against self-antigens. Only a few patients produced detectable levels of red blood cell antibodies after red blood cell transfusion. The disappearance of antibodies, the discontinuity of blood transfusion records and the low detection rate of antibodies are the main obstacles to identify and record unexpected antibodies. Once an alloantibody is detected, the type and specificity of antibody must be determined. Some unexpected alloantibodies may be clinically significant with potential to cause hemolytic disease of the fetus or newborn (HDFN), delayed hemolytic transfusion reactions (DHTR), and shortened survival of transfused RBCs. This paper briefly summarizes the relevant theoretical knowledge, selection of reagents and detection methods, experimental operation, and interpretation of red blood cell blood group antibody identification. The development and current situation of red blood cell antibody identification in our country are analyzed, and the future development is considered and prospected, hoping to provide valuable information for the development of identification of antibodies to red blood cell antigens.

Keywords: Red Blood Cell Blood Type; Irregular Antibody; Antibody Identification

B.23 Status and Prospect of Immunohematology Management Inpregnant and Lying-in Woman

Shanghai Jiao Tong university Affiliated Sixth People's Hospital:

Li Zhiqiang, Li Xinglong, Li Liwei / 228

Abstract: Considering blood group serology in blood transfusion medicine, multiple pregnancies will bring great challenges to blood transfusion throughout the pregnancy and the safety of fetal or neonatal life. A literature search was conducted on the papers published in various domestic medical journals in 2021 (the number of reported cases > 1000, antibody-specific detection included). A total of 7 papers were retrieved for our analysis and research. Totally, 70166 cases were screened for unexpected antibodies in red blood cell blood group, 451 cases

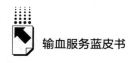
（0. 64%） in which were positive. Among them, 382 cases （0. 54%） were identified as specific unexpected antibodies. In addition, the positive rate of accidental antibody screening among pregnant women with $\geqslant$ 2 pregnancies was 1. 87% $-4. 00\%$. The incidence of neonatal hemolytic disease caused by accidental antibodies is 50. 00% $-83. 33\%$. Therefore, serious attention should be paid to the occasion above from medical management departments of various medical institutions at all levels. Maternal and child health personnel, obstetrics and gynecology staff should be trained. Immunohematological tests should be carried out on pregnant women timely. If any abnormality is found, the pregnant woman and her husband should be informed in time, so as to improve the compliance of medical treatment and ensure the safety of the life of pregnant women and fetuses or newborns.

Keywords: Pregnant and Lying-in Woman; Unexpected Antibody; Hemolytic Disease of the Fetus or Newborn Blood; Transfusion Reaction

B. 24　Current Situation and Prospect of Antibody Screening Cell Standards

West China Hospital of Sichuan University: *Chen Chunxia*, *Qin Li* / 235

Abstract: Abstract: Current standards in China require antibody screening cells to express D, C, E, c, e, M, N, S, s, P_1, Le^a, Le^b, Fy^a, Fy^b, Jk^a and Jk^b antigens, of which the Rh blood group system antigens must be homozygous. Compared with the European and American antibody screening cell standards, the K antigen is absent and other antigens with dose effects such as Fy^a, Fy^b, Jk^a, Jk^b, M, N, S and s are not clearly addressed to be homozygous. Based on a systematical review of unexpected antibodies found in Chinese population, we suggest that Mur （ or Mi^a ） and Di^a antigens should additionally be present in the screening cell set; at the same time, the antigens with dose effects should addressed to be homozygous. If all the antigens with dose effect cannot be satisfied to be homozygous, it is recommended that the M, Jk^b, Jk^a, N, S, Fy^a, s, and Fy^b antigens to be homozygous expression sequentially. Since K antigen is rare in Chinese population, there is no need to refer to the European and American antibody screening cell standards to include K antigen on screen cells. But special attention should be paid to Kazakh and Uyghur minority populations, as they are with higher distribution frequency of anti $-K$.

Keywords: Unexpected Antibody; Antibody Screening; Standard

B.25 Application of HTLV $-1/2$ Serological Antibody Detection in Chinese Blood Donors

National Center for Clinical Laboratories: *Ji Huimin*, *Wang Lunan* / 242

Abstract: Human T-lymphocytotropic virus (HTLV) was the first RNA retrovirus found to be associated with cancer. Although the proportion of ATL or HAM/TSP is low after infection, the poor prognosis of the disease and the lack of effective treatment make blocking the transmission of the virus an important way to eliminate the virus. It was clear that HTLV could be transmitted by blood, including transfusion transmission and organ transplantation. In order to ensure the blood safety, China has carried out screening of HTLV antibody in blood stations nationwide since 2016. By 2021, blood stations nationwide have detected more than 21 million donors. We obtained the epidemiological data in China as well as screening positive blood donors in a timely manner. The average HTLV $-$positive rate in our country was 0.032 ‰, indicating that China is an area with low prevalence of HTLV. However, the prevalence rate varies in different regions. Therefore, propriate screening strategies in different regions of China should be formulated based on the existed data, especially in areas with high HTLV $-$positive rate, and all donors should be screened for HTLV $-$antibody to ensure blood safety. It is believed that with the continuous improvement of screening strategies, the continuous development of detection technology, and

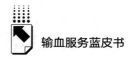

the increasing publicity and awareness of HTLV infection routes, the threat to the population will be greatly reduced.

Keywords: Human T-lymphocytic Virus; Transfusion Transmission; Screening Strategy

Ⅵ　Reports of Case Studies

B.26　Prediction of Blood Supply by Model Building
　　　in Emergency

Department of Blood Transfusion, Beijing Friendship Hospital, Capital Medical University: Li Xiaofei; Tong Zhou Central Blood Station of Beijing: Guo Helong; Beijing University of Technology:

Zhang Xiao / 251

Abstract: Blood is a special precious resource, which must be donated by healthy people at present. It is hard to obtain, has a shelf life and special requirements for preservation. If blood cannot be obtained in time, it will directly endanger life safety. Blood collection and supply play an important role in dealing with public emergencies. Global emergencies occur from time to time, such as the outbreak of COVID-19. Blood supply and demand is facing huge challenges. With the popularization of information management, China's blood transfusion management system is becoming scientific, standardized and systematic. Rational use of blood resources to protect the life and health of patients has become the general requirements of blood transfusion management system. The artificial calculation and prediction of blood consumption is subjective and easy to lead to the loss and waste of blood. It is important to building models to predict blood needs in the future.

Keywords: Blood Supply and Demand; Blood Donation; Blood Transfusion

B. 27　Clinical Application of Plasma Exchange Therapy
in Shanghai

Fudan University Huashan Hospital：*Zhu Xinfang*，*Xia Rong* / 260

Abstract：Plasma exchange as an important clinical treatment in some disease is becoming widely used. However, the overall application of plasma exchange therapy in Shanghai is spotty, and the clinical application of plasma exchange therapy in different modes is also unknown. In this paper, we analyze the clinical application of the two different plasma exchange treatments by analyzing the indications and complications of centrifugal plasma exchange and membrane plasma exchange, and summarize the clinical application of plasma exchange therapy in Shanghai. For centrifugal plasma exchange as a more widely used methods in Shanghai, the workload and disease indications in the past three years were investigated. We found that the amount of centrifugal plasma exchange in Shanghai has increased year by year in the past three years, with a growth rate of 60% to 100%. In 2021, the total treatment amount is about 1800 person-times. The indications involve a variety of systemic diseases. In addition to being used as a first-line or second-line treatment, it was also gradually being carried out in the treatment of critically ill patients, refractory diseases, and orphan diseases. By optimizing the treatment mode, breaking through the treatment forbidden area of centrifugal plasma exchange, more patients could be benefited. Each hospital in Shanghai had gradually formed its own characteristic plasma exchange treatment mode. This conclusion is expected to provide a reference for the further promotion of this technology in clinical practice and may be benefit more critically ill patients.

Keywords：Plasma Exchange Therapy；Indication；Clinical Application

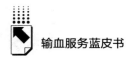
B.28　Some Problems and Countermeasures in Pediatric Clinical Blood Transfusion

Beijing Children's Hospital, Capital Medical University, National Center for Children's Health: *Ma Shuxuan, Fu Xiaoyan, Wang Xiaohuan* / 267

Abstract: The age span of pediatric patients is large and the functional development of tissues and organs is immature, which leads to great differences between pediatric patients and adults in pre-transfusion detection and transfusion treatment. The author sorted out four typical pediatric cases: Transfusion therapy with irradiated small package blood products in a 2 − month − old child of blood type AB RhD (−) with immune deficiency; One B −type child with hemolytic disease of newborn interfered by maternal IgG anti − B was infused with O − type washed red blood cells to treat anemia; The third case of melanocytic nevi who used allogeneic rich platelet gel to cover the wound surface during the operation to promote the repairmentpostoperation; Heparanasethromboelastogram was used to the monitoring of coagulation and the guidance of blood transfusion in the fourth case with congenital heart disease. In view of the different specifications and sorts requirements for blood products, the influence of maternal antibodies on neonatal blood transfusion, the application of new treatment methods and perioperative blood management in pediatrics, this paper analyzed the problems in pediatric clinical blood transfusion, and puts forward the countermeasures and suggestions, in order to provide new ideas for pediatric blood transfusion.

Keywords: Pediatrics Transfusion; Thromboelastogram; Allogeneic Rich Platelet Gel

B. 29　Transfusion Management and Treatment of Postpartum

　　Hemorrhage

West China Second University Hospital, *Sichuan University*: *Chen Jian*,

Feng Jing, *Wang Haijuan* / 277

Abstract: Blood transfusion is an important measure to ensure the successful treatment of severe postpartum hemorrhage. However, there are no relevant guidelines and specification in China for transfusion management of postpartum hemorrhage, and there are great differences in clinical implementationbetween different regions and hospitals. The West China Second University Hospital of Sichuan University is a referral center for women and children in southwest China. It undertakes the treatment of a large number of critically ill pregnant women every year, and has accumulated rich clinical experience in the field of blood transfusion treatment for postpartum hemorrhage patients. In this paper, we share the experience, covering the multi-disciplinary collaboration, the timing and program for applying of blood, general principle of transfusion, transfusion under special circumstances, management of massive transfusion, autologous transfusion. This paper aims to provide practical reference for the peers in the clinical application of blood transfusion therapy for postpartum hemorrhage, so as to make it more standardized and homogenized in this field in the future, and further guarantee the safety and health of pregnant women.

Keywords: Postpartum Hemorrhage; Transfusion Management; Transfusion Treatment

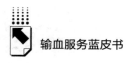
B.30　Application of Cloud Platform of Zhejiang Plasma Station

Zhejiang Provincial Blood Center, *Liu Jinhui*; *Zhejiang Haikang*

Biological Products Co. , *Ltd.* : *Shen Rongjie*; *Zhejiang Blood*

Transfusion Association, *Hong Shuang* / 286

Abstract: In recent years, Zhejiang Province has strictly carried out standardized management of apheresis plasma stations (plasma stations), strengthened quality management and control, ensured the health and safety of plasma donors, provided high-quality plasma donation services, and reduced the safety risk of blood and blood products. Multiple measures focused on promoting the standardization and informatization construction, and laboratory construction and management of plasma stations, and achieved remarkable results. Especially an unified cloud platform has been established for plasma stations in Zhejiang Province, and realized the interconnection of information management systems between the plasma stations and the blood centers, the medical institutions, the blood product manufacturers and the health management departments at all levels in the region. By formulating industry standards, unifying data standards, planning and designing, developing functions and implementing practical applications, etc. , the functions of the information management system has been further improved. The utilization of the cloud platform has improved the supervision efficiency of the plasma stations by the health management departments at all levels. It's the first in the country realizing the interconnection of blood donation and plasma donation information in the province, and the first shielding mechanism for blood donation and plasma donation. This report summarizes the construction practice and application results of the cloud platform, and provides a reference mode and demonstration application for the construction of the plasma center and blood center networking information system.

Keywords: Cloud Platform; Apheresis Plasma; Informatization

Ⅶ　Chinese Blood Transfusion Biography

B.31　Mingzhen Shi, the Pioneer of Immunohematology in China
National Institutes of Health, USA: *Zhao Tongmao*;
Blood Group Reference Laboratory, Shanghai
Blood Center: *Xiang Dong* / 296

Abstract: Mingzhen Shi (1926 − 2014), former Director of the Blood Grouping Laboratory of Shanghai Blood Center, and worked with Meinan Yan (1907 − 1968), the founder of immunohematology in China. In her 34 years of research career, she has constantly opened up new research fields, filled in national gaps and made many contributions. She successfully developed Rh blood group standard antiserum in 1960s, established the methods for detection of leukocyte and platelet antibodies in 1970, carried out a large-scale survey of blood group distribution in minority populations in 1973. In 1974, she took the lead in studying human leukocyte antigen (HLA) typing and participated in the preparation of Shanghai Leukocyte Typing Cooperation Group. Under the condition of complete isolation from international exchanges, they established the Chinese HLA system independently. In the 1980s, she turned to developing monoclonal antibodies and established anti-A and anti-B monoclonal hybridoma cell lines. Throughout her life, Mingzhen Shi worked silently in the research fields of three Nobel laureates. Her research direction influenced the development pattern of immunohematology in China. She not only sowed the seeds of scientific research, but also cultivated later generations. She edited and published the monograph Blood Group and Blood Bank and founded the Blood Group Training Workshop. Her students are in hospitals and blood banks all over the country. In the history of Chinese immunohematology, Mingzhen Shi is a true pioneer.

Keywords: Mingzhen Shi; Immunohematology; Biography

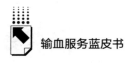

Ⅷ   Chronicle of Events

B.32   Chronicle of China's Blood Transfusion Service Industry

in 2021   *Chinese Society of Blood Transfusion*：*Liu Qingning*；

Blood Center of XuZhou：*Kong Ye* / 305

Abstract：The major work of China's blood transfusion industry in 2021 is summarized in the industry chronicle. The collection and arrangement of memorabilia is based on the chronological order. It summarizes the important notice released by relevant government departments, major events and the key work in the industry. Through sorting out the memorabilia, we recorded the annual development process of blood transfusion in China, shared and exchanged development experience, and witnessed the historical changes of the industry.

Keywords：Blood Transfusion Service；Blood Collection and Supply；Chronicle of Events

皮书网

（网址：www.pishu.cn）

发布皮书研创资讯，传播皮书精彩内容
引领皮书出版潮流，打造皮书服务平台

栏目设置

◆ 关于皮书

何谓皮书、皮书分类、皮书大事记、
皮书荣誉、皮书出版第一人、皮书编辑部

◆ 最新资讯

通知公告、新闻动态、媒体聚焦、
网站专题、视频直播、下载专区

◆ 皮书研创

皮书规范、皮书选题、皮书出版、
皮书研究、研创团队

◆ 皮书评奖评价

指标体系、皮书评价、皮书评奖

◆ 皮书研究院理事会

理事会章程、理事单位、个人理事、高级
研究员、理事会秘书处、入会指南

所获荣誉

◆ 2008 年、2011 年、2014 年，皮书网均
在全国新闻出版业网站荣誉评选中获得
"最具商业价值网站"称号；

◆ 2012 年，获得"出版业网站百强"称号。

网库合一

2014 年，皮书网与皮书数据库端口合
一，实现资源共享，搭建智库成果融合创
新平台。

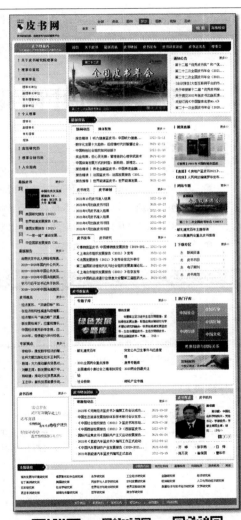

皮书网

"皮书说"
微信公众号

皮书微博

权威报告·连续出版·独家资源

皮书数据库
ANNUAL REPORT(YEARBOOK)
DATABASE

分析解读当下中国发展变迁的高端智库平台

所获荣誉

● 2020年，入选全国新闻出版深度融合发展创新案例

● 2019年，入选国家新闻出版署数字出版精品遴选推荐计划

● 2016年，入选"十三五"国家重点电子出版物出版规划骨干工程

● 2013年，荣获"中国出版政府奖·网络出版物奖"提名奖

● 连续多年荣获中国数字出版博览会"数字出版·优秀品牌"奖

皮书数据库

"社科数托邦"
微信公众号

成为会员

登录网址www.pishu.com.cn访问皮书数据库网站或下载皮书数据库APP，通过手机号码验证或邮箱验证即可成为皮书数据库会员。

会员福利

● 已注册用户购书后可免费获赠100元皮书数据库充值卡。刮开充值卡涂层获取充值密码，登录并进入"会员中心"—"在线充值"—"充值卡充值"，充值成功即可购买和查看数据库内容。

● 会员福利最终解释权归社会科学文献出版社所有。

社会科学文献出版社 皮书系列
SOCIAL SCIENCES ACADEMIC PRESS (CHINA)

卡号：342997887455
密码：

数据库服务热线：400-008-6695
数据库服务QQ：2475522410
数据库服务邮箱：database@ssap.cn
图书销售热线：010-59367070/7028
图书服务QQ：1265056568
图书服务邮箱：duzhe@ssap.cn

S 基本子库
SUB DATABASE

中国社会发展数据库（下设 12 个专题子库）

紧扣人口、政治、外交、法律、教育、医疗卫生、资源环境等 12 个社会发展领域的前沿和热点，全面整合专业著作、智库报告、学术资讯、调研数据等类型资源，帮助用户追踪中国社会发展动态、研究社会发展战略与政策、了解社会热点问题、分析社会发展趋势。

中国经济发展数据库（下设 12 专题子库）

内容涵盖宏观经济、产业经济、工业经济、农业经济、财政金融、房地产经济、城市经济、商业贸易等 12 个重点经济领域，为把握经济运行态势、洞察经济发展规律、研判经济发展趋势、进行经济调控决策提供参考和依据。

中国行业发展数据库（下设 17 个专题子库）

以中国国民经济行业分类为依据，覆盖金融业、旅游业、交通运输业、能源矿产业、制造业等 100 多个行业，跟踪分析国民经济相关行业市场运行状况和政策导向，汇集行业发展前沿资讯，为投资、从业及各种经济决策提供理论支撑和实践指导。

中国区域发展数据库（下设 4 个专题子库）

对中国特定区域内的经济、社会、文化等领域现状与发展情况进行深度分析和预测，涉及省级行政区、城市群、城市、农村等不同维度，研究层级至县及县以下行政区，为学者研究地方经济社会宏观态势、经验模式、发展案例提供支撑，为地方政府决策提供参考。

中国文化传媒数据库（下设 18 个专题子库）

内容覆盖文化产业、新闻传播、电影娱乐、文学艺术、群众文化、图书情报等 18 个重点研究领域，聚焦文化传媒领域发展前沿、热点话题、行业实践，服务用户的教学科研、文化投资、企业规划等需要。

世界经济与国际关系数据库（下设 6 个专题子库）

整合世界经济、国际政治、世界文化与科技、全球性问题、国际组织与国际法、区域研究 6 大领域研究成果，对世界经济形势、国际形势进行连续性深度分析，对年度热点问题进行专题解读，为研判全球发展趋势提供事实和数据支持。

法律声明

"皮书系列"（含蓝皮书、绿皮书、黄皮书）之品牌由社会科学文献出版社最早使用并持续至今，现已被中国图书行业所熟知。"皮书系列"的相关商标已在国家商标管理部门商标局注册，包括但不限于LOGO（ ▌ ）、皮书、Pishu、经济蓝皮书、社会蓝皮书等。"皮书系列"图书的注册商标专用权及封面设计、版式设计的著作权均为社会科学文献出版社所有。未经社会科学文献出版社书面授权许可，任何使用与"皮书系列"图书注册商标、封面设计、版式设计相同或者近似的文字、图形或其组合的行为均系侵权行为。

经作者授权，本书的专有出版权及信息网络传播权等为社会科学文献出版社享有。未经社会科学文献出版社书面授权许可，任何就本书内容的复制、发行或以数字形式进行网络传播的行为均系侵权行为。

社会科学文献出版社将通过法律途径追究上述侵权行为的法律责任，维护自身合法权益。

欢迎社会各界人士对侵犯社会科学文献出版社上述权利的侵权行为进行举报。电话：010-59367121，电子邮箱：fawubu@ssap.cn。

社会科学文献出版社